Funktionelle Diagnostik innerer Erkrankungen

Von

Dr. Anton Fischer und **Dr. Camillo Sellei**

Priv.-Doz. an der Universität Budapest

Priv.-Doz. an der Universität Budapest

Mit 26 Textabbildungen

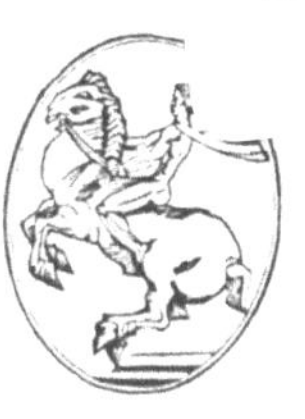

Wien

Springer-Verlag

1950

ISBN-13: 978-3-211-80139-0 e-ISBN-13: 978-3-7091-7737-2
DOI: 10.1007/978-3-7091-7737-2

Herrn Professor Dr. E. Haynal

aus Anlaß seiner zehnjährigen Lehrtätigkeit in freundschaftlicher Verbundenheit gewidmet

Vorwort.

Im Laufe der letzten zehn Jahre hat die Funktionsprüfung der inneren Organe große Fortschritte erzielt. Ältere Methoden sind verbessert, neue Methoden sind eingeführt worden, welche eine exaktere Diagnose und Kontrolle vieler Krankheiten ermöglichen. Die meisten Methoden der Funktionsprüfung sind angewandte Physiologie; es ist daher selbstverständlich, daß die großen Fortschritte der Physiologie der Nieren, der Nebennieren usw. den Ausbau neuer Methoden der Funktionsprüfung ermöglicht haben. Aber auch die ursprünglich empirisch gewonnenen Funktionsproben, die unter andern auch in der Leberdiagnostik eine bedeutende Rolle spielen, werden allmählich auf pathologische Grundlagen zurückgeführt und wirken befruchtend auf die Physiologie zurück.

Einige Untersuchungen der letzten Jahre haben uns außerordentlich wertvolle Einblicke in das krankhafte Geschehen ermöglicht; so hat es z. B. die von Forssman und Cournand entwickelte Technik der Herzkatheterisierung ermöglicht, die Druckverhältnisse und die Größe der Blutdurchströmung in den verschiedenen Abschnitten des Kreislaufapparates unter normalen und krankhaften Bedingungen zu bestimmen. So wichtig die mit dieser Methode erzielten Erkenntnisse der Kreislaufpathologie auch sind, eignet sich das Verfahren dennoch nicht zur allgemeinen Anwendung am Krankenbett. Versuche dieser Art sind für die Pathophysiologie nützlich und notwendig: *diagnostische* Funktionsprüfungen haben die Aufgabe, die für die Beurteilung des *Einzelfalles* notwendigen Kenntnisse zu erbringen, wobei die Wichtigkeit der möglichen Ergebnisse mit den Unbequemlichkeiten für die Kranken und mit der Größe der aufgewandten klinischen und Laboratoriumsarbeit in Einklang stehen muß. Dieser Grundsatz bestimmt die Grenzen, welche wir in der vorliegenden Schrift der „funktionellen Diagnostik“ gezogen haben.

Die Anwendung funktioneller Methoden ermöglicht exaktere Diagnose und Prognose, mit ihrer Hilfe ist es möglich, die Erfolge therapeutischer Maßnahmen objektiv zu beurteilen; die möglichst vollständige Anwendung der jederzeit besten Methoden ist daher ein wichtiges Postulat wissenschaftlicher Medizin. Aus diesem Grunde schien es uns nützlich, den heutigen Stand der funktionellen Diagnostik darzustellen, wobei wir bestrebt waren, das in zahlreichen Zeitschriften zerstreute Schrifttum des letzten Jahrzehntes möglichst vollständig zu berücksichtigen. Unsere Darstellung ist jedoch kein Sammelreferat: wir haben im Laufe der letzten Jahre auf nahezu allen Gebieten der funktionellen Diagnostik Erfahrungen gesammelt und die Verfahren sowohl in klinischer wie in experimenteller Richtung weiterentwickelt.

Bei den älteren Verfahren haben wir auf methodische Angaben verzichtet, da diese im Vorkriegsschrifttum leicht einzusehen sind. Dagegen haben wir die Technik der meisten neueren Methoden angegeben, wobei jedoch eine gewisse Routine in Laboratoriumsarbeiten vorausgesetzt worden ist. Allgemeine Grundsätze biochemischer Methodik, wie die Eichung photometrischer Verfahren, die Notwendigkeit von Blindversuchen und dergleichen mehr, können in einschlägigen Handbüchern nachgelesen werden: wir empfehlen unter andern Hawk, Oser und Summerson, Practical Physiological Chemistry, 12. Aufl., London 1947.

Die funktionelle Diagnostik darf kein Privileg der mit großen Laboratorien und geschultem Hilfspersonal ausgestatteten Kliniken werden: großangelegte Einrichtungen sind für die Forschung unerläßlich, die funktionelle Diagnostik muß jedoch allen Anstalten zugänglich sein, denen die Behandlung von inneren Krankheiten anvertraut ist. Wir haben daher Wert darauf gelegt, die technisch einfacheren Verfahren besonders hervorzuheben; es ist vorteilhafter, eine einfache Methode mit geringen, jedoch noch tragbaren Fehlergrenzen anzuwenden, als auf die Ausführung wichtiger Prüfungen wegen der Kompliziertheit der exakteren Verfahren zu verzichten. Anderseits ist ein gewisses Minimum an zeitgemäßer technisch-diagnostischer Ausrüstung selbst für kleinere Krankenhäuser und Ambulatorien unerläßlich. Die Fortschritte, welche die funktionelle Diagnostik ermöglicht, müssen allen Kranken zugänglich gemacht werden.

Dem Springer-Verlag in Wien, insbesondere Herrn Otto Lange, danken wir für die mustergültige Ausstattung des Buches.

Budapest, im Januar 1950.
II. medizinische Universitätsklinik.

A. Fischer C. Sellei

Inhaltsverzeichnis.

I. Prüfung der Leberfunktion.

1. Allgemeine Grundsätze.

Die überragende Rolle der Leber im intermediären Stoffwechsel hat bereits frühzeitig zu Versuchen verleitet, qualitative und quantitative Stoffwechselveränderungen zur klinischen Prüfung der Leberfunktion heranzuziehen. Obwohl Untersuchungen dieser Art wertvolle Einblicke in die Leberpathologie gewährt haben, sind ihre Ergebnisse für die Diagnostik unbefriedigend geblieben, da viele der Stoffwechselveränderungen erst bei fortgeschrittener Insuffizienz des Leberparenchyms (akute gelbe Leberatrophie, Zirrhose) nachweisbar waren. Der Grund hiefür liegt einerseits in der großen funktionellen Reserve der Leber: es ist erwiesen, daß 15 % des Lebervolumens ausreichen, um die lebenswichtigen Stoffwechselfunktionen aufrechtzuerhalten. Anderseits besitzt die Leber eine außerordentliche Regenerationsfähigkeit: sechs bis acht Wochen nach Entfernung von 80 % des Gesamtorgans erreicht die Leber bereits ihre frühere Größe. Es ist daher kein Wunder, daß funktionelle Schäden geringeren Grades mit Hilfe der gröberen Stoffwechseluntersuchungen dem Nachweis entgehen.

Leberparenchymerkrankungen von geringerem Ausmaß sind bis vor kurzem hauptsächlich durch die Störungen des Gallenhaushalts erkannt und beurteilt worden: die Erfahrungen des letzten Jahrzehntes haben jedoch gelehrt, daß viele Fälle von Hepatitis ohne Gelbsucht verlaufen und daher — falls nur auf Störung des Gallenhaushalts geachtet wird — unerkannt bleiben. Anderseits wurde erwiesen, daß die Hepatitis nach Abklingen der Gelbsucht noch längere Zeit fortbestehen und auch chronisch werden kann. Die Diagnose dieser Parenchymschäden geringeren Grades kann zwar auch durch die histologische Untersuchung von Leberpunktaten erhärtet werden, für den täglichen klinischen Gebrauch und die fortlaufende Kontrolle haben sich jedoch jene Methoden besonders bewährt, welche auf Veränderungen des Serumeiweißes beruhen. Diese Veränderungen sind bereits nachweisbar, wenn alle anderen Untersuchungsmethoden im Stich lassen: offenbar handelt es sich um die frühesten und feinsten Zeichen der Leberparenchymschädigung. Ihre Einführung als

Routineuntersuchung hat die Klinik der Leberkrankheiten grundlegend beeinflußt.

Eines der wichtigsten Probleme der Untersuchungsmethoden der Leberfunktion ist die Frage ihrer Spezifizität. Bei vielen Stoffwechselfunktionen der Leber handelt es sich um Vorgänge, welche auch in den Zellen anderer Organe stattfinden (z. B. die Synthese der Hippursäure), wenn auch die Rolle der Leber in quantitativer Hinsicht überragend ist. Das bezieht sich auch auf die Speicherung und Ausscheidung gewisser Farbstoffe, welche zwar in vielen Abschnitten des retikulo-endothelialen Systems, im weitaus größten Ausmaß jedoch in der Leber stattfindet. Viele für Leberparenchymschäden charakteristische Serumreaktionen geben auch bei Erkrankungen positive Ausschläge, die keine manifesten Leberschädigungen zeigen. Wieweit es sich dabei um den Nachweis einer klinisch-latenten Leberbeteiligung oder um einen „unspezifischen" Reaktionsausfall handelt, muß vielfach noch durch weitere Untersuchungen geklärt werden.

2. Leber und Kohlehydratstoffwechsel.

Obwohl die Leber eine wichtige und unentbehrliche Rolle im Kohlehydratstoffwechsel spielt, sind die diesbezüglichen klinischen Untersuchungsmethoden (Blutzuckerkurven nach Dextrosebelastung und Adrenalininjektion) wegen der Kompliziertheit der Regulationsmechanismen für die Diagnostik der Leberkrankheiten unbrauchbar. Niedrige Werte des Nüchternblutzuckers, erhöhte Blutzuckerwerte nach Dextrosebelastung werden zwar häufig, jedoch keinesfalls regelmäßig gefunden und sind für Leberkrankheiten keinesfalls charakteristisch. Auch für die Umwandlung von Lävulose in Traubenzucker ist die Leber nicht unentbehrlich, daher hat die Prüfung der Lävulosetoleranz nur geringen Wert. Die Bestimmung der Blutlävulose nach peroraler Gabe von 50 g ergibt nach Herbert (1) und Stewart (2) an Stelle des normalen Anstieges von höchstens 15 mg% nach einer Stunde, bei parenchymatösen Lebererkrankungen Werte bis 30 mg%; die Probe wird jedoch kaum mehr angewandt.

Die Glykogenbildung aus Galaktose ist an intakte Leberfunktion gebunden, daher hat die Prüfung der Galaktosetoleranz eine erheblich größere klinische Bedeutung gewonnen. Die ursprünglich von Bauer angegebene Prüfung der Galaktoseausscheidung nach peroraler Belastung ist allgemein aufgegeben worden, da sie sich als viel zu unempfindlich erwies: außer der Unsicherheit der Resorption war der Ausfall der Probe auch von der wechselnden Nierenschwelle für Galaktose abhängig.

Wesentlich bessere Ergebnisse wurden mit Hilfe der Bestimmung der Blutgalaktose erzielt. Nach peroraler Belastung mit 40 g wurde ein erhöhter Anstieg (über 40 mg%) auch bei Hyperthyreosen gefunden (Althausen, Lockhart und Soley [3]), wohl infolge beschleunigter Galaktoseresorption im Darm. Dagegen hat sich die Bestimmung der Galaktose im venösen Blut 75 Min. nach intravenöser Injektion von 1 ccm/kg einer 50%igen Galaktoselösung als recht brauchbar erwiesen (King und Aitken [4], Bassett, Althausen und Coltrin [5]); während zu diesem Zeitpunkt normalerweise keine Galaktose mehr im Blut nachweisbar war, hatten 81 % der Hepatitisfälle Werte von über 20 mg% aufgewiesen. Giansiracusa und Althausen (6) erhielten positive Resultate bei 79 % von Leberzirrhose und bei 73 % von akuter Hepatitis. Obwohl der Prozentsatz der positiven Ergebnisse hinter den empfindlicheren Eiweißreaktionen zurückbleibt, scheint die Methode als Ergänzung anderer Funktionsproben einen gewissen Wert zu besitzen, insbesondere bei Zweifel der Spezifizität der Eiweißreaktionen.

Methodik der Galaktosebestimmung im Blut (King und Aitken [4]).

Zu 2,2 ccm 3%iger Natriumsulfatlösung (krist.) werden im Zentrifugenglas 0,2 ccm Kapillarblut und 1 ccm Hefesuspension gesetzt. (Bereitung der letzteren: frische Bäckerhefe wird mit der fünffachen Gewichtsmenge H_2O gemischt. 10 ccm der Suspension werden zentrifugiert und dreimal mit H_2O gewaschen. Der Bodensatz wird zuletzt in 10 ccm 3%iger Na_2SO_4-Lösung suspendiert.)

Das Gemisch kommt für 15 Minuten ins Wasserbad bei 37° C, nachher werden 0,3 ccm einer 10%igen Lösung von Na-Wolframat und 0,3 ccm einer 7%igen Lösung von Kupfersulfat zugesetzt, geschüttelt, zentrifugiert oder filtriert. In 2 ccm des Filtrates (entsprechend 0,1 ccm Blut) wird der Zuckergehalt mittels Reduktion nach der Methode von King, Haslewood und Delony (12) bestimmt. Man setzt zum Filtrat im Reagenzglas 2 ccm des Kupferreagens (Bereitung jedesmal frisch aus gleichen Teilen von zwei Lösungen: 1. 13 g Kupfersulfat ad 1 l H_2O, 2. 24 g NaK-tartrat, 40 g Natr.-Karbonat [wasserfrei], 50 g Natr.-Bikarbonat, 36,8 g Kal.-Oxalat, 1,4 g Kal.-Jodat, jedes für sich allein in wenig H_2O gelöst, zuletzt gemischt und auf 1 l mit H_2O aufgefüllt), verschließt mit Watte, stellt für 10 Minuten ins siedende Wasserbad, kühlt ab, setzt 2 ccm einer 1%igen Lösung KJ und 2 ccm n. H_2SO_4 hinzu und titriert in Gegenwart von Stärke mit $\frac{n}{200}$ Na-thiosulfat. 1 ccm der verbrauchten Thiosulfatlösung (nach Abzug des Ergebnisses des Blindversuches) entspricht 0,162 mg Galaktose in 0,1 ccm Blut.

In der Leber wird auch ein Teil der Milchsäure zu Glykogen, bzw. zu Traubenzucker umgewandelt; bei Störungen der Leberfunktion sind daher gelegentlich hohe Blutmilchsäurewerte (über 20 mg%) gefunden worden. Die Prüfung der Blutmilchsäurekurve nach intravenöser Belastung ist bereits im Jahre 1923 von Beckmann (7) vorgeschlagen worden; Soffer (8) fand, daß bei Lebergesunden 30 Min. nach intravenöser Injektion von 75 mg/kg einer 12%igen Lösung von Natrium-d-laktat die Milchsäurekonzentration wieder den normalen Ausgangswert erreicht, während bei akuten Parenchymschäden der Leber die Milchsäurewerte um 5—26 mg% erhöht gefunden werden. Nachprüfungen dieses Verfahrens liegen nicht vor.

3. Leber und Eiweißstoffwechsel.

Die Leber spielt in der Eiweißsynthese eine wichtige, im Abbau des Eiweißes und der Aminosäuren eine dominierende Rolle; die letztere Aufgabe, welche die Desaminierung und Harnstoffsynthese mit einschließt, kann jedoch offenbar auch vom erkrankten Organ im weitgehenden Umfang geleistet werden: weniger als 10 % des intakten Lebervolums reichen zu diesem Zwecke aus. Aus diesem Grunde sind Störungen des Eiweißstoffwechsels bloß in terminalem Stadium der Leberinsuffizienz nachzuweisen: hiebei kann der Amino-N-Gehalt des Blutes auf 10 — 30 mg% steigen; das Verhältnis von Harnstoff-N zum Amino-N im Blut, normalerweise über 2, ergibt einen niedrigen Wert. Diagnostische Bedeutung kommt diesen Befunden kaum zu. Das gilt auch für die Tyrosinbestimmung im Harn (Lichtman [9]) und den Nachweis von freiem Tyrosin im Blut (Jankelson [10]); die Befunde sind weder diagnostisch noch prognostisch sicher zu verwerten.

4. Leber und Cholesterinstoffwechsel.

Die Rolle der Leber im Cholesterinstoffwechsel ist noch nicht völlig geklärt; es steht aber fest, daß mit der Galle nur freies Cholesterin entleert wird, während im Blut normalerweise 60 — 80 % des Cholesterins im veresterten Zustand vorhanden ist. Dieser Umstand allein beweist, daß die Leber an der Veresterung des Cholesterins wichtigen Anteil haben muß: tatsächlich hat Thannhauser (11) bereits im Jahre 1926 auf den „Estersturz" bei Parenchymschäden der Leber aufmerksam gemacht. Der diagnostische Wert dieses Befundes ist allerdings gering, da er auch bei akuten Infektionen und bei Tuberkulose erhoben werden konnte; niedrige Blutcholesterinwerte findet man ferner auch bei Anämien, Hyperthyreosen und im terminalen Stadium vieler anderer Krankheiten. Bei Gelbsucht infolge Verschlusses der Gallenwege findet man für gewöhnlich erhöhte Cholesterinwerte im Blut: auch dieses Symptom ist für Leberkrankheiten wenig charakteristisch, da es auch bei Nephrosen, Diabetes, bei Myxödem und bei der Xanthomatose beobachtet werden kann. Bei bestehendem Ikterus sprechen jedenfalls hohe Cholesterinwerte gegen, niedrige Esterwerte für die Beteiligung des Leberparenchyms.

5. Leber und Hippursäure.

Von den verschiedenen Funktionsproben, welche die „entgiftende" Rolle der Leber prüften, also die Tätigkeit der Leber im intermediären Stoffwechsel zur Grundlage hatten, ist allein die Prüfung der Hippursäuresynthese von Bedeutung. Diese hat zwei Teilfunktionen zur Voraussetzung: 1. die Bildung von Glykokoll, welche — sei es als Abbau von Eiweiß, sei es als Synthese — in der Leber ihren Sitz hat, und 2. die Kuppelung mit der Benzoesäure, welche mit Hilfe des Fermentes Hippurase nicht an die Leber allein gebunden ist; bereits Bunge hat die Hippursäuresynthese in der Niere nachgewiesen. Wir können noch nicht mit Bestimmtheit angeben, welchen Anteil die Leber an der Synthese der Hippursäure innehat; seit den Untersuchungen von Quick (13) unterliegt es jedoch keinem Zweifel, daß Belastungsversuche mit Natriumbenzoat bei gewissen Leberkrankheiten eine verringerte Hippursäureausscheidung ergeben. Nach eigenen Untersuchungen (Fischer u. Weiß [101]) erreicht die bei Leberkranken stark ermäßigte Hippursäureausscheidung nach gleichzeitiger intravenöser Injektion von 1,75 g Na-Benzoat und 2 g Glykokoll normale Werte; diese Befunde beweisen, daß bei Leberparenchymschäden nicht die Synthese der Hippursäure, sondern die Bildung von Glykokoll gestört ist. Die verminderte Ausscheidung von Hippursäure bei Leberkranken ist demnach als empfindliches Zeichen einer Störung des Eiweiß-, bzw. Aminosäurestoffwechsels aufzufassen. Die Nieren spielen hiebei auch eine bedeutende Rolle, wobei es sowohl auf ihren Anteil der Hippursäuresynthese (dessen Größe noch unbekannt ist) wie auf die Ausscheidung der gebildeten Hippursäure ankommt. Diese erfolgt, wie wir wissen, vorwiegend durch Sekretion der Nierentubuli und könnte, falls nötig, durch Bestimmung des T_m für Hippursäure oder deren Abkömmlinge geprüft werden. Für gewöhnlich wird man sich mit einfacheren Untersuchungsmethoden, etwa mit der Bestimmung der Harnstoffclearance (Hohlstaedt und Helmer [14]), begnügen. Quick hat ursprünglich die perorale Belastung mit 6 g Natriumbenzoat (gelöst in 100 ccm H_2O) vorgeschlagen; unmittelbar vorher soll die Harnblase völlig entleert, eine Stunde vorher ein leichtes Frühstück genommen werden. Der Harn wird vier Stunden lang nach der Einnahme des Natriumbenzoats gesammelt und die Hippursäure quantitativ bestimmt. Bei Gesunden findet man (Hepler und Gurley [15]) 4—6 g (als Natriumbenzoat gerechnet), bei parenchymatösen Lebererkrankungen dagegen wesentlich niedrigere Werte. Bei unkompliziertem Stauungsikterus ist die Hippursäureausscheidung meist normal. Um die Unsicherheit der Resorption bei peroraler Darreichung zu vermeiden, hat Quick (16) die intravenöse Belastung vorgeschlagen; es werden, unter gleichen Versuchsbedingungen wie vorher, 1,77 g Natriumbenzoat in 20 ccm H_2O langsam intravenös injiziert. Der Harn wird genau 60 Minuten lang gesammelt; die normalen Werte (als Benzoat berechnet) betragen 0,7—1,3 g. Es empfiehlt sich, unmittelbar vor der Injektion 200 ccm Wasser trinken zu lassen. Die Ergebnisse dieses Verfahrens sind gleichmäßiger als die nach peroraler Belastung; Störungen bei Leberveränderungen sind häufiger nachweisbar (Mateer und Mitarbeiter [19]). Die Hippursäureprobe hat nach

Page und Preisler auch eine prognostische Bedeutung, indem bei Hepatitisfällen, die in den ersten fünf Tagen der Gelbsucht weniger als 50 % ausscheiden, mit einer längeren Dauer der Erkrankung gerechnet werden muß. Freilich muß die Möglichkeit einer renalen Störung sorgfältig ausgeschlossen werden; auch in kachektischen Zuständen, bei schweren Anämien (Sherlock [17]) ist Abnahme der Hippursäureausscheidung beobachtet worden.

Methode der Hippursäurebestimmung im Harn (Londe und Probstein [18]).

Der Harn wird mit einigen Tropfen Eisessig angesäuert und, falls sein Volum über 150 ccm (nach peroraler Belastung 600 ccm) beträgt, auf dem Wasserbad auf das angegebene Volum eingeengt. Man löst darin 30 g NaCl für je 100 ccm Harn. Abkühlen auf 15 — 20° C, sodann setze man 2 — 3 ccm konz. HCl hinzu und rühre kräftig mit einem Glasstab, bis die Hippursäure ausfällt. Man läßt den Kolben 15 Min. in Eiswasser stehen und filtriert (am besten durch Glasfilter). Der Kolben und der Niederschlag werden mit 30%iger NaCl-Lösung nachgewaschen, bis das Waschwasser nicht mehr sauer reagiert. Der Niederschlag wird in den Kolben zurückgewaschen und durch Erwärmung völlig in Lösung gebracht. Es wird noch warm mit $\frac{n}{2}$ NaOH mit Phenolphtalein als Indikator titriert. 1 ccm der Lauge entspricht 0,072 g Na-Benzoat, wozu noch 0,1 g pro 100 ccm Urin als Löslichkeitskorrektur hinzugerechnet werden müssen.

6. Leber und Blutgerinnung.

Es ist lange bekannt, daß bei vielen Fällen von Gelbsucht die Blutgerinnung verzögert ist. Die Leber kann — theoretisch wenigstens — in den Mechanismus der Blutgerinnung durch drei Faktoren eingreifen: 1. durch verringerte Fibrinogenbildung, 2. durch verringerte Bildung von Prothrombin, 3. durch vermehrte Bildung von Heparin. Was den ersten Faktor betrifft, so findet eine Abnahme der Fibrinogenbildung, wenn überhaupt, so erst im terminalen Stadium der Leberinsuffizienz statt. Über die physiologische Regulation der Heparinbildung wissen wir heute noch sehr wenig; bloß über den dritten Faktor besteht heute erheblich mehr Klarheit. Das Prothrombin wird in der Leber gebildet, wobei das K-Vitamin eine unentbehrliche Rolle spielt. Störungen der Prothrombinbildung können auf zwei Wegen zustande kommen: 1. durch mangelhafte Resorption von K-Vitamin. Die Resorption wird durch die Gallensäuren ermöglicht, ihr Fehlen infolge Verschlusses der Gallengänge hat daher Resorptionsstörung zur Folge; 2. durch mangelhafte Prothrombinbildung in der Leber trotz guter K-Vitamin-Resorption. Gelegentlich hat man niedrige Prothrombinwerte auch bei Lungentuberkulose und bei Pneumonie gefunden; diese Befunde beeinträchtigen den Wert der Prothrombinbestimmung als Leberfunktionsprüfung. Meist handelt es sich bei diesen Befunden um eine Resorptionsstörung, da nach Zufuhr von K-Vitamin die Werte wieder normal werden; aus diesem Grunde empfehlen Mateer und Mitarbeiter (19), einige Tage vor der Prothrombinbestimmung K-Vitamin zu verabreichen; wenn trotzdem niedrige Werte gefunden werden, so sei dies ein Zeichen ernster Schädigung des Leberparenchyms. Die Untersuchung des niedrigen Prothrombinspiegels nach Verabreichung von K-Vitamin ist wiederholt zur Unterscheidung von mechanischem und hepatozellulärem Ikterus vorgeschlagen worden. Allen und Julien (20) verabreichen 10 mg K-Vitamin parenteral und betrachten normale Werte nach 24 Stunden als Zeichen des mechanischen Ikterus. Giansiracusa und Althausen (6) schließen auf mechanischen Ikterus, wenn der Prothrombinwert vor der Vitamininjektion weniger als 70 % betrug und der Anstieg nach der Injektion über 20 % war. Letztere Autoren fanden, daß 89 % ihrer Fälle von mechanischem Ikterus auf K-Vitamin positiv reagierten, während 94 % der Fälle von parenchymatöser Gelbsucht keine Erhöhung der Prothrombinwerte nach der Vitamininjektion zeigten. Verschiedene Beobachtungen ergeben, daß im Stadium der Heilung auch Leberparenchymschäden auf K-Vitamin mit einer Erhöhung der Prothrombinwerte antworten können, während die Erhöhung in Fällen von Cholangitis öfter ausbleibt.

Technik der Prothrombinbestimmung.

Die getrennte Bestimmung der Thrombinbildung einerseits, der Fibrinogengerinnung anderseits (Smith, Werner und Mitarb. [33]) ist zwar genauer und läßt auch feinere Differenzen erkennen, die einzeitige Bestimmung nach Quick ist jedoch einfacher und genügt für praktisch-klinische Zwecke. Besonders geeignet ist die Verwendung von Schlangengift als Thrombokinase an Stelle des azetonextrahierten Hirns, da es eine klare Lösung mit stärkerer Aktivität gibt.

Erforderliche Lösungen:

1. m/10 Na-Oxalat (1,34%ige Lösung des wasserfreien Salzes);
2. m/40 Ca-Chlorid (1,11%ige Lösung des wasserfreien Salzes);
3. Russelsche Vipergiftlösung, verdünnt mit H_2O 1 : 10 000; weitere Verdünnungen für Vorversuche, bis eine Gerinnungszeit von 25 Sek. bei Normalplasma erreicht wird.

9 Teile Blut + 1 Teil Lösung 1 werden gemischt und zentrifugiert. Vom Plasma werden 0,1 ccm in ein Röhrchen (6 × 1 cm) gebracht und in ein Wasserbad von 37° C gebracht, nach 1—2 Min. fügt man 0,1 ccm von der vorgewärmten Lösung 2 und ebensoviel Lösung 3 hinzu, wobei die Zeit bis zum Auftreten des ersten Fibringerinnsels (Glasstab) mit der Stoppuhr gemessen wird.

7. Leber und Phosphatase.

Das Serum enthält stets geringe Mengen phosphorsäureesterspaltender Fermente; diese Esterasen sind in vielen Organen (Darmschleimhaut, Nieren, Knochen, Leber, auch in der Galle) reichlich vorhanden und für viele Stoffwechselvorgänge unentbehrlich. Bei der Knochenbildung erfolgt Bildung von anorganischem Phosphat aus den Phosphatestern des Blutes durch die Phosphatasetätigkeit der Osteoblasten. Das Wirkungsoptimum dieser „alkalischen" Phosphatase liegt zwischen pH 8,4 und 10,0; die Phosphatase der Prostata wirkt zwischen pH 4,5 und 5,0, diese „saure" Phosphatase findet sich ebenfalls in geringen Mengen im Serum, erhebliche Erhöhungen finden sich bei Prostatakarzinom mit Knochenmetastasen.

Erhöhung der „alkalischen" Phosphatasewerte findet sich bei generalisierten Knochenerkrankungen mit erhöhter Aktivität der Osteoblasten, so bei der Rachitis, bei der Ostitis fibrosa cystica Recklinghausen und bei der Ostitis deformans Paget. Erhöhte Werte fand man gelegentlich bei aktiver Tuberkulose.

Die Normalwerte der alkalischen Serumphosphatase werden, je nach der angewandten Methode, verschieden angegeben. Sie betragen nach Key (21) 0,1 — 0,2 Einheiten (1 E = 1 mg P, von 1 ccm Serum in 48 Stunden freigemacht), nach Bodansky (22) 1,5 — 4,0 E (1 E = 1 mg P, freigemacht aus β-Glyzerophosphat Na in 60 Min.) und nach King und Armstrong (23) 3 — 10 E (1 E = 1 mg Phenol, freigemacht aus Dinatriumphenylphosphat durch 100 ccm Serum in 30 Min.).

In Fällen von Gelbsucht wurden von vielen Autoren (zuerst von Roberts [24]) erhöhte Werte von alkalischer Serumphosphatase gefunden, wobei einige Autoren (Gutman [25], Herbert [26]) bei der hepatozellulären Form nur geringere Erhöhungen, bei Stauungsikterus dagegen recht hohe Werte (bis 60 E nach Bodansky) erhielten. Zu ähnlichen Resultaten kamen auch Watkinson und Mitarbeiter (27), die bei Hepatitis bis 31 E (nach King und Armstrong), bei Stauungsikterus bis 163 E erhielten. Bei der Untersuchung von 300 Seren von Leberkranken erhielten Gutman und Mitarbeiter (28) erhöhte Werte bei 90 % von Stauungsikterus, bei 18 % von Hepatitis, bei 22 % von Zirrhose und bei 50 % von Leberabszeß. Während die Phosphatasewerte bei Stauungsikterus mit den Bilirubinwerten meist parallel gehen (Rothman [29]), läßt sich ein Zusammengehen bei hepatozellulärem Ikterus nicht nachweisen. Vielfach wurde vermutet, die Leber hätte die Aufgabe, die Phosphatase durch die Galle auszuscheiden; bei Behinderung des Gallenflusses käme es zu Retention und Übertritt in den Blutstrom. Wird die Gallenstauung durch Schädigung der Parenchymfunktion kompliziert, so sinkt die Serumphosphatase infolge verringerter Bildung. Die höchsten Serumwerte werden nach dieser Anschauung dann erhalten, wenn bei komplettem Gallenverschluß die Leber noch normal funktioniert (Winklemann und Schiffman [30]). Thannhauser (31) vermutet dagegen, daß die bei Leberkrankheiten beobachtete erhöhte Phosphataseaktivität des Blutes nicht auf Vermehrung des Fermentes, sondern auf das Auftreten eines aktivierenden Faktors beruht. Die Bedeutung der Phosphatasebestimmung in der Leberdiagnostik liegt darin, daß bei bestehender Gelbsucht stark erhöhte Phosphatasewerte für das Vorliegen eines Stauungsikterus bei normaler Parenchymfunktion sprechen. Geringere Erhöhungen haben keine differentialdiagnostische Bedeutung. Bei Abwesenheit von Gelbsucht ist die Phosphatasebestimmung für die Leberdiagnostik ohne jeden Wert.

Technik der alkalischen Phosphatasebestimmung nach King u. Armstrong (32).

Erforderliche Lösungen: a) Substratlösung: 2,18 g Dinatriumphenylphosphat, gelöst in 1 l H_2O, aufgekocht, mit Zusatz von einigen Tr. Chloroform im Eisschrank haltbar;

b) Pufferlösung: 6,36 g Na_2CO_3 (wasserfrei) + 3,36 g $NaHCO_3$ gelöst, ad 1 l H_2O;

c) 20 g Na_2CO_3 (wasserfrei) ad 100 ccm H_2O (im Brutschrank halten);

d) Phenolreagens nach Folin und Ciocalten: 100 g $Na_2WO_4 . 2 H_2O$ und 25 g $Na_2MoO_4 . 2 H_2O$ werden in 700 ccm H_2O gelöst, dazu 50 ccm 85%ige Phosphorsäure und 100 ccm konz. HCl. Die Lösung wird zehn Stunden unter Rückflußkühlung gekocht, nachher werden 150 g Lithiumsulfat, 500 ccm H_2O und einige Tropfen flüssiges Brom zugefügt. Nun wird 15 Min. ohne Kühlung zur Entfernung des überschüssigen Broms gekocht, abgekühlt, auf 1 l aufgefüllt und filtriert. Die fertige Lösung darf keinen grünen Farbton zeigen;

e) verdünntes Phenolreagens 1 : 3 mit destilliertem H_2O;

f) Phenol-Stammlösung: 1 g reines, kristallisiertes Phenol, gelöst in 1 l $\frac{n}{10}$ HCl;

g) Standard (1 mg% Phenol): 5 ccm der Lösung f) + 100 ccm Lösung e), mit H_2O auf 500 ccm auffüllen. Im Eisschrank 6 Monate haltbar.

Ausführung: Man messe in ein Zentrifugenglas 2 ccm der Lösung a) und 2 ccm der Lösung b), setze ins Wasserbad von 37° C für 3 Min. Dann fügt man 0,2 ccm Serum hinzu und lasse das Gläschen im Wasserbad für weitere 15 Min. Nach Ablauf dieser Zeit setze man 1,8 ccm Lösung e) hinzu und zentrifugiert. Von der klaren Lösung werden 4 ccm in ein Reagenzglas gebracht, 1 ccm von Lösung c) zugesetzt und neuerlich für 10 Min. ins Wasserbad von 37° C gebracht. Zum Vergleich wird mit 4 ccm der Lösung g) ebenso verfahren. Der Vergleich erfolgt kolorimetrisch: stellt man die Versuchslösung auf Marke 30 des Kolorimeters, so ergibt die Ablesung des Standards die gefundenen Phosphatase-Einheiten.

Phosphatasebestimmung nach Bodansky (22).

Substratlösung: 3 ccm Petroläther, 80 ccm Wasser, 0,5 g Natriumglyzerophosphat, 0,424 g Veronalnatrium, mit Wasser auf 100 ccm auffüllen (pH 8,6). Ausführung: A.: In 1 ccm Serum werden die anorgan. Phosphate direkt bestimmt; B.: Zu 10 ccm der Substratlösung im Wasserbad von 37° wird 1 ccm Serum zugefügt, genau 60 Min. im Wasserbad gelassen, abgekühlt, mit 9 ccm 10%iger Trichloressigsäure enteiweißt, im Filtrat werden die Phosphate bestimmt. Berechnung der Phosphatase aus den erhaltenen Phosphatwerten: B mg% — A mg%.

8. Leber und A-Vitamin.

Das A-Vitamin wird aus dem Darm unter Mitwirkung der Gallensäuren absorbiert; falls diese fehlen (Verschluß der Gallenwege, ferner bei Fehlen der Pankreasfermente), sinkt die normalerweise konstante Blutkonzentration von Karotin und von A-Vitamin. Die Bildung von A-Vitamin aus Karotin findet hauptsächlich in der Leber statt und die Leber ist auch die Hauptablagestätte des gebildeten Vitamins. Es ist daher nicht verwunderlich, daß bei Leberkrankheiten erniedrigte Blutwerte gefunden worden sind (Haig und Patek [34]), insbesondere bei fortgeschrittener Leberzirrhose. Die Normalwerte betragen (Murrill und Mitarbeiter [35]) 20 — 40 γ A-Vitamin und 100 — 300 γ Karotin pro 100 ccm.

Methode der A-Vitaminbestimmung im Blut.

Erforderlich: Photoelektrischer Kolorimeter mit Filtern von 440 und 620 mμ.

Zu 2 ccm Serum werden unter ständigem Schütteln 2 ccm 95%iger Alkohol und 4 ccm Petroläther (Sp. 40 — 60° C) hinzugefügt. Es wird noch 10 Min. geschüttelt, nach Absetzen werden 2 ccm der Petrolätherschicht abgehoben und nach Zusatz von 0,25 ccm Petroläther wird die gelbe Farbe mit Filter 440 mμ gemessen. Sodann kommt das Reagenzglas in ein Wasserbad von 50 — 60° C zum völligen Eindampfen, was ca. 20 Min. beansprucht. Der Rückstand wird in 0,2 ccm wasserfreiem Chloroform gelöst und 1 Tropfen Essigsäureanhydrid zugesetzt. Nach Zusatz von 2 ccm Reagens nach Carr-Price (Antimontrichlorid in Chloroform) wird sofort im Kolorimeter mit Filter 620 mμ der höchste Zeigerstand, der in 6 Sek. nach Zusatz des Reagens erreicht wird, gemessen. Die gefundenen Werte werden auf die Kurven bezogen, die mit Hilfe von reinem ß-Carotin bzw. A-Vitamin gewonnen wurden.

9. Farbstoffproben zur Leberfunktion.

In Anbetracht des Umstandes, daß es Farbstoffe gibt, welche nicht durch die Niere, sondern hauptsächlich durch die Galle ausgeschieden werden, sind Ausscheidungsproben seit der Einführung des Phenoltetrachlorphtaleins durch Rosenthal, 1922, wiederholt zur Leberfunktionsprüfung vorgeschlagen worden. Da nur ein Teil der Farbstoffe in der Galle ausgeschieden wird, erfolgt wahrscheinlich ihre Speicherung und vielleicht auch ihr Abbau im retikulo-endothelialen Apparat, hauptsächlich in den Kupferschen Sternzellen. Die Proben können daher sowohl auf die Ausscheidungsfähigkeit durch die Galle wie auch auf die Speicherungsfähigkeit des retikulären Apparates der Leber bezogen werden. Dementsprechend findet man pathologische Farbstoffretention sowohl bei Gallenstauung wie auch bei Erkrankungen des Leberparenchyms.

Von den vielen vorgeschlagenen Farbstoffproben wird heute nur noch die Bromsulfaleinprobe verwendet. 30 Minuten nach der intravenösen Injektion von 2 mg/kg Bromsulfalein enthält das Serum normalerweise keinen Farbstoff mehr. Der Nachweis erfolgt durch Zusatz von 1 — 2 Tropfen 5%igem NaOH zu einigen Kubikzentimetern Serum; zum Vergleich dient eine Serienverdünnung des Farbstoffes, wobei eine Lösung von 4 mg Bromsulfalein in 100 ccm H_2O (welche 5 ccm einer 0,5%igen NaOH enthält) als 100 % Standard gilt. Neuerdings wurde eine photoelektrische Bestimmungsmethode von Mateer und Mitarbeitern (36) angegeben, welche den Vorteil größerer Genauigkeit haben soll. Nach Hoagland und Shank (37) bedeutet Retention von über 5 % nach Abklingen einer Gelbsucht das Vorhandensein einer noch aktiven Hepatitis, bzw. Übergang in Zirrhose. N e e f e und R e i n h o l d (38) haben bei 34 freiwillig mit Hepatitisvirus infizierten Kranken die gestörte Farbstoffausscheidung als frühestes Symptom gefunden. Die Probe mag daher als Funktionsprüfung des Leberparenchyms sowohl im Früh- als im Spätstadium angewandt werden, vorausgesetzt, daß kein Verschluß der Gallenwege besteht.

10. Prüfung des Pigmentstoffwechsels.

Auf Grund neuerer Untersuchungen wird die tägliche Menge von Hämoglobin, welche von den Zellen des retikulo-endothelialen Apparates zu Bilirubin verwandelt wird, auf 5—9 g geschätzt; etwa 4 % davon (200—370 mg) werden in der Galle ausgeschieden. Im Darm wird das Bilirubin zu Urobilinogen reduziert und zum größten Teil (100—250 mg) mit dem Stuhl ausgeschieden. Ein kleinerer Teil wird resorbiert (enterohepatischer Kreislauf) und zum Teil wahrscheinlich in Bilirubin zurückverwandelt; ein geringer Bruchteil (weniger als 4 mg) wird im Harn ausgeschieden.

Es wurde früher vermutet, daß im normalen Blut nur „indirektes" Bilirubin nachweisbar sei. Mit Hilfe verbesserter Methodik (M e l l o y und E v e l y n [39]) haben C a n t a r o w (40) und Mitarbeiter sowie W a t s o n (41) nachweisen können, daß normalerweise bis 0,2 mg% direkt reagierendes Bilirubin im Serum nachweisbar ist. Das indirekt reagierende Bilirubin („Hämobilirubin") soll noch an das Globinmolekül gebunden sein, während das „direkte" wahrscheinlich Natriumbilirubinat ist und von der Leber gebildet wird (H u n t e r [43]). Feinere Methoden des Bilirubinnachweises im Harn, insbesondere die von H a w k i n s o n und W a t s o n (42) modifizierte Probe von H a r r i s o n, ergeben, daß bei beginnender Hepatitis bereits bei niedrigen Serumbilirubinwerten Bilirubin im Harn nachweisbar sein kann (N e e f e und Mitarbeiter [44]). Im weiteren Verlauf der Hepatitis erhöht sich die Nierenschwelle für Bilirubin, es kann das Serumbilirubin noch 3 mg% betragen, ohne daß Bilirubin im Harn nachweisbar sein muß. Anderseits tritt offenbar bloß d i r e k t reagierendes, also offenbar niedermolekulares Bilirubin in den Harn über; beim hämolytischen Ikterus sind Werte bis zu 9 mg% nur i n d i r e k t reagierenden Bilirubins beobachtet worden, ohne daß es zu Bilirubinurie gekommen ist. Das d i r e k t reagierende Bilirubin entsteht, wie bereits erwähnt, durch die Tätigkeit der Leber; Erhöhungen dieses Anteils können sowohl durch mechanischen Ikterus wie auch durch hepatozelluläre Schädigung zustande kommen. Die Prüfung der „qualitativen" van den Bergh-Reaktion gestattet daher bloß die Trennung des hämolytischen, e x t r a - hepatalen Ikterus von den leberbedingten sowohl mechanischen wie hepatozellulären Gelbsuchtsformen; tritt bei einem hämolytischen Ikterus positive direkte Bilirubinreaktion im Serum auf, so ist das als Zeichen schwerer Leberschädigung aufzufassen. Auch der Nachweis von Bilirubin im Harn ist nach dem oben Gesagten stets als Zeichen einer Leberschädigung, bzw. Gallenabflußbehinderung aufzufassen.

Vermehrte Ausscheidung von Urobilinogen kann, wie seit langem bekannt, sowohl auf vermehrte Bilirubinbildung (hämolytischer Ikterus, perniziöse Anämie) wie auf Leberparenchymschädigung zurückgeführt werden; falls überhaupt keine Galle in den Darm gelangt, also bei komplettem Gallengangverschluß, ist im Harn kein Urobilinogen nachweisbar. Aus diesem Grunde kann bei der Hepatitis, die anfangs erhöhte Urobilinogenurie zeigt, auf der Höhe des Ikterus die Urobilinogenreaktion vorübergehend negativ werden (Watson und Hoffbauer [45]), um dann mit eintretender Besserung wieder positiv zu werden; die positive Reaktion kann, wie Lindberg und Le Roy (46) zeigten, bei Negativwerden vieler anderer Proben, auch des Blutbilirubins, das Fortbestehen einer Leberschädigung anzeigen.

Verhalten der Gallenpigmente bei Gelbsucht.

	Bilirubin im Serum	Urobgen im Harn	Urobgen im Stuhl	Bilirubin im Harn
mechan. Ikterus	erhöht, dir.	fehlt	fehlt	vorhanden
hepatocellul. „	„ „	gesteigert	normal	„
hämolyt. „	„ indir.	„	gesteigert	fehlt

Die Ehrlichsche Reaktion auf Urobilinogen wurde von Watson (47) zur quantitativen Bestimmungsmethode ausgearbeitet; mit Hilfe dieses Verfahrens wurde festgestellt, daß die normale Tagesausscheidung 0,5 — 2,0 (seltener bis 4,0) mg beträgt. Hohe Werte (bis 10 mg und darüber) werden bei parenchymatösen Lebererkrankungen gefunden; bei mechanischen Ikterusformen fanden sich hohe Werte bloß bei komplizierender Cholangitis und Cholecystitis.

Die Gallensäuren werden von der Leber gebildet und auch abgebaut (Quick [48]); ihre Aufgabe besteht darin, durch Herabsetzung der Oberflächenspannung die Emulgierung und Absorption der Fette und der fettlöslichen Vitamine zu ermöglichen. Bei Stauungsikterus kommt es anfangs zur Zunahme der Gallensäuren im Blut (Bollmann und Mann [49]) und zum Übertritt der Gallensäuren in den Harn. Nach längerem Bestehen des Gallenverschlusses verschwinden die Gallensäuren sowohl aus dem Blut wie aus dem Harn, wohl infolge Störung der Gallensäurebildung durch die erkrankte Leber. Bilirubinurie bei Fehlen der Gallensäuren im Harn wird als „dissoziierte Gelbsucht" bezeichnet.

P o r p h y r i n e sind Pyrrholderivate und als solche Zwischenstufen der Hämoglobinsynthese; sie werden durch die Galle ausgeschieden. Bei Erkrankungen der Leber oder der Gallenwege kommt es zu vermehrter Ausscheidung (N e s b i t t und S n e l l [50]) sowohl durch den Harn (normalerweise 10—120 γ täglich) als durch den Stuhl (100—200 γ pro die); außer bei Leberkrankheiten ist Porphyrinurie auch bei perniziöser Anämie, Bleivergiftung, Schlafmittelvergiftung usw. beobachtet worden; diagnostische Bedeutung kommt ihr keine zu.

Methodisches.

1. Bilirubinnachweis im Harn nach Hawkinson und Watson (42).

Das Ende eines mit Bariumchlorid imprägnierten Filtrierpapierstreifens wird in den Urin getaucht, wobei der Urin durch Kapillarität aufgesaugt wird. Darauf wird 1 Tropfen von F o u c h e t - Reagens gebracht (25 g Trichloressigsäure, 100 ccm H_2O und 10 ccm 10%ige Ferrichloridlösung), worauf in Gegenwart von Biliverdin grüne bis blaue Verfärbung eintritt.

2. Bilirubinbestimmung im Blut nach Malloy und Evelyn (39).

E r f o r d e r l i c h e L ö s u n g e n : 1. Diazo-Reagens A: 1 g Sulfanilsäure und 15 ccm konz. HCl und 1 l H_2O. Diazo-Reagens B: 0,5% Na-Nitrit. Zur Bestimmung werden 10 ccm A und 0,3 ccm B frisch gemischt;

2. verdünnte Salzsäure: 15 ccm konz. HCl ad 1 l H_2O;

3. Standardlösung: 10 mg Bilirubin werden in einem 100-ccm-Meßkolben in Chloroform gelöst. Daraus wird jedesmal frisch die v e r d ü n n t e Vergleichlösung bereitet = 10 ccm Standardlösung auf 100 ccm, verdünnt mit Methylalkohol. Enthält 0,01 mg/ccm.

A u s f ü h r u n g : 1 ccm Serum auf 10 ccm, mit H_2O verdünnt. B l i n d b e s t i m m u n g : 1 ccm Lösung 2 + 5 ccm absoluten Methylalkohol, nach Mischung Zusatz von 4 ccm verdünntem Serum. H a u p t v e r s u c h : 5 ccm absoluten Methylalkohol + 1 ccm Lösung 1 + 4 ccm verdünntes Serum. Nach 30 Minuten wird im photoelektrischen Kolorimeter mit Filter 450 mμ gemessen, wobei der Blindversuch auf 0 gestellt wird.

Zur Bestimmung der Absorption der S t a n d a r d l ö s u n g werden 4 ccm der verdünnten Lösung 3 (entspricht 0,04 mg Bilirubin) mit 5 ccm Methylalkohol und 1 ccm Lösung 1 versetzt und nach 30 Minuten gegen eine Blindlösung (9 ccm Methylalkohol + 1 ccm Lösung 1) im Kolorimeter abgelesen.

Berechnung: $\frac{\text{Ablesen d. Serums}}{\text{Ablesen d. Standards}} \times 10 = \text{mg\%}$ Serumbilirubin. Da reines Bilirubin schwer zu erhalten ist, empfiehlt H o f f m a n (51) die Verwendung einer $\frac{500}{m}$-Kalium-Permanganatlösung als Standard. 2 ccm dieser Lösung auf 100 ccm, mit H_2O verdünnt, entsprechen, bei Verwendung eines grünen Farbfilters, der Farbstärke einer Bilirubinlösung von 10 mg%.

3. Bilirubinbestimmung nach Jendrassik (52).

Die Methode beruht auf der Beobachtung, daß die Farbtiefe des Bilirubins in Gegenwart von Coffeinum natrium benzoicum bedeutend höher ist.

E r f o r d e r l i c h e L ö s u n g e n : 1. 20 g Koffein, 30 g Natriumbenzoat und 50 g krist. Natr.-Azetat auf 400 ccm H_2O.

2. Diazolösung A: 5 g Sulfanilsäure + 15 ccm konz. HCl ad 1 l H_2O. Diazolösung B: 0,5%ige Natr.-Nitritlösung. Vor Gebrauch mischt man 10 ccm A mit 0,25 ccm B.

Ausführung: 1 ccm Serum + 3,5 ccm Lösung 1 + 0,5 ccm Lösung 2. Als Kompensationslösung dient eine Mischung aus 1 ccm Serum, 3,5 ccm Lösung 1 und 0,5 ccm Wasser. Nach 5 Minuten mißt man in 1 ccm Schichtdicke mit Filter S 53 gegen die Kompensationslösung im Stufo.

Berechnung: c = (6,35 × Ext. — 0,05) mg%. Zur Bestimmung des direkten Bilirubins verfährt man ebenso, nur wird an Stelle der Koffeinmischung 3,5 ccm 0,9%ige Kochsalzlösung verwendet.

4. Urobilinogenbestimmung im Harn nach Watson (47).

Der 24-Stunden-Harn wird in einem dunklen Glas gesammelt, welches 5 g Natr.-Karbonat und 100 ccm Petroläther enthält. Die Harnmenge wird gemessen, 50 ccm in einem Erlenmeyer-Kolben mit 25 ccm 20%igem Ferrosulfat versetzt, 25 ccm 10%iges NaOH zugesetzt und filtriert. Je nach der Urobilinogen-Konzentration werden 1—50 ccm vom Filtrat in einem Schütteltrichter mit 30 ccm Petroläther und etwas Eisessig dreimal ausgeschüttelt, die vereinigten Petrolätherschichten werden zweimal mit Wasser gewaschen, sodann werden 1—2 ccm Ehrlichsches Reagens (0,7 g p. Dimethylaminobenzaldehyd, 150 ccm konz. HCl, 100 ccm H_2O) und das doppelte Volumen ges. Natriumazetatlösung hinzugefügt, geschüttelt und die gefärbte wässerige Schichte in einen Meßzylinder abgelassen. Die Petrolätherschichte wird so lange mit neuem Ehrlich-Reagens + Natriumazetatlösung ausgeschüttelt, bis keine Färbung mehr nachweisbar ist; die geeinten wässerigen Extrakte werden gemessen und kolorimetrisch mit einer Standardlösung bekannter Konzentration verglichen.

Die Berechnung erfolgt nach folgender Formel:

$$2 \times \frac{\text{Volumen des wässerigen Extraktes in ccm}}{\text{Volumen des angewandten Filtrats in ccm}} \times \text{Prozentgehalt der Vergleichlösung} \times \frac{\text{Volumen des 24-Stunden-Harns}}{100}.$$

Als Vergleichlösung wird Phenolrot resp. eine Mischung von 5 mg Pontazyl Karmin 2 B und 95 mg Pontacyl Violett 6 R 150%, gelöst in 1 l 0,5%iger Essigsäure, verwendet (du Pont Nemours Co., Wilmington Del.). Eine Verdünnung 1 : 6 dieser Stammlösung mit 0,5%iger Essigsäure hat die Farbtiefe einer 0,6 mg%igen Urobilinogenlösung. Sparkmann (93) vergleicht mit einer Standardlösung, die aus 1 ccm 4%iger Goldchloridlösung, 1 ccm 10%igem Natriumbromid und 56 ccm Wasser besteht. Die Farbstärke dieser Lösung entspricht einer Konzentration von ca. 1 mg% Urobilinogen.

11. Die Leber und das Serumeiweiß. Kolloidreaktionen.

In der Diagnostik der Leberaffektionen spielen im letzten Jahrzehnt eine Reihe von Verfahren eine wichtige Rolle, welche, da sie zunächst keine rationelle Grundlage hatten, als „empirische“ Proben bezeichnet worden sind. Ihnen allen ist jedoch gemeinsam, daß sie auf Veränderungen des Serumeiweißes qualitativer oder quantitativer Art beruhen.

Es ist seit langem bekannt, daß bei chronischen Leberkrankheiten das Gesamteiweiß im Serum niedrige Werte erreichen kann, hauptsächlich durch Verminderung des Albumins (Post und Patek [53]). Bei akuten parenchymatösen Lebererkrankungen wird die Albuminverminderung durch die gleichzeitige Globulinvermehrung kompensiert, so daß der Gesamteiweißgehalt des Serums normal sein kann; der Albumin-Globulinquotient ist in diesen Fällen, wie neuerdings Kibrick und Clements (54) wieder betonen, regelmäßig erniedrigt. Ein Sinken des Albumingehaltes unter 2,5 % wird als prognostisch schlechtes Zeichen aufgefaßt; die Globulinvermehrung kann jedoch nicht als ein für Leberkrankheiten spezifischer Vorgang aufgefaßt werden. Mit Hilfe der Elektrokataphorese hatten Gray und Barron (55) bei parenchymatösen Leberkrankheiten eine starke Zunahme des Gammaglobulins mit gleichzeitiger geringer Zunahme der Beta-Fraktion gefunden; diese Beobachtung ist von mehreren Nachuntersuchern bestätigt worden. Diese Befunde sind jedoch nicht genügend spezifisch und die Methodik viel zu kompliziert und kostspielig, um in die klinische Diagnostik eingeführt zu werden.

A. Die erste der in die Leberdiagnostik eingeführten „empirischen" Proben war die Takata-Reaktion, welche auch heute noch, hauptsächlich in der Modifikation von Ucko (56), oft angewandt wird.

Erforderliche Lösungen: A 0,36%ige Lösung von Na-Karbonat (wasserfrei); B 0,5%ige Lösung von Sublimat.

Ausführung: In fünf Röhrchen von 11 mm Durchmesser werden je 0,2 ccm Serum, sodann der Reihe nach 0,1, 0,15, 0,2, 0,25 und 0,3 ccm Lösung 1 pipettiert. Nach erfolgtem Schütteln fügt man die gleiche Menge Lösung 2 hinzu und schüttelt nochmals.

Bewertung: sofortige Trübung in allen Röhrchen + + +;
Trübung in 90 Minuten in allen Röhrchen + +;
Trübung in den ersten drei Röhrchen in 90 Minuten +.

Mit Hilfe dieser modifizierten und vereinfachten Technik ist die Empfindlichkeit der Reaktion erheblich gesteigert worden; während die alte Methode von Staub-Jezler bei der Hepatitis nur selten (nach Wuhrmann und Mitarb. [77] bei einem Drittel der Fälle) positive Ausschläge gab, ist die modifizierte Technik auch bei akuten parenchymatösen Lebererkrankungen meist positiv. Allerdings oft auf Kosten der Spezifizität, da sie gelegentlich auch bei anderen, mit „Globulinvermehrung" einhergehenden Krankheiten (Maizels [75]) ohne Leberbeteiligung positive Ausschläge gibt.

Die Weltmannsche Serumkoagulation wird neuerdings seltener angewandt; die Verlängerung des Koagulationsbandes ist ein empfindlicheres Zeichen von Parenchymschäden als die ursprüngliche Takata-Reaktion und ihre Spezifizität ist größer als die der Modifikation von Ucko; infolge ihrer biphasischen Natur wird jedoch die Empfindlichkeit stark beeinträchtigt.

B. Die Reihe der neueren Kolloidreaktionen wird durch die Cephalin-Cholesterinreaktion von Hanger (57) eröffnet; es handelt sich um die Fällung einer aus Cephalin und Cholesterin bestehenden Emulsion durch Serum von Hepatitiskranken. Die Reaktion hat sich infolge ihrer Einfachheit rasch eingebürgert und gilt immer noch als eine der empfindlichsten Proben bei Schäden des Leberparenchyms. So fanden z. B. Wade und Richmann (61) die Probe in 97,8 % aller einschlägigen Fälle positiv. Die Ablesung erfolgt nach 24 Stunden; auch normale Seren reagieren positiv, wenn sie vorher inaktiviert werden, oder nach längerem Aufbewahren im Eisschrank. Das Antigen muß im Dunkeln aufbewahrt werden, da es infolge Lichteinwirkung überempfindlich wird (Neefe und Reinhold [58]). Was die der Reaktion zugrunde liegende Eiweißveränderung betrifft, so führten Kabat, Hanger u. Mitarb. (59) die Probe auf die Wirkung der Vermehrung des Gamma-Globulins zurück, wozu sich auch noch die Abnahme der hemmenden Wirkung des Albumins gesellt (Moore, Pierson, Hanger [60]).

Ausführung: 1 „Einheit" des Antigens (Hersteller: Difco Laboratories) wird in 5 ccm Äther gelöst; 1 ccm dieser Lösung wird tropfenweise 35 ccm langsam siedendem Wasser zugefügt, die Emulsion wird abgekühlt und ist, im Dunkeln aufbewahrt, ca. eine Woche haltbar. Zur Reaktion wird 1 ccm der Antigenemulsion mit 4 ccm phys. Kochsalzlösung und 0,2 ccm Serum versetzt und das Ergebnis nach 24 Stunden abgelesen. Totale Ausflokkung mit klarer Flüssigkeit über dem Niederschlag wird mit + + + + bezeichnet. Der Ausfall der Reaktion scheint bei Verwendung von Antigenen verschiedenen Alters unsicher und ungleichmäßig zu sein (Maizels [75]).

C. Die Goldsolreaktion des Serums wurde bereits im Jahre 1937 von R. Bauer (62) und im Jahre 1940 von S. F. Gray (63) beschrieben; sie bedienten sich derselben Technik (Serienverdünnungen mit Kochsalzlösungen), wie sie in der Liquordiagnostik üblich ist. Brauchbare Ergebnisse sind aber erst erzielt worden, seit Maclagan (64) zur Verdünnung des Serums eine Pufferlösung von pH 7,7 verwendet; mit Hilfe dieses Verfahrens wurden bei 93 % von Hepatitis positive Resultate erzielt, während bei rein mechanischen Ikterusformen die Reaktion in ebenfalls 93 % negativ ausfiel.

Erforderliche Lösungen: 1. Goldsol. In einem 1-l-Kolben werden zu 500 ccm kochendem. bidest. Wasser 5 ccm 1%iger Goldchloridlösung und 5 ccm 1.6%ige Na-Zitratlösung hinzugefügt. Bei kleiner Flamme wird 5 Minuten weitergekocht, bis der Farbenumschlag in Hellrot eintritt. pH der Lösung ist 5,9, im Dunkeln aufbewahren.

2. Pufferlösung (pH 7,7). Veronal 0,55 g, Veronal-Natrium 0,31 g, Phenol 0,20 g, bidest. H_2O ad 100,0 (zur Lösung gelinde erwärmen).

Ausführung: In ein Reagenzglas aus Jenaglas werden 0,05 Serum. 0,5 Pufferlösung und 2,5 ccm Goldsol hinzugefügt. Nach Aufschütteln wird über Nacht bei Zimmertemperatur stehengelassen.

Ablesung: Lila Niederschlag, klare Flüssigkeit = 5, lila Niederschlag, lila Flüssigkeit = 4, weniger Niederschlag, orchideenfarbige Flüssigkeit = 3, kein Niederschlag, trüb nach Schütteln = 2, kein Niederschlag, Opaleszenz nach Schütteln = 1, unverändert = 0.

Inaktiviertes Serum kann zur Reaktion nicht benützt werden. Was den Wirkungsmechanismus der Reaktion betrifft, so fanden Bernsohn und Borman (65), daß bei pH 7,4 das Goldsol vom Gamma-Globulin gefällt wird, dagegen wirkt das Beta-Globulin als Schutzkolloid.

Die Goldsolreaktion hat sich als einfache, verläßliche Einglasprobe erwiesen; ihr Hauptnachteil besteht darin, daß nur stark positive bzw. negative Resultate scharf abgelesen werden können, während die Abschätzung der Stufen 1 — 3 subjektiv und unsicher ist. Gelegentlich bietet auch die Bereitung des Goldsoles Schwierigkeiten. Die letztere Schwierigkeit wird durch die Scharlachrotprobe nach Maizels (73) und nach Ducci (66) umgangen, welche ebenso gewertet wird als die Goldsolreaktion und nach unseren eigenen Erfahrungen mit der letzteren identische Ergebnisse liefert.

Erforderliche Lösungen: Scharlachreagens 10 ccm einer ges. alkoholischen Lösung (24 Stunden bei 37° C) von Scharlach R (Sudan IV.) werden in einem Kolben von 250 ccm auf 55° C erwärmt. In einem kleineren Kolben erwärmt man 50 ccm bidest. Wasser ebenfalls auf 55° C. Sodann wird das Wasser rasch zur Farblösung gegossen und letztere auf 20 ccm eingedampft. Zuletzt wird mit bidest. Wasser auf 800 ccm aufgefüllt. Die fertige Lösung ist im Eisschrank zu halten.

Pufferlösung (pH 7,53): 0,325 Veronal-Natrium, 0,639 Veronal, 0,2 Phenol in 10 ccm warmem Wasser gelöst, auf 100 ccm mit H_2O aufgefüllt.

Ausführung: Versuch in einem Reagenzglas: 0,05 Serum + 0,5 Pufferlösung + 2,5 Scharlachreagens. Ablesung und Bewertung analog der Goldsolreaktion.

D. Die Thymoltrübungsreaktion. Diese höchst einfache und empfindliche Probe wurde ebenfalls von Maclagan (67) angegeben.

Erforderliche Lösung: 1,38 g Veronal, 1,03 g Veronal-Natrium und 3 g Thymol werden mit 500 ccm bidest. Wasser bis zum Aufkochen erwärmt, gut geschüttelt und gründlich abgekühlt. Auf die Oberfläche der trüben Lösung werden wenig pulverisierte Thymolkristalle gestreut und erneut aufgeschüttelt. Man läßt über Nacht bei 20 — 25° C stehen, sodann wird erneut aufgeschüttelt und filtriert (pH 7,8).

Ausführung: Zu 0,05 ccm Serum in einem trockenen Reagenzglas werden 3 ccm der Thymolpufferlösung pipettiert und nach 30 — 60 Minuten die entstandene Trübung mit einer gefällten Eiweiß-Verdünnungsserie verglichen (1 ccm Serumverdünnung + 3 ccm 3%iger Sulfosalizylsäure). Inaktiviertes sowie lipämisch getrübtes Serum ist für die Reaktion ungeeignet.

Die Technik ist später nach zwei Richtungen modifiziert worden. Mateer und Mitarb. (36) haben gefunden, daß eine Pufferung auf pH 7,55 die Probe empfindlicher macht, ohne die Spezifizität zu beeinflussen. Ducci (68) empfahl, die Trübung im photoelektrischen Kolorimeter (mit Filter 660 mμ) zu messen. Obwohl Maclagan (69) an der ursprünglich angegebenen Technik festhält, hat sich uns die Ablesung im Stupho sehr gut bewährt: (Filter S 57, Schichtdicke 10 mm) die Normalwerte betragen 70 — 85, mit zunehmender Trübung erhält man sinkende Zahlen. Will man reproduzierbare Werte erhalten, so muß auf genaue Einstellung des pH bei der Bereitung der Thymollösung sowie auf Blutentnahme vom nüchternen Kranken geachtet werden.

Was den Entstehungsmechanismus der Thymoltrübungsreaktion betrifft, haben Cohen und Mitarb. (70) gefunden, daß die Thymollösung nicht von der im Serum stets vermehrten Gamma-Globulin-Fraktion, sondern von der qualitativ veränderten Beta-Globulin-Fraktion gefällt wird. Kunkel und Hoagland (71) vermuten, daß die Trübung sowohl auf die Kombination von Beta-Globulin mit Lipoiden wie auch auf die Vermehrung des Gamma-Globulins zurückgeführt werden kann; der erste Faktor soll zum Krankheitsbeginn, der zweite im Spätstadium dominieren.

Die klinische Brauchbarkeit der Thymolreaktion wird von allen Autoren bestätigt. Beim Vergleich mit anderen Kolloidreaktionen wird von Neefe und Reinhold (38) betont, daß bei der Frühdiagnose der Hepatitis die Cephalin-Cholesterinprobe empfindlicher sei, in den Spätstadien ist jedoch die Thymolreaktion überlegen. Zum selben Ergebnis kamen auch Havens und Marek (72). Caster und Maclagan (73) fanden, daß bei der Endocarditis lenta sowohl die Goldsol- wie die Thymolreaktion häufig positiv sind; bei der „rheumatoid arthritis" dagegen sei die Goldsolprobe bei 76 % der Fälle, die Thymolprobe dagegen bloß bei 38 % der Fälle positiv. Vor kurzem hat J. Dreyfuß (74) die Beobachtung gemacht, daß Sera von Hepatitiskranken bei Verdünnung mit bidestilliertem Wasser eine photometrisch meßbare Trübung zeigen; er versetzt 0,4 ccm Serum mit 6 ccm bidestilliertem Wasser und liest die Trübung nach 30 Minuten ab. Die erhaltenen Werte waren in 124 Fällen in gutem Einklang mit der Thymolprobe, während sie mit dem Ausfall der Cephalinreaktion in 96 Fällen übereinstimmten.

Eine weitere Eiweißprobe, deren Ergebnisse mit der Thymolreaktion übereinstimmen sollen, ist die Zinksulfatreaktion von Kunkel (97); bei dieser werden zu 0,05 ccm Serum 3 ccm eines Reagens gesetzt, welches in 1 l Wasser 24 mg $ZnSO_4 \cdot 7\,H_2O$, 280 mg Veronal und 210 mg Veronal-Natrium enthält (pH 7,5). Die entstandene Trübung wird nach 30 Minuten im Photometer bei 650 mμ Filterabsorption abgelesen. Ähnlich, jedoch mit größerer Eiweißmenge und ohne Pufferung ausgeführt, ist die von Wunderlich und Wuhrmann (76) beschriebene Kadmiumreaktion; bei dieser werden zu 0,4 ccm Serum genau 4 Tropfen einer 0,4%igen Kadmiumsulfatlösung zugesetzt und die entstandene Trübung nach 5 Minuten abgelesen. Auffallend ist die anscheinend weitgehende Unspezifizität sowohl dieser Reaktion wie auch der von denselben Autoren (Wuhrmann [77] und Mitarb.) angewandten Thymol- und Cephalinproben, welche den Ergebnissen anderer Autoren und auch unseren eigenen Erfahrungen nicht ganz entspricht. Möglicherweise war das die Folge der Verwendung überempfindlicher Kolloide oder von pH-Verschiebungen. Die Empfindlichkeit aller Kolloidproben kann offenbar nur auf Kosten ihrer Spezifizität gesteigert werden.

E. Die Benzoe- und Schellackreaktion. Gewisse Mängel der bisher beschriebenen Methoden haben das Suchen nach neuen Reaktionen veranlaßt. Bei Anwendung weiterer, in der Liquordiagnostik bewährten Verfahren auf die Untersuchung des Serums hatten Fischer und Wiltner (78) die Benzoe- und Schellackprobe bei geeigneter Pufferung als brauchbare und einfache Verfahren erkennen lassen.

Technik der Benzoereaktion im Serum.

Erforderliche Lösungen: 1. 1 g Benzoe-Sumatraharz wird in 10 ccm abs. Alkohol suspendiert, 48 Stunden unter öfterem Umrühren bei Zimmertemperatur stehengelassen, dekantiert. Von dieser lange haltbaren Stammlösung muß die Gebrauchslösung jedesmal frisch bereitet werden, indem man zu 20 ccm, auf 35° C erwärmtem bidestilliertem Wasser 0,3 ccm der Stammlösung tropfenweise, unter ständigem Schütteln, zufügt. 2. Pufferlösung von pH 7,7: 0,55 g Veronal, 0,31 g Veronalnatrium und 0,2 g Phenol werden in 100 ccm bidestilliertem Wasser (unter leichtem Erwärmen) gelöst.

Ausführung: In das erste von vier Röhrchen wird 0,05 ccm Serum und 0,95 ccm Pufferlösung abgemessen, in Röhrchen 2—4 0,5 ccm der Pufferlösung. Aus dem ersten Röhrchen werden 0,5 ccm ins zweite übertragen und so fort; 0,5 ccm aus dem vierten Röhrchen werden verworfen. In jedes Röhrchen kommen zuletzt 2 ccm der frisch bereiteten Benzoelösung, nach erfolgtem Schütteln läßt man über Nacht bei Zimmertemperatur stehen. Als positiv wird die Reaktion bezeichnet, wenn am Boden des Röhrchens Niederschlag sichtbar ist, mit klarer Flüssigkeit darüber. Der Grad der Positivität wird mit der Anzahl der Röhrchen bezeichnet, in welchen positive Reaktion eintritt. Bei geringeren Verschiebungen der pH nach der sauren Seite kann positive Reaktion im ersten Röhrchen gelegentlich auch bei Lebergesunden beobachtet werden.

Technik der Schellackreaktion im Serum.

10 g gebleichter Schellack werden in 100 ccm abs. Alkohol suspendiert, öfter geschüttelt, nach 24 Stunden filtriert. Von dieser haltbaren Stammlösung wird 1 ccm mit 4 ccm Alkohol verdünnt und diese Lösung rasch 20 ccm bidestilliertem Wasser zugesetzt.

Bereitung der Pufferlösung von pH 6,5: Lösung A: 9,078 g KH_2PO_4 in 1000 ccm bidestilliertem Wasser. Lösung B: 11,876 g Na_2HPO_4 in 1000 ccm bidestilliertem Wasser. Die Pufferlösung besteht aus der Mischung von 70 ccm der Lösung A mit 30 ccm der Lösung B. Die Ausführung der Reaktion erfolgt unter Benutzung obiger Lösungen in analoger Weise wie bei der Benzoereaktion. Ablesung und Bewertung sind ebenfalls identisch.

Nach unseren Erfahrungen (Fischer und Wiltner [78]) sind beide Reaktionen sehr empfindliche Zeichen parenchymatöser Lebererkrankungen, sie sind in allen Fällen von Hepatitis und von Leberzirrhose positiv und bleiben es noch längere Zeit nach Abklingen des Ikterus. Ihre Empfindlichkeit wird von keiner anderen Kolloidprobe übertroffen; sie gehen im allgemeinen mit der Goldsolreaktion parallel, doch haben sie den Vorteil semi-quantitiver Wertbarkeit und können daher auch zur Beurteilung des Krankheitsverlaufs benützt werden. Unspezifische Ausschläge sind relativ selten; nur bei Syphilis und bei der Endocarditis lenta werden solche häufig beobachtet, wobei es offensteht, ob es sich um eine klinisch latente Leberbeteiligung oder um eine „unspezifische" Veränderung der Serumeiweißkörper handelt. Bei mechanischem Ikterus ohne Parenchymschädigung sind die beiden Reaktionen — ebenso wie die anderen Kolloidproben — regelmäßig negativ.

Paraproteinämie bei Leberkrankheiten.

Ungeachtet der Unterschiede der Empfindlichkeit und Spezifizität der verschiedenen Kolloidreaktionen, welche ihre praktische Brauchbarkeit bestimmen, kann es wohl kaum einen Zweifel darüber geben, daß sie alle auf einer bestimmten Veränderung des Serumeiweißes beruhen. Über die Natur dieser Veränderungen konnte bisher keine befriedigende Antwort erteilt werden; daß es sich nicht um Vermehrung des Gesamtglobulins handelt, stand von vornherein fest, da eine „Globulinvermehrung" sehr oft bei Erkrankungen entzündlich-infektiöser Natur bei negativen Kolloidproben stattfindet. Mit Hilfe der elektrokataphoretischen Methode wurde, wie bei den einzelnen Reaktionen erwähnt, die quantitative Verteilung der einzelnen Fraktionen sowie ihre Rolle bei den Kolloidreaktionen wiederholt untersucht; die Ergebnisse waren, wie wir gesehen haben, widerspruchsvoll und unbefriedigend. Da die quantitativen Veränderungen der einzelnen elektrophoretisch gewonnenen Fraktionen den Ausfall der Kolloidproben nicht befriedigend erklären konnten, griff man auf die Annahme einer „qualitativen" Veränderung zurück (vgl. Cohen [70] und Mitarb.). Daß es solche „qualitative" Unterschiede in der chemischen Zusammensetzung einzelner Fraktionen gibt, daß die einzelnen Fraktionen, die das „Globulin" bilden, einen verschiedenen Gehalt an gewissen Aminosäure haben, unterliegt kaum einem Zweifel; darauf kommen wir an anderer Stelle (Kap. V) noch zurück. Die Schwierigkeit besteht darin, die verschiedenen Fraktionen rein darzustellen; dieses Problem konnte auch mit Hilfe der Elektrokataphorese nicht gelöst werden, da wir keinerlei Gewähr haben, daß die mit dieser Methode erhaltenen Fraktionen einheitliche Eiweißkörper darstellen.

Es war daher ein Fortschritt, als es uns (Fischer, Sellei und Bretan [79]) gelungen ist, durch Alkoholfraktionierung bei niederer (5° — 10° C) Temperatur eine Eiweißfraktion zu gewinnen, welche anscheinend nur bei Leberparenchymschäden nachweisbar ist. Während Sera von Gesunden oder Kranken ohne Leberschädigung bei 10° C erst mit einer Alkoholkonzentration von 50 % und darüber Fällungen geben, entsteht bei Leberparenchymschäden bereits mit 10%igem Alkohol ein massiver Niederschlag. Die Fällungsgrenzen verschieben sich mit der Temperatur; unter 5° C fällt das „Lebereiweiß" bereits bei einer Alkoholkonzentration von 5 % aus, während Normalsera erst mit 15 % Alkohol auszuflocken beginnen. Zu seinem Nachweis werden 0,1 — 1,0 ccm Serum im Zentrifugenglas mit dem zwanzigfachen

Volumen 5—10%igen Alkohols versetzt und mindestens 12 Stunden im Eisschrank stehengelassen. Falls ein Niederschlag sichtbar ist, wird sofort zentrifugiert, der Niederschlag mit eisgekühltem, 5—10%igem Alkohol gewaschen, nochmals abzentrifugiert, der verdünnte Alkohol abgegossen, das Zentrifugenglas zum Trocknen auf Filtrierpapier gestellt und der Eiweißgehalt des Niederschlages nach erfolgter Veraschung mit Hilfe des Kjeldeldverfahrens bestimmt. Einfacher und für klinische Zwecke ausreichend genau ist die Eiweißbestimmung ohne Veraschung, mit Hilfe der kolorimetrischen Biuretmethode von Kingsley (80).

Erforderliche Lösung: 92 ccm karbonatfreie ges. Lösung von NaOH (ca. 75%) werden im Meßzylinder mit Wasser auf 300 ccm aufgefüllt und 100 g 1%iger Lösung von Kupfersulfat hinzugefügt.

Ausführung der Bestimmung: Der Niederschlag (gewonnen aus 1 ccm Serum) wird in 2 ccm phys. Kochsalzlösung und 4 ccm der obigen Lösung gelöst; die entstandene Blaufärbung wird nach 10 Minuten im Photometer mit Grünfilter 520 mμ abgelesen. (Bei Verwendung von Stupho Filter S 53.) Die gefundene Extinktion wird auf Grund einer Kurve bewertet, die mit Hilfe einer Eiweißlösung von bekanntem Gehalt gewonnen wurde.

Bei der Untersuchung von Hepatitisseren ergab sich, daß die mit 5—10%igem Alkohol fällbare Fraktion im Serum in Konzentrationen von 1—2% nachweisbar war; sie bildet einen beträchtlichen Teil (30—50%) des „Globulins". Es ist bemerkenswert, daß die Fällung ausbleibt, wenn der Alkohol mit NaCl-Lösungen verschiedener (0,9—10%) Konzentration verdünnt wird; mit bidestilliertem Wasser allein, ohne Alkoholzusatz, erfolgt auch keine Fällung.

Die Fraktion hat ein Molekülgewicht von 145 000, also in der Größenordnung der Globuline. Sie ist in destilliertem Wasser unlöslich, in phys. Kochsalzlösung leicht löslich. Sie ist durch 30% Sättigung mit Ammonsulfat teilweise, durch Halbsättigung vollständig fällbar; auch nach Sättigung mit Kochsalzlösung ist sie größtenteils fällbar. Ihr isoelektrischer Punkt liegt bei pH 5,5. Ihr Tryptophengehalt von 3,0—3,8% entspricht dem der Globuline.

Wird die mit 5—10%igem Alkohol gefällte Fraktion in derselben Menge 0,9%iger Kochsalzlösung aufgelöst, die der ursprünglichen Serummenge entspricht, so gibt die Lösung die Takata-Goldsol- und Benzoereaktion in derselben Stärke, als das entsprechende Serum. Mit dem Thymolreagens entsteht ebenfalls deutliche Trübung, deren Intensität jedoch etwas hinter der Trübung mit dem Gesamtserum zurückbleibt. Der nach der Alkoholfällung zurückbleibende Eiweißanteil gibt keine positiven Kolloidproben. Auch die aus Normalseren durch Alkoholfällung erhaltenen Eiweißniederschläge geben negative Kolloidproben.

Besonders aufschlußreich ist das Verhalten der mit Alkohol gefällten Fraktion bei der Weltmannschen Koagulationsprobe. Die in phys. NaCl gelöste Fraktion fällt beim Kochen bereits ohne Zusatz von $CaCl_2$ aus, während die entsprechenden Patientenseren dazu eine $CaCl_2$-Konzentration von 0,2 — 0,3 mg% benötigen. Setzt man jedoch zu den Röhrchen mit der Eiweißfraktion je 0,1 ccm Normalserum (mit einer Grenzkonzentration von 0,5 mg% $CaCl_2$), so rückt die Koagulationsgrenze ebenfalls auf 0,2 — 0,3 mg% $CaCl_2$. Daraus folgt, daß im Serum irgendein Faktor enthalten ist, welcher die Hitzekoagulation der „Alkoholfraktion" in Abwesenheit von $CaCl_2$ verhindert. Ohne diese „Schutzwirkung" würde die Koagulationsprobe bei Leberparenchymschäden noch viel deutlichere Ausschläge geben.

Die Kolloidreaktionen geben, wie bereits erwähnt, mit inaktiviertem Serum negative Ergebnisse. Inaktivierung der isolierten Alkoholfraktion ist dagegen auf den Ausfall der Kolloidproben ohne Wirkung. Dagegen ist inaktiviertes Serum mit 5 — 10%igem Alkohol nicht mehr fällbar: die Alkoholfraktion geht offenbar bei 56° mit anderen Eiweißfraktionen eine Verbindung ein, wobei ihre Fällbarkeit und Aktivität verloren geht.

Es wurden auch von anderer Seite Beobachtungen mitgeteilt, welche für eine qualitative Änderung des Serumeiweißes bei Hepatitis sprechen. So fanden Maclagan und Brunn (95), daß aus Normalseren hergestelltes γ-Globulin viel schwächere Trübung mit dem Thymolreagens gibt als die entsprechende, aus Hepatitisserum dargestellte Fraktion, während normales Albumin die Kolloidreaktionen stärker hemmt als Albumin aus Hepatitisseren. Nach Maclagan (96) sind alle Kolloidreaktionen auf Vermehrung des qualitativ veränderten γ-Globulins zurückzuführen.

Neuerdings wurde von Love und Mawson (100) eine Trübungsreaktion nach Zusatz von Alkohol vorgeschlagen: zu 0,3 ccm Serum werden 7,5 ccm 15%iger Alkohol zugefügt und die entstehende Trübung nach 30 Minuten Stehen bei Zimmertemperatur im Photometer abgelesen; die Ergebnisse sollen mit denen der Thymoltrübungsreaktion parallel gehen.

Der Nachweis einer „Paraproteinämie", die Darstellung einer nur unter bestimmten pathologischen Bedingungen vorhandenen Eiweißfraktion im Blutserum hat somit die wesentlichen Entstehungsbedingungen der Kolloidreaktionen geklärt; wahrscheinlich spielen noch gewisse Lipoideiweißverbindungen bei einigen dieser Reaktionen (vor allem bei der Thymolprobe) eine Rolle. Über die Entstehungsbedingungen dieser Eiweißfraktion sind wir bloß auf Vermutungen angewiesen. Es wird angenommen, daß das Albumin ein „Reserveprotein" darstellt, welches hauptsächlich in der Leber erzeugt und gespeichert wird (Holman [81]). Bei gestörter Leberfunktion dürfte es zu „fehlerhafter" Eiweißsynthese in der Leber kommen. Es ist unerklärlich, wieso es gerade diese Teilfunktion ist, die einerseits schon frühzeitig und anderseits noch lange nach völliger Wiederherstellung aller anderen

Leberfunktionen gestört ist. Wenn wir über die pathogenetische Bedeutung dieses Symptoms auch wenig wissen, so bedeutet sein Nachweis einen wichtigen Fortschritt in der Diagnostik der Leberkrankheiten.

12. Klinische Bewertung der Funktionsproben.

Der Kliniker erwartet von den Leberfunktionsproben vor allem Antwort auf folgende Fragen:

A. Liegt eine Schädigung des Leberparenchyms vor? Dabei handelt es sich sowohl um die Frühdiagnose, etwa einer Hepatitis, wie auch um die Frage, ob nach Abklingen einer Gelbsucht das Leberparenchym noch als geschädigt angesehen werden muß. Die Wichtigkeit dieser Fragestellung geht einerseits aus der Tatsache hervor, daß ein beträchtlicher Teil der Hepatitisfälle ohne Gelbsucht verläuft; anderseits wissen wir, daß ein Teil der Hepatitisfälle chronisch wird und vielleicht in Zirrhose übergehen kann.

B. Kontrolle des Verlaufs der parenchymatösen Lebererkrankungen; die Wichtigkeit dieser Frage leuchtet auf Grund des eben Gesagten ohneweiters ein.

C. Differentialdiagnose der Gelbsucht; dabei sollen vor allem jene Fälle von Okklusionsikterus von der hepatozellulären Form abgetrennt werden, welche ohne Schmerzen und Koliken, vor allem durch Tumoren der Papilla Vateri oder des Pankreaskopfes zustande kommen und deren möglichst frühzeitige Diagnose die Chancen der chirurgischen Behandlung verbessert.

Wir wollen die aufgezählten Gesichtspunkte der Reihe nach besprechen:

A. Wenn wir von „parenchymatösen" Lebererkrankungen sprechen, so verstehen wir darunter zunächst etwas Negatives: Störungen der Leberfunktion bei intakten Gallengängen. Die zugrunde liegenden anatomischen Veränderungen sind recht verschiedener Art: trübe Schwellung und fettige Degeneration, zuletzt Nekrose der Leberzellen, seröse Entzündung und Dissoziation der Leberzellen (Eppinger [82]). Die Gelbsucht bei Leberparenchymschäden kommt nach Eppinger (l. c.) dadurch zustande, daß die Gallenkapillaren infolge der Paremchymstörung gleichsam von außen geöffnet werden, während bei dem mechanischen Ikterus die erweiterten Gallenkapillaren durch Druck von innen aufgerissen werden.

Der überwiegend größte Teil der hieher gehörenden Fälle gehört zum Krankheitsbild der Hepatitis, welches von einem spezifischen Virus oder von mehreren Virusarten hervorgerufen wird. Die Hepatitis kann akut und chronisch, gutartig und in der Form des Icterus gravis, mit und ohne Gelbsucht verlaufen. Ob und in welchem Prozentsatz der Fälle die Leberzirrhose den Endausgang des Virushepatitis bildet, steht noch zur Diskussion (vgl. Kimball u. Mitarb. [83]). Parenchymschäden kommen jedenfalls auch auf anderem Wege zustande; so durch Stauung, Infekte (Lues, M. Weil, Recurrens, Pneumonie, Gelbfieber, Sepsis) und chemische Einwirkungen (Phosphor, Chloroform, Atophan). Die Leberaffektion bei der infektiösen Mononukleose wird wahrscheinlich vom Hepatitisvirus verursacht (Cohen und Lidmann [86]).

Von einigen Autoren wird neben der „hepatozellulären" Form der Hepatitis auch eine „cholangiolare" (Watson [45]) oder „hepatokanalikuläre" (Ducci [84]) Form unterschieden. Bei der letzteren Form sollen allein die Gallenkapillaren und Ampullen geschädigt sein und die Leberzellen intakt bleiben; die für Parenchymschäden charakteristischen Funktionsproben sind dementsprechend negativ, während die für mechanischen Ikterus charakteristischen Proben positiv ausfallen. Die Differentialdiagnose dieser Fälle von „intrahepatischem Gallenverschluß" ist auf Grund von Funktionsproben allein unmöglich; von der aszendierenden Cholangitis unterscheidet sie das Fehlen von Fieber und von Leukozyten in der Duodenalflüssigkeit.

Wenn wir die besprochenen Funktionsproben nach ihrer diagnostischen Bedeutung gruppieren, so können wir zunächst zwischen Methoden unterscheiden.

1. die nur bei Leberparenchymschäden positiv ausfallen,
2. die sowohl bei Leberparenchymschäden wie auch bei mechanischem Ikterus positiv sind,
3. die nur bei mechanischem Ikterus positive Ausschläge geben.

Alle Proben geben natürlich bloß über den funktionellen Zustand der Leber Auskunft, welcher allerdings auch auf die zugrunde liegende anatomische Veränderung schließen läßt; so fanden z. B. Franklin, Popper und Mitarb. (85), daß bioptisch nachweisbare diffuse Zellschädigung sowohl mit der Cephalin- wie mit der Thymolreaktion parallel geht, während Regenerationsvorgänge eher dem Verlauf der Thymolreaktion entsprechen; der Zustand der Kupferschen Sternzellen zeigt mit dem Bilirubinspiegel des Serums Übereinstimmung. Über die Ätiologie der Leberschädigung geben die Reaktionen freilich keine Auskunft und es ist mitunter nicht leicht, die Virushepatitis von einem Salvarsanikterus oder von einer luetischen Leberaffektion zu unterscheiden.

Für die Frühdiagnose der Hepatitis eignen sich nach Neefe und Reinhold (38) vor allem die Bromsulfalein- und Cephalin-Cholesterinproben; daneben sei im Urin bereits frühzeitig Gallenfarbstoff nachweisbar und es kommt früh zur Vermehrung des Serumbilirubins. Nach eigenen Erfahrungen geben die übrigen empfindlichen Kolloidproben (Goldsol-, Thymol-, Benzoereaktion) ebenfalls frühzeitig positive Resultate, während die Urobilinogenausscheidung im Frühstadium manchmal normale Werte zeigt (Watson und Hoffbauer [45], Lindberg und Le Roy [46]).

Zur Entscheidung der Frage, ob in Abwesenheit von Gelbsucht eine Hepatitis vorliegt, können viele der „Parenchymproben" angewandt werden; freilich gestatten sie bloß die Diagnose der bestehenden Leberzellschädigung, ohne etwas über die Ätiologie auszusagen. Mateer und Mitarb. (36) teilen die in Frage stehenden Proben in mehrere Klassen: 1. stark empfindliche Reaktionen: Cephalin-Cholesterinreaktion, Bromsulfaleinprobe, intravenöse Hippursäureprobe und Thymolreaktion; 2. Reaktionen von mittlerer Empfindlichkeit: perorale Hippursäureprobe und Urinurobilinogen; 3. wenig empfindliche Proben: Prothrombinbestimmung nach Vitamin K, orale Galaktoseprobe, Cholesterinproben, Serumalbuminbestimmung. Barker, Capps und Allen (94) legen besonderen Wert auf die Bromsulfaleinprobe. Capps, Sborov und Barker (87) halten daneben auch die Bestimmung des Serumbilirubins für wichtig, um subikterische Werte nachzuweisen.

Watson und Hoffbauer (45) haben wiederholt darauf hingewiesen, daß zur Entscheidung der Frage, ob eine hepatozelluläre Schädigung vorliegt, die Vornahme einer oder weniger Proben nicht ausreicht; sie haben Schemen für die verschiedenen Erkrankungstypen angegeben, welche ein „Profil" der Leberfunktion ergeben sollen. Zum Nachweis von Parenchymschäden bestimmen sie das Serumbilirubin, die Urobilinogen- und Bilirubinausscheidung, ferner führen sie die Cephalin- und Thymolreaktion sowie die Bromsulfaleinprobe aus.

In Anbetracht der großen Empfindlichkeit der Kolloidproben stehen diese nach unseren Erfahrungen an erster Stelle; ist man in der Lage, zwei oder drei dieser einfachen Reaktionen, die bloß minimale Serummengen erfordern, auszuführen, so erübrigt sich im negativen Fall jede weitere Untersuchung. Bei positivem Ausfall darf man sich jedoch mit den Kolloidproben keinesfalls begnügen, da sie, wie wir gesehen haben, gelegentlich auch unspezifische oder zumindest nur unsicher deutbare positive Ausschläge geben können.

Von den Kolloidproben empfiehlt sich in erster Reihe die Ausführung der Goldsol-, Thymol- und Benzoereaktionen. Die Takata-Reaktion in der ursprünglich von Staub-Jezler angegebenen Form eignet sich wegen ihrer Unempfindlichkeit höchstens zur Wahrscheinlichmachung der Leberzirrhose; die Modifikation von Ucko ist dagegen überempfindlich und gibt oft unspezifische Resultate. Die mittelmäßig empfindliche Weltmannreaktion ist wesentlich verläßlicher. Von den Funktionsproben, die bei positivem Ausfall der Kolloidproben zur Ergänzung derselben geeignet sind, steht die intravenöse Hippursäureprobe nach unseren Erfahrungen an erster Stelle; an zweiter Stelle kann die intravenöse Galaktoseprobe durchgeführt werden. Die Serumbilirubinbestimmung wird man keineswegs unterlassen und die Bestimmung der Urobilinogenausscheidung im Harn kann sich ebenfalls als nützlich erweisen.

Die Entscheidung der Frage, wann eine akute Hepatitis nach Abklingen der Gelbsucht als geheilt angesehen werden kann, ist von großer praktischer Bedeutung, da ein zu frühes Verlassen des Bettes und Aufhören der Diät leicht zu Rückfällen, bzw. Chronischwerden der Erkrankung führen kann. Auch hiebei geht man am zweckmäßigsten von den empfindlichen Kolloidproben aus: sind sie negativ geworden, so ist der Prozeß als geheilt anzusehen. Bei positivem Ausfall werden die vorhin erwähnten Ergänzungsproben herangezogen, um den Grad der Leberschädigung abzuwägen. Ergeben sie negative oder nur schwach positive, im Laufe der Beobachtung sich bessernde Resultate, so ist die Prognose als gut zu bezeichnen. Stark positive Ausschläge sprechen für das Chronischwerden der Hepatitis; im letzteren Fall spricht eine positive Takata-Reaktion nach der Jezlerschen Technik für Übergang in Zirrhose. In diesem Sinne ist auch eine starke Erniedrigung des Albumingehaltes im Serum zu deuten.

B. Die Methoden zur Kontrolle des Verlaufes der Hepatitis ergeben sich aus dem oben Gesagten. Watson und Hoffbauer (45) empfehlen zu diesem Zwecke die wiederholte Bestimmung des Serumbilirubins und der Urobilinogenausscheidung sowie die wiederholt ausgeführten Cephalin- und Thymolreaktionen. Nach unseren Erfahrungen ist das Verhalten des Serumbilirubins bei den mit Gelbsucht verlaufenden Formen der Hepatitis ein wertvoller Indikator für den Verlauf der Erkrankung; die Kolloidreaktionen geben auch nach Normalwerden der Bilirubinwerte noch positive Ausschläge und kehren erst langsam zur Norm zurück. Wertvolle Hinweise erhält man auch durch die wiederholt ausgeführte Hippursäure- und Bromsulfaleinprobe.

C. Zur Differentialdiagnose unklarer Fälle von Gelbsucht wird man neben den Parenchymproben jene Reaktionen ausführen, die nur bei mechanischem Ikterus positive Ausschläge geben. A. M. Snell (88) führt als solche an: die Bestimmung des Serumcholesterins, der alkalischen Phosphatase und des Prothrombins vor und nach Verabreichung von Vitamin K. Zur Feststellung des kompletten Gallenverschlusses ist der Nachweis vom Fehlen des Urobilinogens im Stuhl und Urin erforderlich; die Duodenalsondierung ist oft unzuverlässig. Bei der Hepatitis ist völlige Acholie des Stuhles für gewöhnlich nur von kurzer Dauer (selten über sieben Tage, außer bei der „hepatokanalikulären" Form); neuerdings wurde jedoch von Steigmann und Popper (98) betont, daß sie einen vorübergehenden völligen intrahepatischen Gallenverschluß bei 17 % von insgesamt 212 Hepatitisfällen beobachtet haben, wobei die Dauer des kompletten Verschlusses im Durchschnitt elf Tage (max. 41 Tage) betrug. Die pathologisch-anatomische Grundlage des Verschlusses ist nicht völlig geklärt: in manchen Fällen mag Kompression der Gallengangampullen durch periportale Infiltration die Ursache sein, während in anderen Fällen erhöhte Permeabilität der terminalen Gallengänge beschuldigt worden ist. Die Kolloidproben sind auch in diesem Stadium positiv und ermöglichen die Abtrennung von den Fällen, wo der Gallenverschluß infolge extrahepatischer Kompression der Gallengänge erfolgt. Inkompletter Gallenverschluß (fluktuierende Serumbilirubin- und Urobilinogenwerte) wird meist bei Gallensteinen, kompletter bei Tumoren beobachtet. Aus diesem Grunde allein empfiehlt sich schon die wiederholte Bestimmung des Serumbilirubins sowie die Bestimmung des Urobilinogens im Harn und sein Nachweis im Stuhl. Von den angeführten Proben dürfte die Bestimmung der alkal. Phosphatase sowie die Prothrombinbestimmung vor und nach Verabreichung von K-Vitamin für die Diagnose des mechanischen Ikterus am verläßlichsten sein.

Die Parenchymproben sind bei dem mechanischen Ikterus — wenigstens im Anfangsstadium — stets negativ, doch kann es bei längerem Bestehen der Gallenstauung allmählich zu Parenchymschäden kommen: infolge der Gallenstauung kommt es, wie Eppinger (82) gezeigt hat, zum Auseinanderweichen und zur Nekrose der Leberzellen. Wenn dieser Prozeß fortschreitet, so kann dies das Positivwerden der Parenchymproben zur Folge haben; Eppinger betont jedoch, daß es nur ausnahmsweise geschieht. Die Ansicht von Osgood (89), wonach eine Unterscheidung des mechanischen Ikterus von der parenchymatösen Gelbsucht mit Hilfe von Funktionsproben unmöglich sei, wird durch die tägliche klinische Erfahrung widerlegt. Meyer, Popper und Steigmann (99) fanden zwar bei vielen Fällen von chirurgischer Gelbsucht die eine oder andere der „Parenchymproben" positiv, doch waren die Kolloidproben (insbesondere die Cephalinreaktion) meist negativ, ausgenommen die Fälle, wo der Gallenverschluß mit einer Cholangitis kompliziert war. Entscheidend für die Diagnose ist der Ausfall der Parenchymproben in der ersten Woche der Gelbsucht: eine komplizierende Cholangitis macht sich meist durch Fieber und Leukozytose bemerkbar.

Beim hämolytischen Ikterus findet man erhöhte Werte für indirektes Bilirubin bei negativer Direkt-Probe, Fehlen von Bilirubin und von Gallensäuren im Harn, erhöhte Urobilinogenwerte im Stuhl und Harn. Die Leberparenchymproben sind

Tab. 1. Leberfunktionsproben.

Methode	Normalwert	Werte bei		Zeitpunkt des Positivwerdens	unspezifische Reaktionen	Empfindlichkeit
		Parenchymschäden	mechanischem Ikterus			
Takata-Reaktion nach Jezler	0–2 Röhrchen	3–6 Röhrchen	negativ	spät	selten	schwach. Zirrhosevd.
Takata-Reaktion nach Ucko	0–2 Röhrchen	3–5 Röhrchen	negativ	spät	häufig	mittel
Weltmann-Reaktion	0,45 ‰ $CaCl_2$	0,1–0,4 %	normal	spät	selten	mittel
Cephalin-Cholesterin-Reaktion	—	+ bis ++++	negativ	sehr früh	selten	stark
Goldsolreaktion	—	1–5	negativ	früh	selten	stark
Scharlachrotprobe	—	1–5	negativ	früh	selten	stark
Thymoltrübungs-Reaktion	70–85 Pulfrich	1–65 Pulfrich	normal	früh	gelegentlich	stark
Benzoe- und Schellack-Reaktion	0–1 Röhrchen	1–4 Röhrchen	normal	früh	selten	stark
Serum-Alkoholfraktion	—	0,7–2 %	negativ	früh	selten	stark
Serum-Albumin	5,5–4 %	3,5–1,5 %	normal	spät	gelegentlich	s. schw. Zirrhosevd.
Serum-Bilirubin	0,5–0,8 mg%	1–20 mg%	1–20 mg%	früh	keine	stark
Urobilinogen im Harn	0,5–2 mg	10 mg	negativ	wechselnd	keine	stark
2 mg/kg Bromsulfalein 30 min	0	5–100 %	5–100 %	früh	selten	stark
alkal. Phosphatase	3–10 E (King)	10–30 E	30–160 E	spät	häufig	schwach
Prothrombin a/vor K-Vitamin	70–100 %	20–70 %	20–70 %	spät	häufig	schwach
b/nach K-Vitamin	70–100 %	unverändert	normal	spät	gelegentlich	schwach
intravenöse Hippursäureprobe	0,7–1,3 g	0,2–0,5 g	normal	früh	häufig	mittel
Serumcholesterin	140–200 mg%	70–100 mg %	220–500 mg%	spät	häufig	gering
Cholesterinester	60–80 %	0–50 %	normal	spät	häufig	gering
intravenöse Galaktose (Blut)	0	20–100 mg%	0–20 mg%	spät	selten	gering

Untersuchungsgang der Leberfunktion.

I. Bei Kranken mit Gelbsucht

Kolloidproben

positiv: hepatozellulärer Ikterus
Takata-Jezler R.: Zirrhoseverdacht
niedriges Se-Albumin: Zirrhoseverdacht
erhöhter Amino-N im Blut } akute Insuffizienz
Tyrosin im Harn } akute Insuffizienz

negativ:
direktes Se-Bilirubin
Bilirubinurie

- **negativ:** hämolytischer Ikterus
  Urobilinogen in Harn und Stuhl erhöht
- **positiv:** mechanischer Ikterus
  Prothrombin nach Vit. K. erhöht
  Urobilinogen in Harn u. Stuhl fehlend od. erniedrigt
  alkal. Phosphatase erhöht

II. Bei Kranken ohne Gelbsucht

Kolloidproben

negativ:
keine Leberparenchymschädigung

positiv: Verdacht auf Parenchymschaden
Ergänzungsuntersuchungen:
intravenöse Hippursäureprobe
intravenöse Galaktoseprobe
Urobilinogen im Harn
Serumalbumin
Takata-Jezler R.

negativ. Die hämatologische Untersuchung (Anämie, Reticulocytose, verminderte osmotische Resistenz) sichert die Diagnose.

In der Tab. 1 (S. 28) fassen wir die wichtigsten Daten der geschilderten Leberfunktionsproben zusammen.

Die Übersicht der beschriebenen Methoden ergibt insofern ein erfreuliches Bild, als wir heute über wesentlich bessere Verfahren zur Diagnose der Parenchymveränderungen der Leber verfügen als vor zehn bis fünfzehn Jahren. Dieser Umstand hat sich insbesondere beim Studium der Hepatitis günstig ausgewirkt, da wir heute mit Hilfe der feineren Funktionsproben den Beginn, Verlauf und die Heilung dieser weitverbreiteten Virusinfektion genauer verfolgen können. Schwierigkeiten entstehen jedoch einerseits daraus, daß die angewandten Methoden nur eine funktionelle Diagnose gestatten und über die Ätiologie nichts aussagen. Anderseits haben wir nur begrenzte Kenntnisse über die Zusammenhänge zwischen Funktionsstörungen der Leber und der ihnen zugrunde liegenden Gewebsveränderungen. Auf diesem Gebiet dürfte die immer häufiger angewandte Aspirationsbiopsie wertvolle Erkenntnisse bringen. Die moderne Technik der Leberpunktion ist 1939 von Roholm und Iversen (90) eingeführt worden, sie wurde in England von Sherlock (91), in Amerika von Hoffbauer (92) u. a. m. zu einer relativ gefahrlosen und aufschlußreichen Methode der Leberdiagnostik ausgebaut. Mit ihrer Hilfe wird es in der Zukunft möglich sein, das Problem der „unspezifischen" Ausschläge der Kolloidproben zu lösen und einzelne noch ungeklärte Probleme der Leberpathologie, wie z. B. die Zusammenhänge zwischen Hepatitis, Lebersyphilis und Salvarsanikterus, zu lösen.

Zum Schluß fassen wir in schematischer Weise den empfohlenen Gang der funktionellen Leberuntersuchungen zusammen (S. 29).

Literatur.

1. Herbert, P. K., Quart. J. Med. **31**, 355, 1938.
2. Stewart, C. P., Quart. J. Med. **31**, 229, 1938.
3. Althausen, Lockhart u. Soley, Amer. J. med. Sci. **199**, 342, 1940.
4. King u. Aitken, Lancet **1940**, II, 543.
5. Bassett, Althausen u. Coltrin, Amer. J. digest. Dis. **8**, 432, 1941.
6. Ciansiracusa u. Althausen, J. amer. med. Assoc. **134**, 589, 1947.
7. Beckmann, H., Dtsch. Arch. klin. Med. **159**, 129, 1928.
8. Soffer, L. J., Arch. int. Med. **60**, 876, 1937.
9. Lichtmann, S., Arch. int. Med. **53**, 680, 1937.
10. Jankelson, I. R., Amer. J. Med. Sci. **193**, 241, 1937.
11. Thannhauser u. Schaber, Klin. Wschr. **5**, 232, 1926.
12. King, Haslewood u. Delory, Lancet **1937**, I, 886.
13. Quick, A. J., Amer. J. med. Sci. **185**, 630, 1933.
14. Kohlstaedt u. Helmer, Amer. J. digest. Dis. **3**, 459, 1936.
15. Kepler u. Gurley, J. Labor. a. clin. Med. **27**, 1593, 1942.
16. Quick, A. J., Amer. J. digest. Dis. **6**, 716, 1939.
17. Sherlock, S., Lancet **1946**, I, 162.
18. Londe u. Probstein, J. Pediatr. **18**, 371, 1941.

19. Mateer, Batz, Marion u. McMillan, J. amer. med. Assoc. **121**, 723, 1943.
20. Allen u. Julian, Arch. Surg. **45**, 691, 1942.
21. Kay, H. D., J. biol. Chem. **89**, 235, 1930.
22. Bodansky, A., J. biol. Chem. **101**, 93, 1933.
23. King u. Armstrong, Lancet **1937**, I, 891, u. **1942**, I, 208.
24. Roberts, W. M., Brit. med. J. **1933**, I, 734.
25. Gutman, Proc. Soc. exper. Biol. a. Med. **41**, 277, 1939.
26. Herbert, F. K., Brit. J. exper. Path. **16**, 365, 1935.
27. Watkinson u. Mitarb., Brit. med. J. **1944**, II, 492.
28. Gutman u. Mitarb., J. clin. Invest. **19**, 129, 1940.
29. Rothman, W. M., Amer. J. med. Sci. **192**, 526, 1936.
30. Winkleman u. Schiffman, Arch. int. Med. **64**, 348, 1939.
31. Thannhauser, S. J., J. biol. Chem. **121**, 697, 1937.
32. Recent advances in clinical pathology, London, 1947, 229.
33. Smith, Werner u. Brinkhous, J. exper. Med. **66**, 801, 1937.
34. Haig u. Patek, J. clin. Invest. **21**, 309, 1942.
35. Murrill u. Mitarb., J. clin. Invest. **20**, 395, 1941.
36. Mateer u. Mitarb., J. amer. med. Assoc. **133**, 909, 1947.
37. Hoaglund u. Shank, J. amer. med. Assoc. **130**, 615, 1946.
38. Neefe u. Reinhold, Gastroenterology, **7**, 393, 1946.
39. Malloy u. Evelyn, J. biol. Chem. **119**, 481, 1937.
40. Cantarow u. Mitarb., Arch. int. Med. **69**, 986, 1942.
41. Watson, C. J., Blood, J. Hemat. **1946**, I, 99.
42. Hawkinson u. Watson, J. amer. med. Assoc. **29**, 514, 1945.
43. Hunter, G., Brit. J. exper. Path. **11**, 415, 1930.
44. Neefe u. Mitarb., J. clin. Invest. **23**, 836, 1944.
45. Watson u. Hoffbauer, Ann. int. Med. **26**, 813, 1947.
46. Lindberg u. LeRoy, Arch. int. Med. **80**, 175, 1947.
47. Watson, C. J., Arch. int. Med. **59**, 198, 1937 u. Amer. J. clin. Path. **14**, 605, 1944.
48. Quick, A. J., Arch. int. Med. **57**, 544, 1936.
49. Bollmann u. Mann, Amer. J. Physiol. **116**, 214, 1936.
50. Nesbitt u. Snell, Arch. int. Med. **69**, 573, 1942.
51. Hoffman, Photelometric clinical, chemistry, New York, 1941.
52. Jendrassik, Biochem. Z. **289**, 1, 1936 u. **297**, 81, 1938.
53. Post u. Patek, Arch. int. Med. **69**, 67, 1942.
54. Kibrick u. Clements, J. Labor. a. clin. Med. **33**, 662, 1948.
55. Gray u. Barren, J. clin. Invest. **22**, 191, 1943.
56. Ucko, H., J. Labor. a. clin. Med. **28**, 17, 1942.
57. Hanger, F. M., J. clin. Invest. **18**, 261, 1939.
58. Neefe u. Reinhold, Science, **100**, 83, 1944.
59. Kabat, Hanger u. Mitarb., J. clin. Invest. **22**, 563, 1943.
60. Moore, Pierson u. Hanger, J. clin. Invest. **24**, 292, 1945.
61. Wade u. Richmann, J. Labor. a. clin. Med. **30**, 6, 1945.
62. Bauer, R., Klin. Wschr. **1937**, 1570.
63. Gray, S. J., Arch. int. Med. **65**, 524, 1940.
64. Maclagan, N. F., Brit. J. exper. Path. **25**, 15, 1944 u. **27**, 369, 1946.
65. Bernsohn u. Borman, J. clin. Invest. **26**, 1026, 1947.
66. Ducci, H., J. Labor. a. clin. Med. **32**, 1273, 1947.
67. Maclagan, N. F., Brit. J. exper. Path. **25**, 234, 1944.
68. Ducci, H., J. Labor. a. clin. Med. **32**, 1266, 1947.
69. Maclagan, N. F., Brit. med. J. **1947**, 197.
70. Cohen, Thompson u. Madison, J. Labor. a. clin. Med. **32**, 475, 1947.
71. Kunkel u. Hoagland, J. clin. Invest. **26**, 1060, 1947.
72. Havens u. Marek, J. clin. Invest. **25**, 816, 1946.

73. Caster u. Maclagan, Brit. med. J. **1946**, II, 80.
74. Dreyfuss, J., J. Labor. a. clin. Med. **33**, 672, 1948.
75. Maizels, M., Lancet **1946**, II, 455.
76. Wunderly u. Wuhrmann, Schweiz. med. Wschr. **1945**, 1128.
77. Wuhrmann u. Mitarb., Schweiz. med. Wschr. **1946**, 667.
78. Fischer u. Wiltner, Acta med. scand. **134**, 371, 1949.
79. Fischer, Sellei u. Bretán, Nature **162**, 1002, 1948.
80. Kingsley, G. R., J. Labor. a. clin. Med. **27**, 84, 1942.
81. Holman, R. L., J. exper. Med. **59**, 251, 1934.
82. Eppinger, H., Die Leberkrankheiten, Wien, 1937.
83. Kimball u. Mitarb., J. amer. med. Assoc. **134**, 662, 1947.
84. Ducci, H., J. amer. med. Assoc. **135**, 694, 1947.
85. Franklin, Popper u. Mitarb., J. Labor. a. clin. Med. **33**, 435, 1948.
86. Cohen u. Lidman, J. clin. Invest. **25**, 145, 1946.
87. Kapps, Sborov u. Barker, J. amer. med. Assoc. **134**, 595, 1947.
88. Snell, A. M., J. amer. med. Assoc. **133**, 1175, 1947.
89. Osgood, E., J. amer. med. Assoc. **134**, 585, 1947.
90. Roholm u. Iversen, Acta path. scand. **16**, 427, 1939.
91. Sherlock, S., Lancet **1945**, II, 397.
92. Hoffbauer, F. W., J. amer. med. Assoc. **134**, 666, 1947.
93. Sparkman, R., Arch. int. Med. **63**, 858, 1939.
94. Barker, Capps u. Allen, J. amer. med. Assoc. **128**, 997, 1945.
95. Maclagan u. Bunn, Biochem. J. **41**, 580, 1947.
96. Maclagan, Brit. med. J. **1948**, II, 892.
97. Kunkel, H. G., Proc. Soc. exper. Biol. a. Med. **66**, 217, 1947.
98. Steigmann u. Popper, Rev. Gastroenterology **15**, 367, 1948.
99. Meyer, Popper u. Steigmann, J. internat. Coll. Surg. **10**, 513, 1947.
100. Love u. Mawson, Lancet **1948**, 850.

II. Prüfung der Nierenfunktion.

1. Physiologische Grundlagen.

Daß den Glomeruli im Rahmen der Nierenfunktion die Rolle der Filtration zukommt, ist seit über 100 Jahren von allen namhaften Physiologen erkannt worden; während aber nach der Ansicht von Ludwig die Bereitung des endgültigen Harns durch tubuläre Rückresorption erfolgt, hat Bowman die tubuläre Sekretion als wichtigsten harnbereitenden Mechanismus betrachtet. Im Laufe der folgenden Jahrzehnte wurden Argumente sowohl für die Sekretionstheorie (Heidenhain, Volhard) wie für die Resorptionstheorie (Cushny [1], 1926) vorgebracht; die endgültige Entscheidung über die Glomerulartätigkeit erbrachten die Versuche von Richards. Die genaue Natur der tubulären Funktionen ist bis heute noch nicht völlig geklärt; an der Tatsache der tubulären Rückresorption (z. B. der Dextrose) ist wohl nicht zu zweifeln, doch steht anderseits fest, daß gewisse körperfremde Stoffe durch die Tubuli sezerniert werden. Die überwiegende Mehrzahl der Physiologen steht heute auf dem Standpunkt, daß die Funktion gesunder Nieren mit Hilfe der Filtrations-Rückresorptionstheorie befriedigend erklärt werden kann; auf gewisse Schwierigkeiten bei der Anwendung dieser Anschauungen auf die Nierenpathologie werden wir noch zurückkommen.

A. Die Funktion der Glomeruli.

Den direkten Beweis für die Ultrafiltration in den Glomeruli haben die Versuche von Richards (2) erbracht; diesem Forscher gelang mit Hilfe eines Mikromanipulators die Punktion von Glomeruli der Froschniere; die gewonnene Flüssigkeit war eiweißfrei, in jeder anderen Hinsicht war ihre Zusammensetzung mit der des Serums identisch. Auf ähnliche Weise gelang es Walker und Mitarb. (3), die Ultrafiltration in den Glomeruli von Meerschweinchen nachzuweisen. Über die Porenweite der Glomerularmembran sind wir hinreichend unterrichtet: Inulin, dessen Molekulargewicht 5100 beträgt, wird leicht ultrafiltriert, ebenso Eieralbumin, dessen Molekulargewicht 40 000 beträgt; Serumalbumin, dessen Molekulargewicht um 70 000 herum liegt, wird dagegen zurückgehalten. Unter pathologischen Verhältnissen kommt es zum Übertritt von Eiweiß ins Filtrat; über die Herkunft der Eiweißkörper bei der Albuminurie besteht noch keine Einigkeit. Das Problem der Albuminurie ist sowohl von praktisch-klinischem Standpunkt aus wie auch für die Theorie der Glomerulusfunktion von erheblichem Interesse. Was die letztere Fragestellung betrifft, so müssen wir entweder annehmen, die in den Harn übertretenden Einweißkörper haben ein niedriges, unter der Porenweite der Filtrationsmembran liegendes Molekulargewicht; die Untersuchungen von Bourdillon (4) scheinen diese Annahme zu bestätigen. Dafür spricht auch das leichte Übertreten kleinmolekularen, körperfremden Eiweißes in den Harn, während Eiweißkörper mit hohem Molekulargewicht zurückgehalten werden. Die Albuminurie bei sonst intakter Niere (z. B. die orthostatische, zyklische Albuminurie etc.) könnte durch die Gegenwart von abnormem Serumeiweiß erklärt werden. Gegen diese Annahme spricht der Umstand, daß bei gewissen Nierenkrankheiten, insbesondere bei der Amyloidniere, Eiweißkörper vom physikalischen und chemischen (Fischer und Gehlen [5]) Charakter der grobdispersen Globuline in den Harn übertreten. Diese Befunde lassen sich entweder mit der Annahme einer Permeabilitätsänderung unbekannter Ursache der Glomerulusmembran erklären oder mit der Annahme, die Albuminurie sei die Folge einer Sekretion durch die Nierenzellen.

Über die Menge des von den Glomeruli produzierten Filtrates können wir auf direktem Wege nur unvollkommene Kenntnis erhalten; man hat zwar versucht, aus den geringen, durch Punktion erhaltenen Filtratmengen die Gesamtfiltration der Nieren zu berechnen, doch ist das Ergebnis schon deshalb unsicher, weil die Punktion für den Glomerulus offenbar ein Trauma, einen Reizzustand bedeutet, dessen Folgen nicht in Rechnung gesetzt werden können. Man mußte sich deshalb mit indirekten Methoden begnügen und diese waren in den Clearanceuntersuchungen gegeben. Mit ihrer Hilfe wurde berechnet, daß die durchschnittliche Filtrationsleistung der Nieren gesunder Erwachsener, je nach der angewandten Methode 80—120 ccm/min beträgt.

Eine so erstaunliche Filtratsmenge — sie beträgt über 150 l pro Tag — setzt eine außerordentlich intensive Blutdurchströmung der Nieren voraus. Diese ist von Van Slyke (6) und Mitarb. sowie von Rhoads (7) auf direktem Wege gemessen worden und ergab Werte von 2—10 ccm/min pro g Niere, was, auf die menschlichen Nieren umgerechnet, einer minimalen Blutdurchströmung von 600 ccm/min entspricht. Mit Hilfe der Clearancemethodik wurden wesentlich höhere Werte gefunden: die Blutdurchströmung der Nieren gesunder Erwachsener dürfte ca. 1 l pro Minute betragen — also etwa 25 % des Minutenvolumens des Herzens. Aus diesen Werten ist ersichtlich, daß die Niere normalerweise etwa 20 % des durchströmenden Plasmas ultrafiltriert; die Bestimmung dieser „Filtrationsfraktion" aus Plasmadurchströmung und Glomerulusfiltrat ist ein wichtiger Beitrag zur Beurteilung der Nierenfunktion, da, wie wir sehen werden, die Niere eine verminderte Blutdurchströmung durch Erhöhung der Filtrationsfraktion bis zu einem gewissen Grad zu kompensieren vermag.

Insofern die Funktion der Glomeruli bloß aus Filtration besteht, erfordert sie keinen besonderen Aufwand an thermischer Energie; die Energie wird, wie bei jeder Filtration, durch den Druck bereitgestellt, den die zu filtrierende Flüssigkeit auf die Filtriermembran ausübt. Der Druck in den Glomerulusschlingen muß groß genug sein, um eine Filtration vom erforderlichen Ausmaß gegen die hindernden Kräfte des kolloid-osmotischen Druckes der Plasmaeiweißkörper sowie gegen den intrakapsularen Druck durchzusetzen. Da der kolloid-osmotische Druck ca. 25—30 mm Hg, der intrakapsulare Druck etwa 15 mm Hg beträgt, der Blutdruck in den Glomerulusschlingen dagegen 50—60 mm Hg betragen dürfte, besitzt die Niere eine erhebliche funktionelle Reservekraft von 10—20 mm Hg für die Filtration. Es muß dabei allerdings in Betracht gezogen werden, daß die Eiweißkonzentration im Laufe der Filtration zunimmt und der kolloid-osmotische Druck dementsprechend größer wird; die Erhöhung der Filtrationsfraktion erfordert daher einen größeren Filtrationsdruck. In Anbetracht des — bei Nierenerkrankungen häufigen — arteriellen Hochdrucks ist der Filtrationsdruck meist ausreichend; sinkt jedoch der arterielle Blutdruck unter 50 mm Hg, so hört für gewöhnlich die Filtration und damit die Harnabsonderung auf. Verringerung der Eiweißkonzentration des Plasmas, etwa durch Infusion von Ringerlösung, führt zur Verringerung des kolloid-osmotischen Druckes und dementsprechend zur Erhöhung der Filtration. Die Größe der Filtration hängt nach dem bisher Gesagten von zwei Faktoren ab: von der Menge des durchströmenden Blutes und von dem Blutdruck. Die Niere ist jedoch gegenüber Schwankungen der beiden Faktoren bis zu einem gewissen Grade durch die automatische Regulierung mit Hilfe der Tonusänderungen der ab- und zuführenden Arteriolen gesichert. Durch Konstriktion des Vas afferens wird die Nierendurchblutung verringert, gleichzeitig fällt der Filtrationsdruck; durch Konstriktion des Vas efferens wird der Filtrationsdruck erhöht, wodurch die Filtrationsfraktion größer wird und die Folgen einer sinkenden Blutdurchströmung gutgemacht werden können (Smith [8]).

B. Die Tubulusfunktion.

Die Glomeruli liefern, wie wir gesehen haben, ein eiweißfreies Filtrat des Serums, dessen Tagesmenge über 150 l betragen dürfte; der endgültige Harn ist von variabler Zusammensetzung und seine Menge beträgt im Durchschnitt 1—2 l. Im Filtrat ist Dextrose in Höhe der Blutzuckerkonzentration enthalten; der normale Urin ist zuckerfrei. Diese Tatsachen beweisen eindringlich, daß in den Harnkanälchen ein großer Teil des Glomerulusfiltrates — 100 % der Dextrose, 99 % des Wassers etc. — rückresorbiert werden muß. Die Hauptaufgaben der Niere, die Ausscheidung von Schlakkenprodukten und die Aufrechterhaltung des inneren Milieus, fallen der tubulären Rückresorption zu.

Die Tatsache der tubulären Rückresorption wurde durch Versuche von Richards bewiesen, dem es gelang, Flüssigkeit aus verschiedenen Abschnitten der Froschniere zu gewinnen. Es wurde beobachtet, daß Dextrose nahezu ausschließlich in den proximalen Tubuli contorti, Cl und Wasser in den distalen Tubuli contorti rückresorbiert werden. Bei Behandlung mit Phlorizin blieb die Zuckerresorption aus.

Nach Einschaltung der isolierten Niere in ein Herz-Lungen-Präparat kann die Leistung der Niere bequem und genau untersucht werden. So fanden Bickford und Winton (9), daß nach Abkühlung der Niere die Rückresorption gehemmt wird und die Zusammensetzung des Harns sich einem Serumultrafiltrat näherte. Früher fanden bereits Starling und Verney (10), daß nach Cyanvergiftung die Chlor- und Wasserausscheidung erhöht, die Harnstoffausscheidung erniedrigt wird. Schädigungen der Tubularfunktion führen daher zur Aufhebung der selektiven Tätigkeit der Niere, welche, wie wir gesehen haben, an die normale Funktion der Harnkanälchen gebunden ist.

Über den Mechanismus der tubulären Rückresorption wissen wir recht wenig. Seit Cushny werden von den im Harn ausgeschiedenen Substanzen die „Schwellensubstanzen" — also solche, die eine bestimmte, physiologisch notwendige Blutkonzentration besitzen — von den Schlackenprodukten des Stoffwechsels (z. B. Harnstoff) unterschieden. Nach der Ansicht von Rehberg (11) erfolgt die Rückresorption der letzteren auf Grund physikalischer Diffusion, während die „Schwellensubstanzen" durch die vitale Tätigkeit der Tubuluszellen rückresorbiert werden. Was die Diffusion betrifft, so haben die Modellversuche von Kuhn und Ryffel (12) gezeigt, daß eine Konzentrierung von Lösungen durch bloßes Vorbeiströmen an Membranen möglich ist. Die Diffusionsgeschwindigkeit verschiedener Substanzen geht, wie Euler gezeigt hat, mit ihrem Molekulargewicht, nach Collander (13) mit ihrem Molekularvolumen parallel. Die von Traube vertretene Ansicht, die biologischen Membrane wirkten wie Molekularsiebe, ist daher sehr einfach und verlockend, sie vermag jedoch die tubuläre Rückresorption nicht zu erklären: die Dextrose mit relativ hohem Molekulargewicht wird z. B. weit besser resorbiert als das Kalium. Popper und Mandel (14) vermuten, die Regelung der Diffusion erfolge mit Hilfe der „gerichteten Permeabilität" der Tubuluszellen; diese an sich sehr bestechende Formulierung läßt allerdings die Frage offen, wie die „Ausrichtung" der Zellpermeabilität zustande kommt. Tatsächlich sind die meisten Physiologen heute der Ansicht, die Rückresorption sei an die aktive, vitale Tätigkeit der Tubuluszellen gebunden; lediglich die Rückresorption des Harnstoffes soll auf einfacher Diffusion beruhen, da sie vom Maß der Wasserrückresorption abhängt. Die letztere Beobachtung kann, wie wir sehen werden, auf die kranke Niere nicht übertragen werden.

Es gibt zwei weitere Tatsachen, welche dagegen sprechen, daß die tubuläre Rückresorption lediglich die Folge von Diffusionsvorgängen sei. Der Kalorienverbrauch der Niere beträgt durchschnittlich 175 cal, was etwa 8—10 % des Grundumsatzes ausmacht. In Anbetracht des Umstandes, daß der Gewichtsanteil der Nieren weniger als 0,4 % beträgt, handelt es sich um einen verhältnismäßig sehr hohen Energieaufwand; da die glomeruläre Filtration ohne wesentlichen Kalorienverbrauch, auf Kosten des Blutdruckes erfolgt, muß der hohe Kalorienverbrauch auf die tubuläre Tätigkeit zurückgeführt werden. Die bloße Diffusion würde den Energieaufwand der Niere nicht erklären; nach der Berechnung von Rein würde die „osmotische Arbeit" der Niere bloß ca. 0,67 cal erfordern. In den Harnkanälchen müssen sich daher Stoffwechselprozesse abspielen, die einen hohen Aufwand an Energie erfordern.

Der zweite Umstand, der dafür spricht, daß die Resorption in den Harnkanälchen ein vitaler Prozeß sein dürfte, ist die hormonale Beeinflußbarkeit der Rückresorption. Es sind uns heute zwei hormonale Wirkungen auf die Tubulustätigkeit bekannt; die Regelung durch das antidiuretische Hormon des Hypophysenhinterlappens und durch den Wirkstoff der Nebennierenrinde.

Das Hormon des Hypophysenhinterlappens bewirkt, wie Starling und Verney (15) an der isolierten, durchströmten Niere gezeigt haben, Zunahme der Wasserresorption; bereits $\frac{1}{1000}$ E des Hormons kann die Diurese nach Wassertrinken behindern. Nach Verney erfolgt die Ausschüttung des Hormons als Antwort auf Veränderungen des osmotischen Druckes des Serums; falls dieser durch Wassertrinken erniedrigt wird, kommt es zur Hemmung der Hormonproduktion und damit zur Diurese. Mangel des Hormons hat das bekannte Krankheitsbild des Diabetes insipidus zur Folge, welches auf Störung der tubulären Wasserresorption beruht.

Die Hormone der Nebennierenrinde, insbesondere das Desoxycorticosteron, erhöhen die tubuläre Reabsorption des Natriums und damit der Chloride, während die Reabsorption des Kaliums behindert wird. Bei der Addisonschen Krankheit kommt es zu großen Verlusten von Na und von Chloriden, welche das Krankheitsbild wesentlich beeinflussen und auch für die Frühdiagnose der Rindeninsuffizienz nutzbar gemacht werden (vgl. S. 97). Alle diese Tatsachen sprechen dafür, daß die tubuläre Reabsorption keine einfache Diffusion, sondern eine vitale Tätigkeit der Tubuluszellen darstellt, welche den Stoff- und Energiewechsel der Tubuluszellen völlig in Anspruch nimmt. Es ist richtig, wenn R. W. Clarke (16) die Tubulusfunktion als nach innen gerichtete Sekretion auffaßt. Welcher Art die Umsetzungen sind, welche die Filtratbestandteile auf ihrem Weg durch die Tubuluszellen erfahren, ist nicht bekannt. Die Dextrose dürfte während der Resorption phosphoryliert werden; Phlorizin behindert die Phosphorylierung und hemmt dadurch die Rückresorption des Zuckers, wodurch der Phlorizindiabetes zustande kommt.

Daß die Tubuluszellen auch „nach außen" sezernieren können, wurde durch die Beobachtung von „aglomerulären" Fischarten erwiesen (Marshall [17]), welche alle Harnbestandteile mit Ausnahme der Dextrose sezernieren. In der Ausscheidung von „physiologischen" Harnbestandteilen spielt die tubuläre Sekretion bei den Säugetieren keine Rolle; es hat jedoch die Untersuchung der Ausscheidung gewisser Farbstoffe und Röntgenkontrastmittel (Phenolrot, Diodrast) zur Erkenntnis geführt (Smith [8]), daß die erhaltenen Clearancewerte weit höher waren als das Glomerulusfiltrat. Man mußte daraus schließen, daß diese Substanzen durch tubuläre Sekretion in den Harn gelangen. Im Jahre 1945 haben Smith und Mitarb. (18) die tubuläre Sekretion von Hippursäurederivaten nachgewiesen; die Clearance der p. Aminohippursäure hat sich als besonders bequeme Methode zur Bestimmung der Nierendurchblutung und der maximalen Tubulussekretion erwiesen.

Sowohl die tubuläre Reabsorption wie die Sekretion sind nicht unbegrenzt groß und können unter krankhaften Bedingungen stark eingeschränkt werden. Einerseits hat die fortschreitende Eindickung des Filtrats in den Tubuli die Zunahme des osmotischen Druckes zur Folge, welche der Absorption entgegenwirkt: die Niere kann den Harn nur bis zu einem bestimmten Grad konzentrieren. Dabei wurde beobachtet, daß bei vermehrter Rückresorption der Chloride die Resorption des Harnstoffs vermindert ist; aus diesem Antagonismus wurde geschlossen, daß sowohl die Chloride wie der Harnstoff an derselben Stelle der Tubuli rückresorbiert werden. Die maximale Fähigkeit zur Reabsorption bzw. zur Sekretion ist für verschiedene Substanzen verschieden groß, für die einzelnen Substanzen jedoch genügend charakteristisch, um Schlüsse für die gesamte funktionierende Tubularmasse (T_m) zuzulassen. So beträgt die maximale tubuläre Ausscheidung pro Minute

für Diodrast 51,8 mg Jod,
für p-Aminohippursäure 76,1 mg.

Die maximale tubuläre Reabsorption von Dextrose (Tmg) beträgt 300 — 350 mg/min.

Normalerweise wird die maximale Kapazität der Tubuli nur selten überschritten; dazu kommt es vor allem beim Diabetes. In der Annahme eines Glomerulusfiltrates von 125 ccm/min und einer Tmg von 350 mg/min dürfte es bloß bei einer Blutzuckerkonzentration von 280 mg⁰/₀ zu Glykosurie kommen; in Wirklichkeit tritt eine solche meist schon bei einem Blutzuckerwert von 170 mg⁰/₀ auf. Der niedrigere Schwellenwert ist die Folge eines Sinkens von Tmg bei den meisten Diabetikern, vielleicht infolge mangelhafter Fähigkeit zu Zuckerphosphorylierung. Bei verminderter Glomerulusfiltration können hohe aglykosurische Blutzuckerwerte beobachtet werden, da die Gesamtmenge des im Filtrat befindlichen Zuckers noch innerhalb der Tmg liegen kann. — Die Maximalwerte der tubulären Resorption und Sekretion sind der Ausdruck für die begrenzte Fähigkeit der Tubuluszellen, eine bestimmte, charakteristische Maximalmenge jeder untersuchten Substanz aufzunehmen, bzw. auszuscheiden, wobei die Begrenzung der Leistung nicht sosehr von physikalischen Faktoren als von der vitalen Stoffwechseltätigkeit der Tubuluszellen abhängt.

Unter physiologischen Verhältnissen wird, je nach der vorliegenden Stoffwechsellage, ein verschieden großer Anteil der Bestandteile des Glomerulusfiltrates rückresorbiert. Beträgt das Filtrat 170 l, so werden im Durchschnitt — bei gemischter Kost — von den Tubuluszellen etwa 169 l Wasser, 1 kg NaCl, 170 g Dextrose usw. rückresorbiert, während im Harn 1 l Wasser und 60 g NaCl ausgeschieden werden. Auch ein relativ großer Anteil der Schlackenprodukte wird rückresorbiert, so ca. 40—50 % des Harnstoffes. Vom teleologischen Standpunkt aus ist es nicht recht „verständlich", weshalb die Niere einen so großen Anteil der im Filtrat bereits ausgeschiedenen Schlackenprodukte wieder in die Blutbahn zurückbefördert; die einzige „Erklärung" gibt die bereits erwähnte Annahme einer passiven Rückdiffusion des Harnstoffes.

Die Bestimmung des im Harn ausgeschiedenen Anteils der einzelnen Substanzen („Exkretionsindex") bzw. des Anteils, der in den Tubuli rückresorbiert worden ist, läßt unter normalen Umständen auf die Stoffwechsellage des Organismus schließen: ein hoher Exkretionsindex für Chloride ist z. B. bei normaler Nierentätigkeit ein Zeichen von Chloridüberschuß. Unter pathologischen Bedingungen kann es infolge Tubulusschädigungen zu Verschiebungen der Verhältniszahlen von Exkretion und Rückresorption kommen, weshalb diese mit Hilfe von Clearancebestimmungen durchzuführenden Untersuchungen erhebliches klinisches Interesse beanspruchen.

Die Prüfungen der Nierenfunktion erstrecken sich daher auf die

a) Bestimmung des Glomerulusfiltrates,

b) Bestimmung der Blut- bzw. Plasmadurchströmung und der Filtrationsfraktion,

c) Bestimmung der funktionierenden Tubularmasse,

d) Bestimmungen der Exkretionsindexe verschiedener Harnbestandteile.

Während die angeführten Untersuchungen ein gewissermaßen „statisches" Bild der Nierenfunktion ergeben, wurden bereits vor Jahrzehnten Belastungsversuche zur Nierenfunktion herangezogen, teils mit körpereigenen (Wasser, Salze etc.), teils mit körperfremden Substanzen (Farbstoffen). Obwohl diese Methoden heute eher in den Hintergrund treten, sollen sie im folgenden besprochen werden, insofern sie im Lichte der modernen Nierenphysiologie eine neue Deutung gewinnen. Dabei erfordern die Funktionsproben der Vorniere und des Wasser- und Salzstoffwechsels wegen ihrer großen klinischen Bedeutung eine besondere Besprechung.

2. Bestimmung des Glomerulusfiltrates.

Die Bestimmung des Glomerulusfiltrates erfolgt mit Hilfe der Clearancemethodik, welche von Möller, McIntosh und Van Slyke (19) ursprünglich für Harnstoff angegeben wurde, die jedoch auf die Ausscheidung aller Stoffe anwendbar ist. Unter Clearance verstehen wir das Blutvolumen in ccm, welches von einer bestimmten Substanz in einer Minute durch die Niere „gereinigt" wird, bzw. das Blutvolumen, welches jene Menge des Stoffes enthält, welche durch die Tätigkeit der Niere in einer Minute entfernt wird; sie bedeutet, mit anderen Worten, die Mindestmenge von Blut, welche zur Lieferung des in einer Minute ausgeschiedenen Stoffes benötigt wird. Die Berechnung erfolgt nach der Formel $\frac{U \times V}{B}$, wobei U die Urinkonzentration, V das Minutenvolumen des Harns und B die Blut- (bzw. Serum-) Konzentration des betreffenden Stoffes bedeutet.

Die Ausscheidung der verschiedenen Stoffe kann durch drei Faktoren determiniert werden: durch Filtration, tubuläre Rückresorption und tubuläre Sekretion. Von diesen ist allein die Filtration obligatorisch: die Rückresorption kann unterbleiben und die Sekretion spielt nur bei körperfremden Substanzen eine nennenswerte Rolle. Wird eine Substanz aus dem Filtrat **vollständig** rückresorbiert (z. B. Dextrose, gewisse Aminosäuren), so ist ihre Clearance = 0. Erfolgt **keine** Rückresorption (und auch keine tubuläre Sekretion), so ist der erhaltene Clearancewert mit der Menge des **Glomerulusfiltrates** identisch. Ist der Clearancewert eines Stoffes **höher** als das Glomerulusfiltrat, so kann das nur die Folge **tubulärer Sekretion** sein. Da die Clearance die Mindestmenge von Blut bedeutet, welche zur Lieferung des ausgeschiedenen Stoffes benötigt wird, kann kein Clearancewert höher sein als die Plasmamenge, welche durch die Nieren strömt; auf diesem Prinzip beruht die Bestimmung der Nierendurchblutung durch Clearanceuntersuchungen (vgl. Abb. 1).

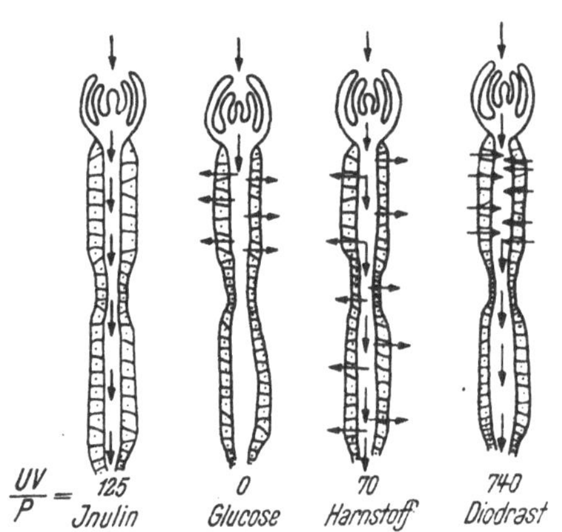

Abb. 1 Schema der Clearancewerte und der Ausscheidung verschiedener Stoffe (nach Cantarow u. Trumper). Inulin wird allein durch Filtration, Diodrast durch Filtration + Sekretion ausgeschieden. Harnstoff wird teilweise, Glukose völlig reabsorbiert.

Um für die Bestimmung des **Glomerulusfiltrates** geeignet zu sein, muß daher ein Stoff zwei Bedingungen erfüllen: er darf weder reabsorbiert, noch sezerniert werden. Zur Feststellung des **Ausbleibens der Rückresorption** wird von der Phlorizinvergiftung Gebrauch gemacht, durch welche die Rückresorption von Dextrose völlig aufgehoben werden kann; die

Clearancewerte, welche mit den Werten der Dextroseclearance bei Phlorizinvergiftung identisch sind, beweisen das Fehlen der Rückresorption. Zur Feststellung, daß der betreffende Stoff von den Tubuli nicht sezerniert wird, dient die Beobachtung, daß die Clearancewerte von der Plasmakonzentration des betreffenden Stoffes unabhängig sind; ein weiteres Argument gegen die Sekretion körperfremder Stoffe ist der Nachweis, daß die betreffenden Stoffe durch die aglomeruläre Niere gewisser Fische nicht ausgeschieden werden können.

Rehberg hat als erster im Kreatinin einen Stoff erkannt, dessen Clearance sich zur Bestimmung des Glomerulusfiltrates eignet. Er hat die Untersuchung nach vorheriger Kreatininbelastung ausgeführt („exogene" Kreatininclearance); doch fand Shannon (20), daß die Clearancewerte dabei etwas höher liegen als bei Verwendung von Inulin. B. Crawford (21) fand das Verhältnis von $\frac{\text{Kreatininclearance}}{\text{Inulinclearance}} = 1{,}25$, welches durch gleichzeitige Injektion von p-Aminohippursäure oder von Diodrast auf 1,09 bzw. 1,05 herabgedrückt werden konnte. Da es bekannt ist, daß diese Stoffe die tubuläre Sekretion von Phenolrot (und auch von Penicillin) herabsetzen (Smith [22] und Mitarb.), kann darin ein Beweis für eine, wenn auch nicht hochgradige tubuläre Sekretion des Kreatinins gesehen werden. Im Gegensatz zu der exogenen Clearance des Kreatinins haben Popper und Mandel (14) mit einer verfeinerten Methode die Kreatininclearance ohne Belastung bestimmt und dabei Normalwerte von 80—180 ccm/min erhalten („endogene" Kreatininclearance). Dabei findet, wie Miller und Winkler (23) betonen, keine tubuläre Sekretion von Kreatinin statt; auch Ekehorn (24) hält die Kreatininclearance für ein verläßliches Maß der Glomerulusfiltration. Bei vergleichenden Untersuchungen mit verschiedenen „Glomerulussubstanzen" kommen Gömöri (25) und Mitarb. zu der Schlußfolgerung, daß die endogene Kreatininclearance sowohl bei normaler wie auch bei krankhaft verminderter Filtration mit den Clearancewerten von Inulin und Thiosulfat identisch ist. Auch Brod und Sirota (60) haben bei vergleichenden Untersuchungen festgestellt, daß die endogene Kreatininclearance mit der Inulinclearance identische Werte gibt, während die mit der Perjodatmethode (Corcoran und Page [61]) erhaltenen Werte der Mannitclearance um 10% niedriger sind. Die tubuläre Blockade mit p-Aminohippursäure und mit Caronamid (Beyer [62]) hat das Verhältnis der endogenen Kreatininclearance zur Inulinclearance nicht verändert, womit eine tubuläre Sekretion des endogenen Kreatinins ausgeschlossen werden konnte. Barclay und Kenney (63) bestimmen das Kreatinin mit Hilfe der Trübung, welche der Harn, bzw. das enteiweißte Serum mit einem modifizierten Reagens nach Nessler gibt. Die mit Hilfe dieser Methode erhaltenen Clearancewerte sollen mit der Inulinclearance identisch sein.

Methode der endogenen Kreatininclearancebestimmung.

Nach vollständiger Entleerung der Harnblase werden zwei Zweistundenportionen des quantitativ gesammelten Harns (womöglich Katheterharn) untersucht. Nach der ersten Sammelperiode erfolgt die Blutentnahme. Während des Versuches soll der Kranke nüchtern bleiben.

Bestimmung des Kreatinins nach Popper (26) und Mitarb. In ein Reagenzglas werden 12 ccm ges. Pikrinsäure (aus reiner, umkristallisierter Pikrinsäure) und 4 ccm Serum gemessen. Nach Umschütteln wird das Reagenzglas 15 Sekunden lang in kochendes Wasserbad getaucht, abgekühlt und filtriert. 10 ccm des Filtrates werden mit 0,5 ccm einer 10%igen Lösung von NaOH versetzt und nach 20 Minuten im Stupho bei 30 mm Schichtdicke mit Filter S 53 abgelesen. Zur Kreatininbestimmung im Harn wird dieser 1 : 100 verdünnt und 3 ccm davon mit 9 ccm ges. Pikrinsäure und 0,6 ccm 10%iger NaOH versetzt. Ablesung wie oben. Die Bewertung erfolgt auf Grund einer Kurve, die mit Hilfe einer Verdünnungsserie von reinem Kreatinin gewonnen werden kann; die Ablesung erfolgt gegen einen Blindversuch mit den Reagenzien. Photoelektrische Kolorimeter sind für die Bestimmung besonders geeignet. Die Clearance wird nach der Formel:

$$\frac{\text{Kreatinin im Harn in mg\%}}{\text{Kreatinin im Blut in mg\%}} \times \text{Harnvolumen pro Minute in ccm}$$ berechnet.

Falls, wie angegeben, zwei Perioden von je 120 Minuten eingehalten werden, ist der Mittelwert der beiden Clearancewerte in Rechnung zu stellen. Brod und Sirota (60) empfehlen an Stelle der Enteiweißung mit Pikrinsäure das folgende Verfahren: 6 ccm Serum werden mit 6 ccm H_2O verdünnt, dann werden 6 ccm 5%ige Natriumwolframatlösung und 6 ccm einer $^2/_3$ n H_2SO_4 hinzugefügt. Nach 15 Minuten wird durch Watte filtriert und in 6 ccm Filtrat die Reaktion wie oben durchgeführt.

Bei Anwendung der angegebenen einfachen Methode bei 69 Nierengesunden erhielten wir bei Männern einen durchschnittlichen Clearancewert von 114 ccm, bei Frauen von 74 ccm pro Minute. Die Werte sind etwas niedriger als die mit Hilfe von anderen Methoden erhaltenen Filtratwerte, was vielleicht die Folge der schwachen Diurese ist; das Minutenvolumen des Harns betrug im Durchschnitt 0,71 ccm. Die Versuche werden, wie betont, bei nüchternen Kranken, ohne Belastung mit Flüssigkeit oder mit körperfremden Substanzen, durchgeführt, wodurch die Bedingungen einer echten „endogenen" Funktionsprüfung gegeben sind. Diese Versuchsanordnung eignet sich insbesondere für die Untersuchung der tubulären Reabsorption und für nachfolgende Belastungsversuche. Die zur Zeit gebräuchlichsten Methoden zur Bestimmung des Glomerulusfiltrates sind die Clearancebestimmungen von Inulin, Mannit und Thiosulfat. Es handelt sich um körperfremde Substanzen, die mit Hilfe intravenöser Infusionen verabreicht werden, was eine nicht zu vernachlässigende Flüssigkeitsbelastung bedeutet. Da ihre Ausscheidung den Bedingungen entspricht, welche für die Bestimmung der Glomerulusfiltration gelten, und da ihre Clearancewerte untereinander gut übereinstimmen, können sie als gleichwertig angesehen werden. Es handelt sich jedoch, im Gegensatz zu der Kreatininclearance, um „exogene" Clearancewerte. Neuerdings erhielten Chapman und Peoples (42) bei der Clearancebestimmung von Sulfathiazol mit der Inulinclearance identische Werte für das Glomerulusfiltrat.

Bestimmung der Inulinclearance.

Inulin ist ein Polysaccharid der Fruktose und hat ein Molekulargewicht von 5000. Es wird seit den Untersuchungen der Schulen von Smith und von Richards am häufigsten zur Bestimmung des Glomerulusfiltrates verwendet.

Durchführung der Bestimmung (nach Alving und Miller [27]). Die Versuchsperson erhält vor der Untersuchung ein Frühstück aus reichlich Tee, Brot und Butter. Nach erfolgter Blutentnahme für die Leerbestimmung werden im Laufe von zehn Minuten 10 g Inulin in 5—10%iger Lösung intravenös injiziert. Eine Stunde nach der Injektion wird die Blase entleert, der Harn verworfen. Sodann folgt quantitatives Sammeln des Harns in zwei Einstundenportionen bis zur zweiten und dritten Stunde nach der Injektion. Inzwischen erfolgen nach eineinhalb und zweieinhalb Stunden Blutentnahmen. Es wird zur Berechnung der Clearancewerte für jede Harnportion das dazugehörige Blut in Rechnung gesetzt. Falls, wie empfohlen wird, der Harn durch Katheterisierung gewonnen wird, muß die Blase jedesmal mit phys. NaCl ausgewaschen und das Waschwasser zur entsprechenden Harnportion gefügt werden.

Die Inulinbestimmung erfolgt mit Hilfe der Farbreaktion mit Phenylamin entweder nach vorheriger Hefespaltung (Alving [28] und Mitarb., Harrison [29]) oder nach Fällung (Herz und Shapiro [30]) der Glukose.

Methode von Alving.

Erforderliche Lösungen: a) 10%ige Alkohollösung von Diphenylamin. 12 Volumen dieser Lösung (Stammlösung) werden mit 192 Volumen einer Lösung verdünnt, die aus 80 Volumen konzentriertem HCl und 192 Volumen abs. Alkohol besteht. Die verdünnte Lösung ist in dunkler Flasche ca. eine Woche haltbar; b) 13 g Kadmiumsulfat ($CdSO_4 . 8 H_2O$) und 63,5 ccm 1 n H_2SO_4 ad 1 l H_2O; c) 1,1 n NaOH; d) 5 g stärkefreie Hefe wird fünfmal mit 10 ccm H_2O gewaschen, zentrifugiert und dekantiert. Im Eisschrank zwei Wochen haltbar.

Ausführung: 2 ccm Serum + 0,2 ccm Lösung d) durch 30 Minuten im Wasserbad von 38° C, nachher abzentrifugieren, 1 ccm Serum + 8 ccm Lösung b) + 1 ccm Lösung c) schütteln, nach zehn Minuten filtrieren. 2,25 ccm Filtrat + 5 ccm (verdünnter) Lösung a) kommen in verschlossenem Glasgefäß eine Stunde in siedendes Wasserbad. Abkühlen, zehn Minuten stehen lassen, im Pulfrich bei Schichtdicke von 10 mm mit Filter S 37 ablesen. Bewertung nach der Eichkurve. Der Harn muß vor der Bestimmung 1 : 100 — 1 : 400 verdünnt werden. Davon 2,5 ccm + 5 ccm Lösung a), weiter wie oben.

Methode von Herz und Shapiro (30). 0,2 ccm Serum werden mit Wasser auf 9 ccm verdünnt, 0,5 ccm einer 10%igen Lösung von Zinksulfat zugesetzt, gemischt, nach Zusatz von 0,5 ccm $\frac{n}{2}$ NaOH kommt das Röhrchen für fünf Minuten in kochendes Wasserbad. Es wird zentrifugiert, dekantiert, der Niederschlag zuerst mit 5 ccm ges. wässeriger Lösung von $Ca(OH)_2$, sodann, nach Zentrifugieren, mit ges. alkoh. Lösung von $Ca(OH)_2$ gewaschen. Das Röhrchen kommt zur Verdampfung des Alkohols auf fünf Minuten ins Wasserbad, dann werden 5 ccm Diphenylaminreagens (3 g Diphenylamin gelöst in 100 ccm Eisessig + 60 ccm konz. HCl) zugefügt und 30 Minuten lang im kochenden Wasserbad gelassen. Nach Abkühlung kolometrieren mit Filter 610 mμ, Vom etwa 500fach verdünnten Harn werden 5 ccm mit 0,5 ccm 2n $CaCl_2$ versetzt und weiter wie oben verfahren.

Bestimmung der Mannitclearance.

Es wird ebenso verfahren wie bei Bestimmung der Inulinclearance, bloß werden 160 ccm einer 25%igen Mannitlösung injiziert; es wird eine Mannitkonzentration im Serum von 100—130 mg% angestrebt, gegenüber einer bloß 18—25 mg% betragenden Inulinkonzentration.

Mannitbestimmung nach Smith und Mitarb. (31).

Erforderliche Lösungen: a) Saure Perjodatlösung: 3 Teile 0,1 %ige KIO_4 + 2 Teile 5%ige H_2SO_4; b) 0,001 n KJO_3 (aus 0,1-n-Lösung verdünnt); c) 0,005 n Natriumthiosulfatlösung (aus $\frac{n}{10}$-Lösung bereitet).

Ausführung: 2 ccm des 1 : 2 verdünnten Serums werden zu 6 ccm ca. 20%iger, gewaschener Hefesuspension (Hämatokrit!) zugefügt, 15 Minuten stehengelassen, öfters geschüttelt. 15 Minuten lang zentrifugieren, dekantieren. 4 ccm der Flüssigkeit werden mit 6 ccm Kadmiumsulfatlösung (17,34 g $CdSO_4 . 8 H_2O$ + 84,55 ccm n . H_2SO_4 ad 500 Wasser) versetzt und gemischt, sodann fügt man 2 ccm 1,1 n NaOH zu, im Laufe von 10 Minuten öfters geschüttelt, zentrifugiert und die Flüssigkeit durch Watte filtriert. 2 ccm des Filtrates + 5 ccm Lösung a) kommen für 20 Minuten in ein kochendes Wasserbad. Nach Abkühlung wird 1 ccm 50%ige KJ- und Stärkelösung zugesetzt und mit Na-Thiosulfat [Lösung c); 3 ccm davon entsprechen 15 ccm Lösung b)] titriert. 1 ccm verbrauchte Thiosulfatlösung entspricht 4,6 mg Mannit. Der Urin wird nach entsprechender Verdünnung ebenfalls vergoren.

Bestimmung der Thiosulfatclearance nach Newman, Gilman und Philips (32).

Vorgang: Vor dem Versuch erhalten die Kranken 300 ccm Wasser. Es werden 100—150 ccm einer 10%igen Lösung von Natriumthiosulfat im Laufe von 10—15 Minuten intravenös injiziert. 15 Minuten später wird die Blase völlig entleert, sodann der Urin während weiteren 60 Minuten quantitativ gesammelt. Nach 30 Minuten erfolgt die Blutentnahme.

Thiosulfatbestimmung:

A. Harn. 2—10 ccm Harn werden mit einigen Tropfen n. NaOH gegen Phenolphtalein eben alkalisch gemacht, sodann werden 25 ccm 0,01 n Kal.-Jodatlösung, 2 ccm frisch bereitete 10%ige Lösung von KJ und 2 ccm 2 × n HCl zugefügt. Das freigesetzte Jod wird sofort mit 0,01 n Thiosulfatlösung nach Zusatz einiger Tropfen einer frischen 1%igen Stärkelösung titriert.

Zur Standardtitration dienen 25 ccm einer 0,01-n-Lösung von Kaliumjodat (0,3567 g ad 1 l).

Berechnung: $\text{Standardtitration} - \text{Harntitration} \times 1{,}58 \times \frac{25}{\text{Standardtitration}} \times \frac{100}{\text{titr. Urinvolum}} = \text{mg}^0/_0$.

B. Serum. 3 ccm Serum + 21 ccm H_2O + 3 ccm $\frac{n}{3}$ NaWolframat + 3 ccm $\frac{n}{3}$ H_2SO_4. Nach Schütteln und 10 Minuten Stehen wird zentrifugiert, 10—20 ccm der klaren Flüssigkeit werden mit 10 ccm 0,01 n Kaliumjodatlösung und 2 ccm 2 × n HCl versetzt und 5 Minuten stehengelassen. Sodann werden 2 ccm frische 10%ige KJ-Lösung zugesetzt und das freigesetzte Jod mit 0,01 n Thiosulfat titriert. Standardtitration gegen 10 ccm 0,01 n KJO_3.

Berechnung: $\text{Standardtitrat.} - \text{Serumtitration} \times \frac{1{,}58}{8} \times \frac{10}{\text{Standardtitration}} \times \frac{1000}{\text{ccm Filtrattitration}} = \text{mg}^0/_0$.

Mit Hilfe der drei geschilderten exogenen Clearancebestimmungen erhielt Smith durchschnittliche Werte von 131 ccm/min bei Männern und 117 ccm/min bei Frauen. Die erhaltenen Werte sind also nicht unwesentlich höher als die Filtratwerte, die mit Hilfe der endogenen Kreatininclearance gewonnen worden sind.

Bereits bei der akuten Glomerulonephritis fanden Earle (33) und Mitarb. niedrige Filtratswerte; bei der chronischen Nephritis fanden Corcoran (34) und Mitarb., je nach dem Stadium, Werte von 53—110 ccm/min. Bei der malignen Hypertonie fanden sie im Durchschnitt 61 ccm/min, im terminalen Stadium der Niereninsuffizienz 3—19 ccm/min. Spühler (35) fand bei Niereninsuffizienz Filtratwerte bis 7 ccm/min. Mit Hilfe der Kreatininclearance erhielten Holten und Rehberg (36) Werte bis 3,6 ccm/min; Popper und Mandel (14) fanden, daß ein Sinken des Filtrates unter 4 ccm/min prognostisch als hoffnungslos zu beurteilen ist.

Unsere eigenen Durchschnittswerte (Fischer, Sellei und Weisz [37]) betragen bei der Stauungsniere 57 ccm/min, bei der Hypertonie im kompensierten Stadium 58 ccm/min, bei ausgesprochener Niereninsuffizienz 23—2,2 ccm/min. Auf die klinische Bedeutung der erhaltenen Filtratwerte werden wir im Zusammenhang mit den anderen Untersuchungsmethoden noch zurückkehren; es sei nur daran erinnert, daß niedrige Filtratwerte auf folgende Ursachen zurückgeführt werden können:

1. auf Sinken der Nierendurchblutung (z. B. infolge Nierenstauung);
2. auf Zerstörung der Glomeruli (z. B. bei Nephritis und Nephrosklerose);
3. auf Sinken des Blutdruckes (z. B. beim Schock);

4. auf Anstieg des kolloid-osmotischen Druckes (z. B. bei Exsikkose).

Auf die Fähigkeit der Niere, einige dieser Störungen zu kompensieren, werden wir bei der Besprechung der Filtrationsfraktion zurückkommen.

3. Bestimmung der Nierendurchblutung und der Tubularmasse.

Wir haben bereits erwähnt, daß die Definition der Clearance die Blutmenge ist, welche von dem untersuchten Stoff in der Zeiteinheit „gereinigt" wird. Daraus folgt, daß kein Clearancewert höher sein kann als die Menge von Blut, welche die Nieren in der Zeiteinheit durchströmt. Es wurde bereits erwähnt, daß es körperfremde Stoffe gibt, welche einen höheren Clearancewert besitzen als die „Glomerulusstoffe" Inulin, Kreatinin usw. Der höhere Clearancewert kann nur dadurch zustande kommen, daß die betreffende Substanz nicht nur filtriert, sondern auch durch aktive Sekretion der Tubuluszellen entleert wird.

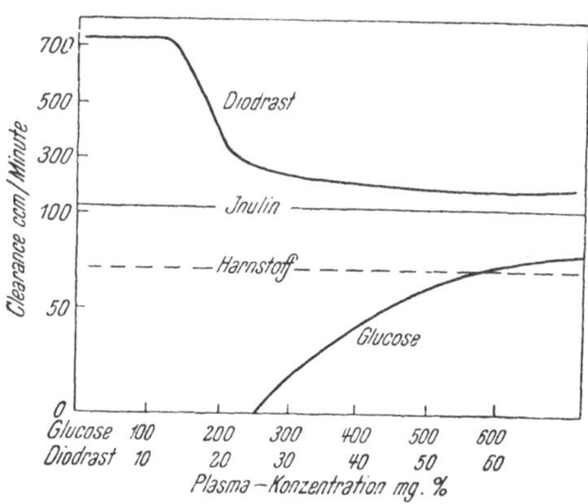

Abb. 2. Abhängigkeit der Clearancewerte von der Plasmakonzentration (nach Cantarow u. Trumper).

Die Durchblutung eines Organs kann auf Grund der Fickschen Formel berechnet werden, falls die durch den Organstoffwechsel verbrauchte Menge eines Stoffes sowie die arteriovenöse Differenz des betreffenden Stoffes in den das Organ versorgenden Gefässen bekannt sind. Smith und Mitarb. (38) fanden, daß Diodrast bei niedriger (bis 5 mg%) Plasmakonzentration von den Nieren völlig ausgeschieden wird, d. h. das Blut der Nierenvene ist nahezu frei von Diodrast. In diesem Falle fällt die Untersuchung der arteriovenösen Diodrastdifferenz weg und die Clearance des Diodrast entspricht genau der Fickschen Formel.

Bereits vorher hat man versucht, mit Hilfe der Clearance von Phenolrot die Plasmadurchströmung der Nieren zu bestimmen; die erhaltenen Werte schwankten um 350 ccm/min. Die mit Diodrast erhaltenen Werte waren wesentlich höher (etwa 700 ccm/min bei Männern, 600 ccm/min bei Frauen). Bei Kenntnis des Hämatokritwertes kann aus den Clearancewerten die Blutdurchströmung der Nieren berechnet werden; sie beträgt nach Smith im Durchschnitt 1300 ccm, nach Chesley (39) (bei Frauen) 860 ccm/min; Steinitz (40) fand eine durchschnittliche Plasmadurchströmung bei Männern von 688 ccm/min, was den Werten von Smith entspricht.

Bei der Bestimmung der Diodrastclearance muß darauf geachtet werden, daß die Plasmakonzentration des Diodrast nicht über 5 mg% ansteigt, da bei höherer Konzentration die Tubuli das Blut nicht völlig vom Diodrast „reinigen" können und die Clearancewerte sinken müssen, um sich bei steigender Plasmakonzentration den Werten des Glomerulusfiltrates anzugleichen (vgl. Abb. 2). Landown und Alving (41) haben vorgeschlagen, nach einer einmaligen Injektion von Diodrast oder p-Aminohippursäure in Abständen von zwanzig Minuten wiederholte Clearancebestimmungen dieser Stoffe auszuführen, wobei bei anfänglichen hohen Plasmakonzentrationen die erhaltenen Werte der Glomerulusfiltration, bei den späteren, niedrigeren Plasmakonzentrationen die Werte der Plasmadurchströmung entsprechen.

Methode der Diodrastclearance zur Bestimmung der Plasmadurchströmung.

Die Versuchsperson erhält 2,3 ccm einer 35%igen Lösung von Diodrast (Perabrodyl) intravenös, sodann folgt die langsame intravenöse Infusion (4 ccm/min) einer Lösung von 10 ccm Diodrast (35 %) in 500 ccm phys. Kochsalzlösung. 20 Minuten nach Beginn der Infusion wird die Blase entleert (Katheter) und der Harn in den folgenden 20 Minuten genau gesammelt. 30 Minuten nach Beginn der Infusion erfolgt die Blutentnahme. Die Bestimmung des Diodrast erfolgt mit Hilfe der Jodbestimmung nach Alpert (43).

Enteiweißung: 4 ccm Plasma wird mit 12 ccm Kadmiumsulfatlösung (17,34 g Kadmiumsulfat + 84,55 ccm $\frac{n}{1}$ H_2SO_4, Wasser ad 500 ccm) und 40 ccm Wasser gemischt, 4 ccm 1,1 n NaOH zugefügt, 10 Minuten lang öfters geschüttelt, 10 Minuten zentrifugiert, die obenstehende Flüssigkeit filtriert (Verdünnung 1 : 15).

Bestimmung: Zu 15 ccm Filtrat gibt man vier Tropfen 85%ige Phosphorsäure und einen Tropfen Brom liquid. Es wird vorsichtig erhitzt, bis das überschüssige Brom entweicht. Nach Kühlung in Eiswasser werden 1 ccm einer 5%igen KJ-Lösung und vier Tropfen einer frischen 1%igen Stärkelösung zugefügt und mit $\frac{1}{1000}$ Natriumsulfat (eingestellt mit Hilfe einer Lösung von Kaliumjodat) titriert.

Berechnung: $F = \frac{4{,}230}{x}$, wobei x die ccm Thiosulfat bedeuten, welche zur Titrierung der $\frac{1}{1000}$-n-Kaliumjodatlösung verbraucht werden.

$F \times$ verbrauchte Menge Thiosulfat = mg% Jod.

Im Jahre 1945 fanden S m i t h (44) und Mitarb., daß die p-Aminohippursäure bei niedriger (1—5 mg%) Serumkonzentration mit dem Diodrast identische Clearancewerte ergibt. In Anbetracht der Einfachheit der Bestimmung findet die Methode allgemeine Anwendung.

Die V e r s u c h s a n o r d n u n g ähnelt der Diodrastmethode. Zuerst erhält die Versuchsperson 4 ccm einer 20%igen Lösung von p-aminohippursaurem Natrium intravenös, anschließend eine Infusion, welche aus 20 ccm obiger Lösung + 480 ccm phys. Kochsalzlösung besteht; Infusionsgeschwindigkeit 4 ccm/min. Harnsammeln und Blutentnahme wie bei der Diodrastmethode.

B e s t i m m u n g d e r p - A m i n o h i p p u r s ä u r e (modif. nach B r a t t o n und M a r s h a l l [45]).

E r f o r d e r l i c h e L ö s u n g e n : a) 0,1%ige Lösung von Natriumnitrit (frisch bereitet); b) 0,5%ige Lösung von Ammoniumsulfamat (zwei Wochen haltbar); c) 0,1%ige Lösung von N (1 naphthyl) ethylendiamindihydrochlorid (gut haltbar).

E n t e i w e i ß u n g wie bei der Diodrastmethode, doch genügen die halben Volumina.

B e s t i m m u n g : 10 ccm Filtrat + 2 ccm 1,2 n HCl werden in einem breiten Reagenzglas gemischt, dann wird 1 ccm Lösung a) und nach 3—5 Minuten 1 ccm Lösung b) hinzugefügt. Nach weiteren 2—5 Minuten wird 1 ccm Lösung c) hinzugefügt. Nach 10 Minuten wird im Photometer mit 540 mμ Filter abgelesen. Die E i c h u n g erfolgt mit Hilfe einer Verdünnungsserie von p-Aminohippursäure (kein Natriumsalz!) von 0,02—0,25 mg%. Die B e r e c h n u n g bezieht sich auf 0,66 ccm Serum. Die Bestimmung im H a r n erfolgt ohne Fällung, nach geeigneter Verdünnung (ca. 1 : 500).

D i e B e r e c h n u n g der p-Aminohippursäureclearance erfolgt nach der bekannten Formel $\frac{U \times V}{B}$. Die erhaltenen Werte ergeben die „effektive" Plasmadurchströmung, da ein kleiner Teil der p-Aminohippursäure bzw. des Diodrasts im Blute noch zurückbleibt. Die „wahre" Plasmadurchströmung dürfte um etwa 10% höher liegen als aus den Clearancewerten berechnet werden kann.

E r n i e d r i g u n g der Nierendurchströmung kann die folgenden Ursachen haben:

1. Versagen des großen Kreislaufs durch Herzinsuffizienz oder Schock;
2. Einengung der Nierengefäße durch sklerotische Prozesse;
3. Spasmus der afferenten, bzw. efferenten Arteriolen;
4. Ausschaltung der Nephrone durch nephritische Veränderungen.

Im terminalen Stadium der Nephrosklerose kann die Plasmadurchströmung bis auf 25 ccm/min sinken (G o l d r i n g und C h a s i s [46]). Bei sekundären Schrumpfnieren fanden C o r c o r a n (34) und Mitarb. Werte von 32—97 ccm/min; wir (37) hatten Werte von 31 ccm/min beobachtet.

Das Verhältnis $\frac{\text{Glomerulusfiltrat/ccm} \times 100}{\text{Diodrast bezw. p-Aminohippursäureclearance}}$ ist die sog. F i l t r a t i o n s f r a k t i o n; sie beträgt bei Gesunden durchschnittlich $\frac{120 \times 100}{600} = 20\,\%$, d. h. ein Fünftel des Plasmas, welches die Nieren durchströmt, wird in den Glomeruli filtriert.

Wir haben bereits erwähnt, daß die Niere imstande ist, durch Erhöhung des Tonus der Vasa efferentia den Filtrationsdruck in den Glomeruli autonom zu regulieren (Smith); dadurch wird die Glomerulusfiltration bis zu einem gewissen Grad unabhängig von der Größe der Nierendurchblutung. Die Erhöhung der Filtrationsfraktion von 20 % auf 40 % kann die Folgen einer 50%igen Verminderung der Nierendurchblutung vollständig kompensieren. Goldring und Chasis (46) fanden bei Hypertonikern regelmäßig Erhöhungen der Filtrationsfraktion bis 40 %, womit in der ersten Krankheitsperiode die Abnahme der Nierendurchblutung völlig kompensiert wird. Auch bei Stauungsniere fanden Mokotoff und Mitarbeiter (47) die Filtrationsfraktion auf 37 % erhöht, wodurch trotz starker Herabsetzung der Plasmadurchströmung auf 191 ccm/min ein leidlich hohes Glomerulusfiltrat von 67 ccm/min zustande kam. Bei der akuten Nephritis fand Hogeman (64) die Filtrationsfraktion meist erheblich erniedrigt. Bei der chronischen Nephritis fanden Corcoran (34) und Mitarbeiter Filtrationsfraktionen von 9 bis 32 %; wir haben bei Schrumpfnieren Werte bis 37 % gefunden. Falls die Zufuhr von Diodrast oder p-Aminohippursäure weiter fortgesetzt wird, steigt die Konzentration dieser Substanzen im Plasma und auch die ausgeschiedene Menge steigt im Urin; sobald eine gewisse Plasmakonzentration erreicht wird (etwa 30 bis 50 mg% Diodrast bzw. 60—100 mg% p-Aminohippursäure) hört die weitere Zunahme der Harnausscheidung auf. Die Bestimmung dieser maximalen tubulären Ausscheidung (T_m) ist von großem Interesse, da sie das Maß der gesamten funktionierenden Tubulusmasse abgibt. Die tubuläre Sekretion ist ein aktiver Zellprozeß, dessen Leistungsfähigkeit für jede untersuchte Substanz verschieden groß ist. Da ein Teil des untersuchten Stoffes durch Glomerulusfiltration ausgeschieden wird, wird die T_m als Differenz der im ganzen ausgeschiedenen und der filtrierten Menge bestimmt. Die Formel lautet:

$$T_m = U \cdot V - Pl \times Gl \times F,$$

wobei U = die Konzentration von Diodrast bzw. p-Aminohippursäure im Harn,
Pl = die Konzentration von Diodrast bzw. p-Aminohippursäure im Plasma,
V = Urinvolum/min,
Gl = Glomerulusfiltrat,
F = Faktor (für Diodrast 0,72, für p-Aminohippursäure 0,83) bedeutet.

Die Bestimmung der T_m schließt sich für gewöhnlich der Bestimmung der Plasmadurchströmung an (vgl. Goldring und Chasis [46]).

Man injiziert während zehn Minuten 30 ccm Diodrast oder 60 ccm p-Aminohippursäure intravenös, daran schließt sich die Infusion mit derselben Substanz (45 ccm Diodrast oder 90 ccm p-Aminohippursäure ad 300 ccm phys. Kochsalzlösung, 4 ccm pro Minute).

20 Minuten nach Beginn der Infusion wird die Blase entleert und der Harn in den nächsten 20 Minuten quantitativ gesammelt. 30 Minuten nach Beginn der Infusion erfolgt die Blutentnahme. Bei den chemischen Bestimmungen ist stärkere Verdünnung von Plasma und Urin erforderlich.

Gesunde Männer haben eine durchschnittliche T_m bei Diodrast 52 mg/min;

gesunde Männer haben eine durchschnittliche T_m bei p-Aminohippursäure 76 mg/min;

gesunde Frauen haben eine durchschnittliche T_m bei Diodrast 43 mg/min.

Die Erniedrigung von T_m ist nach Goldring und Chasis (46) ein früh nachweisbares Symptom der geschädigten Nierenfunktion bei Hypertonikern; bei kompensierten Fällen fanden sie Werte von 45 — 20 mg/min (Diodrast), in fortgeschrittenen Stadien Werte von 9 — 2,6 mg/min. Earle (33) und Mitarbeiter fanden auch bei der akuten Glomerulonephritis niedrige Werte, die bei progressivem Verlauf weiter sinken. Corcoran (34) und Mitarbeiter fanden bei chronischer Nephritis Werte von T_m Diodrast = 26 — 62 mg/min, bei der sekundären Schrumpfniere Werte von 0,3 — 8 mg/min; nach den letztgenannten Autoren sprechen T_m-Werte unter 5 mg/min für sekundäre Schrumpfniere und gegen Nephrosklerose. Bei Fällen von schwerer Niereninsuffizienz fanden wir (37) T_m p-Aminohippursäure von 3 bis 7 mg/min.

Von den geschilderten Untersuchungsmethoden hat allein die Bestimmung der Plasmadurchströmung ein gewisses praktisch-klinisches Interesse, insbesondere, seit in der p-Aminohippursäureclearence ein relativ einfaches Verfahren gefunden worden ist. In Kombination mit der Bestimmung des Glomerulusfiltrates ermöglicht sie die Berechnung der Filtrationsfraktion, deren Erhöhung, wie bereits erwähnt, unter gewissen Umständen die Verringerung der Nierendurchblutung kompensieren kann. Auf diese Weise wird die Erkennung von Frühstadien der Zirkulationsstörung in den Nieren ermöglicht. Die Erhöhung der Filtrationsfraktion erreicht freilich mit 40 — 50 % die oberste Grenze, da die mit der übermäßigen Filtration einhergehende Erhöhung des kolloid-osmotischen Druckes des stark eingedickten Plasmas eine weitere Filtration unmöglich macht. Eine über 50 % betragende Verminderung der Nierendurchblutung muß daher bereits Verringerung der Glomerulusfiltration zur Folge haben; damit beginnt die eigentliche Niereninsuffizienz.

4. Bestimmung der tubulären Rückresorption.

A. Wir hatten bereits erwähnt, daß die Hauptaufgabe der Harnbereitung in der tubulären Rückresorption liegt: während die Filtration in den Glomeruli ein blinder physikalischer Prozeß ist, erfolgt die Rückresorption selektiv, unter Berücksichtigung der Stoffwechsellage des Gesamtorganismus. Es ist von vornherein zu erwarten, daß die Fähigkeit der kranken Niere zur selektiven Rückresorption eingeschränkt bzw. aufgehoben ist; die Untersuchung der quantitativen Verhältnisse der tubulären Rückresorption schien uns deshalb von großem Interesse. Die Voraussetzung für einigermaßen vergleichbare Resultate kann nur die Einhaltung gleichmäßiger Versuchsbedingungen sein: aus diesem Grunde haben wir die Untersuchungen bei nüchternen Patienten mit Hilfe der endogenen Kreatininclearance vorgenommen, da hiebei jede Belastung und künstlich herbeigeführte Diurese wegfällt. Den Nachteil verstärkter Harnstoff-Rückresorption und dementsprechenden niedrigeren Harnstoffclearancewerten mußten wir dabei mit in Kauf nehmen.

Der prozentuelle Anteil eines filtrierten Stoffes, welcher in den Tubuli nicht rückresorbiert wird und im endgültigen Harn erscheint, kann als sein Exkretionsindex berechnet werden.

$$\text{Exkretionsindex von } X = \frac{\text{Clearance von X}}{\text{Glomerulusfiltrat}} \times 100.$$

Es wird daher ein jeder Stoff, dessen Clearance kleiner als die Menge des Glomerulusfiltrates ist, zum Teil rückresorbiert. Der rückresorbierte Anteil ist gleich 100 — Exkretionsindex. Der Exkretionsindex des Wassers wird berechnet, indem das Minutenvolum des Harns mit 100 multipliziert und durch die Menge des Glomerulusfiltrates dividiert wird.

Abb. 3 zeigt den von uns (37) gefundenen Anteil des Exkretionsindexes bzw. der Rückresorption verschiedener Substanzen. Von den hier nicht angeführten Substanzen haben die Sulfate nach Gondamit und Keith (48) einen Clearancewert von 25 — 30 ccm/min, was einem Exkretionsindex von etwa 25 % entsprechen dürfte; die prozentuale Rückresorption der Sulfate ist daher größer als die des Harnstoffes, doch wesentlich kleiner als die des Kaliums.

Unsere Werte lassen sich nicht ohne weiteres mit den Ergebnissen anderer Untersucher vergleichen, da ihre Versuchsbedingungen zum Teil abweichend waren. Was den Harnstoff betrifft, so fand Spühler (35) einen Exkretionsindex von durchschnittlich 33 %, Popper und Mandel (14) sowie Gordon und Mitarbeiter (49) Werte um 50 %.

Der Exkretionsindex der Chloride ist nach Spühler (35) 3,45 %, dementsprechend findet er auch hohe Werte der Chloridclearance (4 ccm/min). Der Exkretionsindex der Harnsäure entspricht bei Spühler (35) den von uns gefundenen Werten (11,5 %).

Wenn wir die Verhältniszahlen der Rückresorption der einzelnen Substanzen in Abb. 3 betrachten, so muß die versuchte Einteilung in „Schwellensubstanzen" und „Nichtschwellenstoffen",

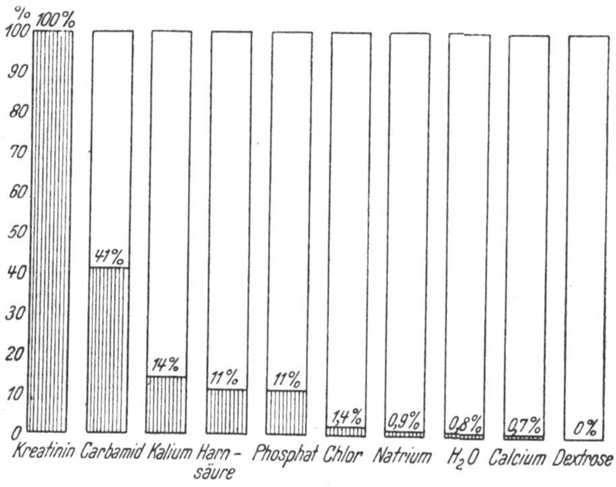

Abb. 3. Normalwerte der Exkretionsindexe in % (weiße Felder = Reabsorption).

d. h. in für den Organismus nützliche bzw. unnütze (Schlacken-) Stoffe als unbrauchbar verworfen werden; 89 % des „unnützen" Stoffwechselendproduktes Harnsäure wird rückresorbiert, ebensoviel bzw. mehr wie von der „Schwellensubstanz" der Phosphate und des Kaliums. An sich ist es durchaus „unverständlich", weshalb die Niere 59 % des filtrierten Harnstoffes wieder rückresorbiert und warum gerade das Kreatinin der Rückresorption völlig entgeht. Wir haben bereits gesehen (vgl. S. 36), daß die Rückresorption physikalisch-chemisch nicht erklärt werden kann; auch die teleologisch-vitalistische Anschauung bringt uns dem Verständnis nicht näher.

Auch die Veränderungen der Exkretionsindexe bei der Niereninsuffizienz sind nicht leicht mit den heute geltenden Anschauungen über die Nierenphysiologie in Einklang zu bringen. Untersuchungen liegen hauptsächlich über das Verhalten der Rückresorption von Harnstoff vor: Popper und Mandel (14) sowie Arkin und Popper (50) berichteten über eine starke Zunahme des Exkretionsindexes, und ähnliche Beobachtungen hat auch Spühler (35) veröffentlicht. Die Abnahme der Rückresorption von Harnstoff wurde als Kompensationsmechanismus aufgefaßt, mit dessen Hilfe die Niere trotz niedrigem Filtrat die Schlackenprodukte doch noch auszuscheiden vermag. Daß es sich jedoch keinesfalls um ein regelmäßiges Vorkommen handeln kann, dafür spricht die seit alters her bekannte Harnstoffarmut des Urins bei der Niereninsuffizienz; es ist längst Gemeingut der Klinik, daß im präterminalen Stadium der Niereninsuffizienz eine „kompensatorische" Reizpolyurie besteht mit niedrigem spezifischem Gewicht (Hyposthenurie), wobei die Salzausscheidung noch leidlich erhalten sein kann, wenn die Harnstoffausscheidung bereits stark eingeschränkt ist.

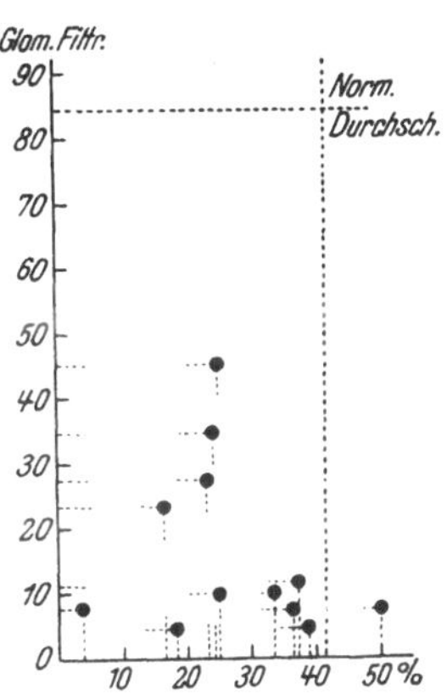

Abb. 4. Exkretionsindexe des Harnstoffes bei Niereninsuffizienz. (Unternormale Werte.)

Unsere eigenen Beobachtungen (37) faßt die Abb. 4 zusammen. Wie aus der Kurve ersichtlich, sinkt bei niedrigen Glomerulusfiltratwerken auch der Exkretionsindex des Harnstoffes; bloß in einem einzigen Fall fand sich ein normaler Wert. Daraus erfolgt, daß bei der Niereninsuffizienz wesentlich mehr

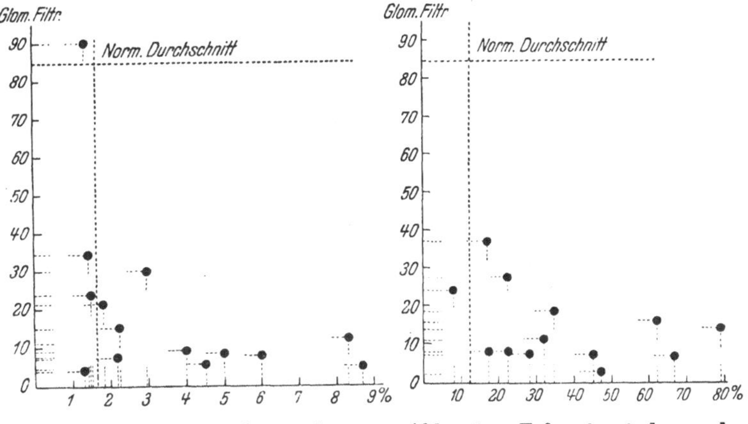

Abb. 5. Exkretionsindexe des Chlors bei Niereninsuffizienz. (Übernormale Werte.)

Abb. 6. Exkretionsindexe der Phosphate bei Niereninsuffizienz. (Übernormale Werte.)

Harnstoff rückresorbiert wird als unter normalen Verhältnissen; dieser Umstand trägt nicht unwesentlich zur in diesem Zustand regelmäßig vorhandenen Azotämie bei.

Im Gegensatz zu dem Verhalten des Harnstoffes zeigen die Exkretionsindexe der Chloride eine deutliche und charakteristische Zunahme (Abb. 5). Diese Abnahme der Rückresorption der Chloride bei Niereninsuffizienz geht auch aus den entsprechenden Tabellen bei Popper und Mandel (14) sowie bei Spühler (35) hervor. Es zeigen jedoch nicht allein die Chloride, sondern auch die Phosphate ein analoges Verhalten (Abb. 6), ebenso auch Na, K und Ca. Die obenstehende Tabelle ist der Arbeit von Fischer, Sellei und Weisz (37) entnommen.

Tab. 2. Exkretionsindexe bei Niereninsuffizienz.

Fall Nr.	Na	K	Ca
216	7,3	109	9,6
225	—	23	3,3
228	—	41	2,2
229	3,5	—	—
230	—	42	1,5
237	7,5	—	—
Norm.-Durchschnitt	0,92	14,2	0,67

Die Erhöhung der Exkretionsindexe — mit Ausnahme des Harnstoffes — bedeutet an sich keine Erhöhung des spezifischen

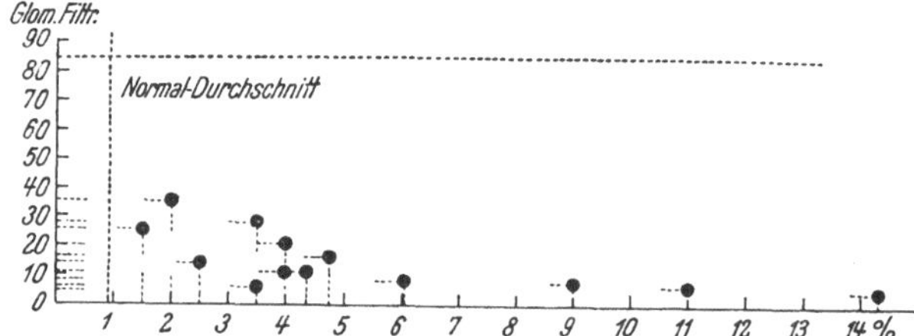

Abb. 7. Exkretionsindexe des Wassers bei Niereninsuffizienz. (Übernormale Werte.)

Gewichtes des Harns, da gleichzeitig, wie Popper und Mandel (14) gezeigt haben, die Rückresorption des Wassers in noch erheblicherem Umfang sinkt (vgl. Abb. 7). Dadurch kommt es zur Ausscheidung eines reichlichen, hyposthenurischen Harns, der relativ reich an mineralischen Bestandteilen und sowohl absolut wie relativ arm an Harnstoff ist. Daß das hier beschriebene Verhalten durchaus typisch und progredient ist, zeigen die Abb. 8, 9 und 10, auf welchen die Clearancewerte und Exkretionsindexe bei drei Fällen von Niereninsuffizienz, die in längeren Abständen öfters bestimmt wurden, registriert sind.

Das Wesen der funktionellen Veränderung der insuffizienten Niere ist nach Korányi die verminderte Fähigkeit der Niere, osmotische Konzentrationsarbeit zu leisten. Auf dem Höhepunkt

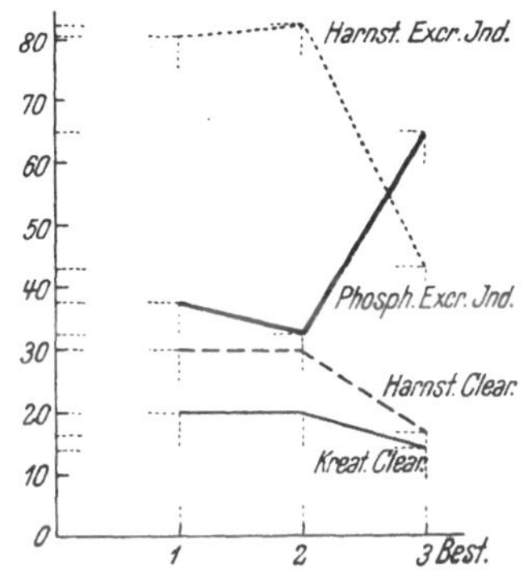

Abb. 8. Wiederholte Clearancebestimmungen bei fortschreitender Niereninsuffizienz. Exkretionsindex des Harnstoffes fällt, der Phosphate steigt.

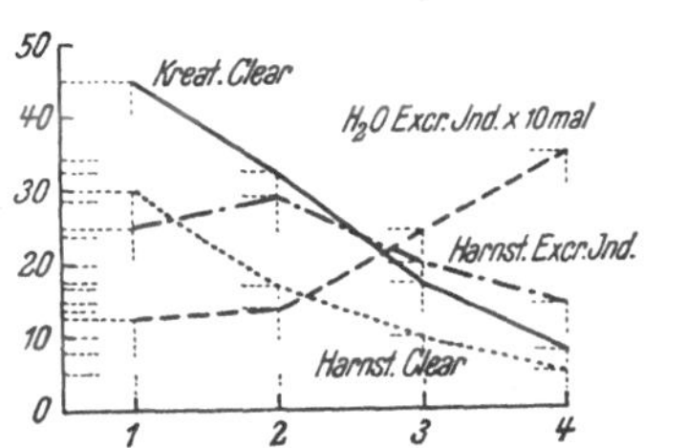

Abb. 9. Wiederholte Clearancebestimmungen bei Niereninsuffizienz. Exkretionsindex des Harnstoffes sinkt, des Wassers steigt.

der Niereninsuffizienz kann bloß ein „isosthenischer" Harn von fixiertem spezifischem Gewicht 1010 gebildet werden — die Konzentration dieses isosthenischen Harns entspricht dem spezifischen Gewicht des Ultrafiltrates des Serums, also dem Glomerulusfiltrat.

Das Wesen der Niereninsuffizienz besteht daher darin, daß der Harn mehr und mehr die Zusammensetzung des Glomerulusfiltrates annimmt; die Anpassungsfähigkeit der Nieren an die Erfordernisse der jeweiligen Stoffwechsellage geht durch Einschränkung der elektiven Rückresorption in den Tubuli allmählich verloren. Bis zu einem gewissen Grad kann die Niere durch eine generelle Einschränkung der Rückresorption den Ausfall kompensieren; dadurch wird ein größerer Anteil des Filtrates ausgeschieden, ohne daß sich an der qualitativen Zusammensetzung des Filtrates viel ändert. Endlich versagt auch diese Konzentrationsmöglichkeit durch allmähliches Versiegen der Filtration und es kommt zu Urämie und zum Tod.

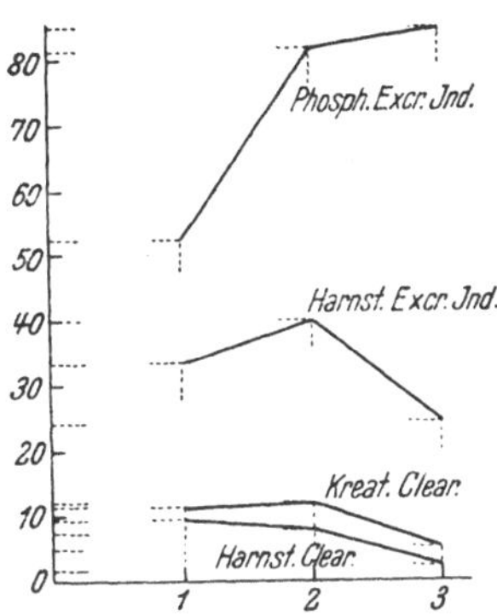

Abb. 10. Wiederholte Clearancebestimmungen bei Niereninsuffizienz. Exkretionsindex des Harnstoffes sinkt, der Phosphate steigt.

Daß die Funktion der geschädigten Tubuli in der geschilderten Weise verändert wird, beweisen auch die bereits geschilderten Versuche von Bickford und Winton (9) sowie von Starling und Verney (10) (s. S. 35). Es geht aus diesen Versuchen das entgegengesetzte Verhalten der Chlor- und Harnstoffausscheidung klar hervor. Die für die krankhafte Nierenfunktion charakteristischen Veränderungen bestehen nach all dem:

1. in der verminderten Glomerulusfiltration;
2. im Verlust der Fähigkeit der Tubuli zu elektiver Rückresorption.

Tatsächlich ist der Vorgang, der sich in der kranken Niere abspielt, komplizierter, als er geschildert wurde, da auch die kranke Niere noch imstande ist eine gewisse Konzentrationsarbeit zu leisten. Die normale Konzentrationsarbeit (d. h. der Quotient Harnkonzentration : Plasmakonzentration) ist bei Kochsalz etwa 2, bei Natrium 1, bei Kalzium 2, dagegen beim Harnstoff 60 und beim Kreatinin 100; bei Verringerung der Konzentrationsarbeit (d. h. der tubulären Resorption) um 90 % wird daher immer noch eine höhere Harnstoffkonzentration im Harn resultieren als im Glomerulusfiltrat. Damit sich der endgültige Harn der Zusammensetzung des Filtrates nähere, muß daher die Rückresorption des Harnstoffes relativ erhöht werden, während die Rückresorption der mineralischen Bestandteile noch verringert werden kann.

Dieser Vorgang „erklärt" natürlich keinesfalls, wieso die kranken Tubuli relativ mehr Harnstoff rückresorbieren als mineralische Bestandteile. Rusznyák (51) vermutet, daß in den kranken Tubuli eine passive Rediffusion erfolgt; das würde die erhöhte Rückresorption des Harnstoffes erklären, nicht aber die gleichzeitig verringerte Resorption der mineralischen Bestandteile.

Das Verhalten der Harnstoffresorption bei der insuffizienten Niere steht auch mit gewissen physiologischen Beobachtungen in Widerspruch. Es ist seit den Untersuchungen von Möller, McIntosh und Van Slyke (19) bekannt, daß die Clearancewerte des Harnstoffes bei größeren Harnmengen steigen, bei geringem, konzentriertem Harn sinken; darauf beruht die verschiedene Formel der „standard" und der „maximalen" Clearance (s. S. 58). Dieses Verhalten wurde damit erklärt, daß die Rückresorption des Harnstoffes auf passiver Diffusion beruht, wobei die verstärkte Wasserrückresorption mehr Harnstoff mitreißt, während bei erhöhter Diurese, d. h. bei verringerter Wasserreabsorption, die Kontaktzeit für die Harnstoffdiffusion verkürzt ist, wodurch die Ausscheidung des Harnstoffes und damit sein Clearancewert steigt und letzterer sich dem Wert der Glomerulusfiltration nähern kann. — Im Gegensatz zu diesen Feststellungen sehen wir, daß bei der insuffizienten Niere die Rückresorption des Harnstoffes ansteigt, während die Rückresorption des Wassers verringert ist.

Wir haben das Verhalten der Rückresorption bei der kranken Niere eingehend geschildert, weil sich daraus einerseits wertvolle prognostische Hinweise ergeben, anderseits wollten wir auf gewisse Schwierigkeiten hinweisen, welche sich bei der Anwendung der modernen Nierenphysiologie auf die Funktion der kranken Niere ergeben. Diese Schwierigkeiten haben uns veranlaßt (37), eine Hilfshypothese aufzustellen, die sowohl die normale wie auch die pathologische Nierenfunktion in mancher Hinsicht besser zu erklären vermag. Die Hypothese beruht auf der Voraussetzung, daß die Glomeruli bloß so viel Filtrat

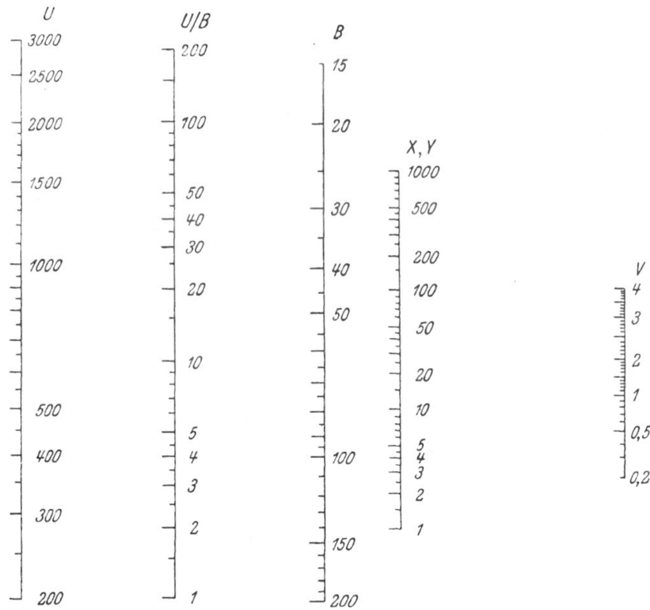

Abb. 11. Nomogramm zur Berechnung der Harnstoffclearance nach Van Slyke. U Harnstoff mg% im Harn; B Harnstoff mg% im Blut; V ccm Harn pro Min. Man verbinde die Werte von U und B und liest den Schnittpunkt auf U/B ab. Dieser wird mit dem Wert von V verbunden und der Schnittpunkt auf X, Y ergibt den Clearancewert in %.

bereiten, als der endgültigen Harnmenge entspricht; die tubuläre Rückresorption wäre bloß auf die Dextrose (und der Aminosäuren) beschränkt, während die in bluthypertonischer Konzentration ausgeschiedenen Harnbestandteile durch tubuläre Sekretion entleert werden. Clearancewerte hätten auch weiterhin einen Wert als Maß der Gesamtarbeit der Niere, die sich — im Falle „bluthypertonischer" Harnbestandteile — aus Filtration und Sekretion zusammensetzt. Auf Grund der verschiedenen „Harnfähigkeit" der verschiedenen Stoffe ist die Höhe der Clearancewerte verschieden: der Exkretionsindex wäre nur ein Beispiel der Untersuchungsmöglichkeiten der Relation zwischen den Clearancewerten verschiedener Stoffe, welche unter krankhaften Verhältnissen charakteristische Veränderungen erfahren können.

B. Die Bestimmung der Harnstoffclearance fand als erste weite klinische Anwendung. Es geht aus dem Gesagten hervor, daß sie stets niedrigere Wert ergibt als das Glomerulusfiltrat, da ein Teil des filtrierten Harnstoffes reabsorbiert wird. Die Reabsorption ist unter gleichen Bedingungen annähernd konstant; nur bei schwerer Niereninsuffizienz ist sie, wie wir gesehen haben, erhöht, wodurch die Harnstoffclearance relativ stärker sinkt als die Filtratmenge. Auf die Beziehungen zwischen der Harnstoffreabsorption und der Diurese haben wir bereits hingewiesen; diese haben zur Unterscheidung der „maximalen" Clearance, welche bei einer Harnmenge von über 2 ccm/min gilt, von der „standard"-Clearance bei Harnmengen unter 2 ccm/min geführt. Die Formel der ersten entspricht der üblichen Clearanceberechnung

$$C_{max.} = \frac{U.V}{B} = 75 \text{ ccm/min (normaler Durchschnitt).}$$

Die Formel der Standard-Clearance ist

$$C_{st.} = \frac{U.\sqrt{V}}{B} = 54 \text{ ccm/min (normaler Durchschnitt).}$$

Auf Grund der angegebenen „Normalwerte" der Harnstoffclearance läßt sich der Wert mit Hilfe des beiliegenden Nomogramms (Abb. 11) leicht in Prozenten berechnen.

Die Technik der Harnstoffclearance (Möller, McIntosh und Van Slyke [19]).

Nach einem Frühstück mit reichlicher Wasseraufnahme wird die Blase völlig entleert. Nun wird der Urin in zwei Einstundenperioden quantitativ gesammelt, nach der ersten Stundenperiode erfolgt Blutentnahme. Nach erfolgter Harnstoffbestimmung Berechnung der Clearancewerte nach obiger Formel. Während der Bestimmung soll sich der Kranke ruhig verhalten und keine Nahrung zu sich nehmen.

Bei chronischer Nephritis, bzw. Nephrosklerose kann die Harnstoffclearance bis auf 20 % sinken, bevor der Reststickstoff erhöht wird. Werte von 5 % bedeuten Urämiegefahr. Werte bis 70 % können als normal, solche zwischen 40—70 als leicht erniedrigt gelten. Im allgemeinen gehen die Werte der Harnstoffclearance mit der Menge des Glomerulusfiltrates parallel; ein stärkeres Sinken der Harnstoffclearancewerte kann nach dem früher Gesagten ein empfindlicheres Zeichen der Insuffizienz sein als das Sinken des Glomerulusfiltrates. Ist man in der Lage, neben der Clearance des Harnstoffes auch die Glomerulusfiltration zu bestimmen, so ergibt die Berechnung des Exkretionsindexes des Harnstoffes wertvolle prognostische Hinweise. Dasselbe bezieht sich auf die gleichzeitige Clearancebestimmung der Chloride und der Phosphate, deren Exkretionsindexe ein dem Harnstoff entgegengesetztes Verhalten zeigen.

C. Da die tubuläre Rückresorption an die vitale Tätigkeit der Tubuluszellen gebunden ist, kann ihre Leistung nicht unbegrenzt sein; falls die Konzentration eines normalerweise völlig reabsorbierten Stoffes im Glomerulusfiltrat ein bestimmtes Maximum übersteigt, müssen die Tubuluszellen versagen und ein Teil des filtrierten Stoffes wird im Harn ausgeschieden. Da die Menge des Filtrates bestimmt werden kann, die Konzentration des Stoffes im Filtrat mit der Plasmakonzentration identisch ist, so läßt sich die maximale tubuläre Resorptionsfähigkeit nach der folgenden Formel berechnen:

$$T._{MR} = Pl \times Gl - U \times V,$$

wobei Pl, bzw. U die Konzentration des betreffenden Stoffes im Plasma und Urin, Gl das Glomerulusfiltrat und V das Harnvolumen pro Minute bedeutet. Mit Hilfe dieser Formel läßt sich die maximale Rückresorption eines jeden Stoffes bestimmen, doch ist vor allem die Dextroserückresorption eingehend untersucht worden.

Methode der Bestimmung von $T_{m\,gluk.}$

Die Versuchsperson erhält eine intravenöse Infusion einer 30 — 40%igen Dextroselösung, wobei die ersten 100 ccm im Laufe von 5 Minuten, die folgenden im Tempo von 8 ccm/min verabreicht werden. Gleichzeitig wird die Menge des Glomerulusfiltrates bestimmt. Die Blutzuckerkonzentration soll etwa 600 mg% erreichen. 20 Minuten nach Beginn der Infusion wird die Blase entleert und der Harn in den folgenden 20 Minuten quantitativ gesammelt. 30 Minuten nach Beginn der Infusion erfolgt die Blutentnahme. Die Berechnung von $T_{m\,gluk.}$ erfolgt nach der obigen Formel; sie beträgt normalerweise bei Männern 375 mg/min, bei Frauen 303 mg/min.

Während die Bestimmung der maximalen tubulären Ausscheidung mit Hilfe von Diodrast oder p-Aminohippursäure nur von der sezernierenden Tubularmasse abhängt, ist die maximale tubuläre Rückresorption auch von der Größe der Glomerulusfiltration abhängig. Falls die Glomeruli versagen, können die zugehörigen Tubuli nicht rückresorbieren. Aus diesem Grunde ist die Bestimmung von $T_{m\,gluk.}$ nicht so sehr ein Maß des gesamten rückresorbierenden Tubulusgewebes als vielmehr ein Maß der Leistung der Gesamtniere; während die Bestimmung der T_m mit Diodrast von der Filtration unabhängig ist, gehen die Werte der $T_{m\,gluk.}$ bei der Hypertonie mit der Glomerulusfiltration parallel (Goldring und Chasis [46]). — Wir haben bereits erwähnt (S. 38), daß beim Diabetes oft eine herabgesetzte $T_{m\,gluk.}$ vorliegen muß, da die Glykosurie bei viel niedrigeren Blutzuckerwerten auftritt, als auf Grund normaler Werte von $T_{m\,gluk.}$ erwartet werden könnte. Eine Glykosurie unter einem Blutzuckerwert von etwa 280 mg% dürfte daher bereits eine „renale“ Komponente haben, während ein aglykosurischer Zustand bei Blutzuckerwerten zwischen 170 — 280 mg% nicht die Folge von Nephrosklerose bzw. niedriger Glomerulusfiltration ist, sondern der Ausdruck einer beim Diabetes eher seltenen normalen $T_{m\,gluk.}$ Wenn bei Blutzuckerwerten über 300 mg% keine Zuckerausscheidung im Harn erfolgt, liegt der Grund wohl immer in der herabgesetzten Glomerulusfiltration.

5. Nierenfunktionsprüfungen mit Belastungsversuchen.

Mit Hilfe der bisher geschilderten Verfahren zur Nierenfunktionsprüfung wurde auf Grund der modernen Nierenphysiologie versucht, über die einzelnen Partialfunktionen der Niere Aufschluß zu gewinnen. Unabhängig von diesen Bestrebungen hat die Klinik bereits vor Einführung der Clearancemethodik Verfahren ausgearbeitet, um über die Funktionstüchtigkeit der Nieren Aufschluß zu gewinnen. Da sich einige der älteren Verfahren in der Praxis gut bewährt haben und neben den Clearancemethoden auch heute noch gute Dienste leisten, wollen wir sie im Lichte unserer heutigen Kenntnisse besprechen. Die Verfahren beruhen auf Belastungsproben, wobei sowohl körpereigene (Wasser, Harnstoff, Chloride) wie körperfremde (Farbstoffe) Substanzen angewandt worden sind: eine Ausnahme bildet der Konzentrationsversuch, bei welchem die Reaktion der Niere auf Flüssigkeitsbeschränkung untersucht wird.

a) Das einfachste, aber durchaus nicht eindeutigste Verfahren ist die Verdünnungsprobe mit Hilfe des Wasserstoßes, wobei neben der ausgeschiedenen Wassermenge das Verhalten des spezifischen Gewichtes des Harns untersucht wird. Bei normaler Nierenfunktion wird die getrunkene Wassermenge im Laufe von vier Stunden völlig ausgeschieden, wobei das spezifische Gewicht des Harns auf unter 1004 sinkt.

Der renale Mechanismus des Wasserstoßes besteht darin, daß einerseits die Filtratmenge zunimmt, anderseits die Wasserrückresorption eingeschränkt wird; gleichzeitig wird die Rückresorption aller gelösten Stoffe gesteigert, wodurch der verdünnte Harn mit niedrigem spezifischem Gewicht resultiert. Tab. 3 zeigt das Verhalten der Diurese vor sowie anderthalb und zweieinhalb Stunden nach dem Trinken von einem Liter Wasser. (Die erste Halbstundenportion nach dem Wasserstoß wurde verworfen.)

Der Ausfall des Wasserversuches ist von zahlreichen extrarenalen Faktoren abhängig. Zunächst muß die aufgenommene Wassermenge einen plötzlichen „osmotischen Reiz“ auf die Hypophyse ausüben, wodurch die Sekretion des antidiuretischen Hormons unterbrochen wird (vgl. S. 37 und 107).

Im Falle stärkerer Exsikkose wird dieser osmotische Reiz ebenso ausbleiben wie bei Bestehen stärkerer Ödemneigung. Es ist daher zutreffend, wenn Popper und Mandel (14) den Wasserversuch als Untersuchungsmethode der „Vorniere“ betrachten. Es handelt sich bei der Probe darum, daß die Wasserresorption in den Tubuli verringert, die Resorption der gelösten Harnbestandteile verstärkt wird; aus dem spezifischen Gewicht der Harnportionen darf man jedoch nur in dem Fall auf die Tubulusfunktion Schlüsse ziehen, wenn die Diurese ausreichend ist. Die verringerte Rückresorption des Wassers ist kein Zeichen gestörter Nierenfunktion, wir haben im vorausgehenden Kapitel (siehe

Tab. 3. Diureseversuche.

Nr.	Min. Vol. d. Harns, ccm	Exkretionsindexe in %				
		Wasser	Harnstoff	Chloride	Phosphate	
195	0,5	0,5	34	0,97	4,6	nüchtern
	2,0	1,0	9,5	0,34	3,3	1 1/2 St. n. Wasserstoß
	3,0	1,6	12	0,47	4,1	2 1/2 „ „ „
196	0,83	0,88	29	1,4	6,3	nüchtern
	5,0	1,5	26	0,98	4,6	1 1/2 St. n. Wasserstoß
	5,4	2,7	28	1,05	3,9	2 1/2 „ „ „
212	0,58	1,1	44	3,2		nüchtern
	2,5	2,3	27	0,65		1 1/2 St. n. Wasserstoß
	4,2	2,5	15	0,85		2 1/2 „ „ „

S. 54) gesehen, daß die Reizpolyurie der insuffizienten Niere durch verringerte Wasserrückresorption zustande kommt. Die verringerte Wasserausscheidung beim Wasserversuch ist daher niemals die primäre Folge der Niereninsuffizienz, sie entsteht sekundär durch Ödemneigung, bzw. durch kardiale Insuffizienz. Adlersberg sieht in der verzögerten Wasserausscheidung ein charakteristisches Zeichen gestörter Leberfunktion; auf die Bedeutung der Leber als wichtigsten Faktor der „Vorniere“ hat bereits E. Pick hingewiesen.

Handelt es sich um die isolierte Prüfung der Nierenfunktion, so kann man auf den vieldeutigen Wasserversuch verzichten, dagegen ist die leicht durchführbare Konzentrationsprobe als Vorprobe sehr zu empfehlen. Es ist zweckmäßig, letztere nicht im Anschluß an den Wasserversuch vorzunehmen, da verzögerte Wasserausscheidung aus extrarenalen Ursachen die Ergebnisse verfälschen kann. Das Prinzip besteht darin, daß bei Flüssigkeitsbeschränkung die Rückresorption des Wassers in den intakten Tubuli verstärkt wird bei unverändertem Exkretionsindex der gelösten Harnbestandteile: dadurch kommt ein hochgestellter Harn mit spezifischem Gewicht über 1025 zustande. Die Konzentrationsprobe ist daher eine Funktionsprüfung der Tubuli und kann deren gestörte Funktion anzeigen, wenn die Menge des Glomerulusfiltrates beziehungsweise die Harnstoffclearance noch normal ist (V a n S l y k e [52]); anderseits kann bei der Nephrosklerose die Menge des Filtrates und die Nierendurchblutung erniedrigt sein bei noch erhaltener Konzentrationsfähigkeit (G o l d r i n g und C h a s i s [46]).

Technik der Konzentrationsprobe nach Fishberg (53).

Um 18 Uhr des Vortages erhält der Kranke ein reichliches Abendessen, jedoch höchstens 200 ccm Flüssigkeit. Nach diesem Zeitpunkt darf der Kranke weder essen noch trinken bis Beendigung der Untersuchung. Der Abendurin wird verworfen, am nächsten Tag Sammeln des Urins um 8, 9 und 10 Uhr morgens. Normalerweise steigt das spezifische Gewicht in mindestens einer der drei Harnportionen auf über 1025, während bei Niereninsuffizienz die Werte bis auf 1007—1010 sinken können. Die einzige Fehlerquelle liegt in der Möglichkeit gleichzeitiger Resorption von Ödemen, wodurch eine gestörte Konzentrationsfähigkeit der Niere vorgetäuscht werden kann. Die Konzentrationsprobe soll daher nicht nach Verabreichung diuretischer Mittel (auch nicht nach Digitalis) vorgenommen werden.

b) Belastungen mit a n d e r e n k ö r p e r e i g e n e n S t o f f e n wurden vielfach zur Funktionsprobe der Nieren empfohlen. Es wurde untersucht, ob die meist peroral verabreichten Stoffe (Kochsalz, Harnstoff, Kreatinin etc.) nach einem bestimmten Zeitpunkt ausreichend ausgeschieden werden können. Diese Verfahren werden kaum mehr angewandt: allein die H a r n s t o f f b e l a s t u n g s p r o b e nach M c L e a n und W e r s e l o h (54) wird in England noch öfter ausgeführt. Der Kranke soll am Vorabend nur wenig trinken und bleibt auch am nächsten Morgen nüchtern. Der Frühurin wird verworfen, sodann erhält er 15 g Harnstoff in 100 ccm Wasser. Der Harn wird in den folgenden drei Stunden getrennt aufgefangen; keine der drei Portionen darf 120 ccm übersteigen. Der Harnstoffgehalt wird mit der Hypobromitmethode bestimmt; normalerweise soll er in mindestens einer Harnportion wenigstens 2 % betragen.

Der renale Mechanismus der Belastungsproben besteht in der vermehrten Ausscheidung des betreffenden Stoffes mit Hilfe der verminderten tubulären Rückresorption. Auch hier handelt es sich also um eine Prüfung der t u b u l ä r e n Funktion; bei mäßig verminderter Filtration kann die Ausscheidung noch befriedigend sein. Die perorale Belastung hat den Nachteil unberechenbarer Resorption im Magendarmkanal; auch empfiehlt es sich, zur Belastung eine Substanz zu verwenden, deren Konzentration im

Plasma möglichst niedrig ist. Diese Erwägungen führten uns (37) zur Nierenfunktionsprüfung nach intravenöser Phosphatbelastung. Die Versuchsperson erhielt 20 ccm einer 13%igen Lösung von NaH_2PO_4 intravenös; darin ist die etwa fünfzehnfache Phosphatmenge des gesamten Plasmas enthalten. Zwei Stunden vor der Injektion wurde die „endogene" Phosphatclearance, 2 und 4 Stunden nach der Injektion wurde die Phosphatclearance nach der üblichen Formel $\frac{U \times V}{B}$ bestimmt; die Blutentnahme erfolgte zur endogenen Clearancebestimmung unmittelbar vor, die zu den folgenden Clearancebestimmungen zwei Stunden nach der Injektion. Bei gesunden Versuchspersonen fanden wir

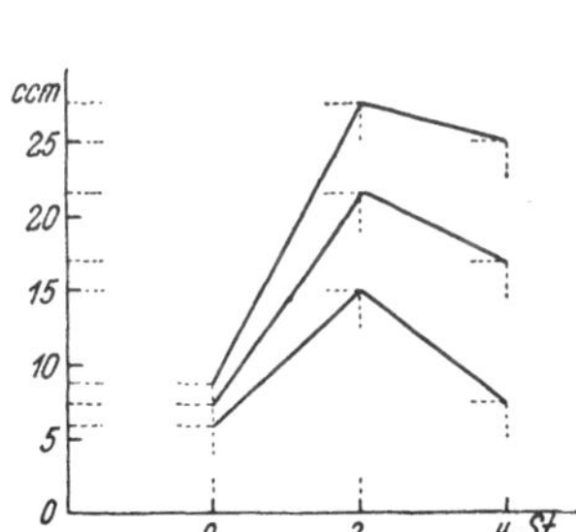

Abb. 12. Clearancewerte der Phosphate nach Belastung bei Gesunden. Starker Anstieg nach 2 bzw. 4 Stunden.

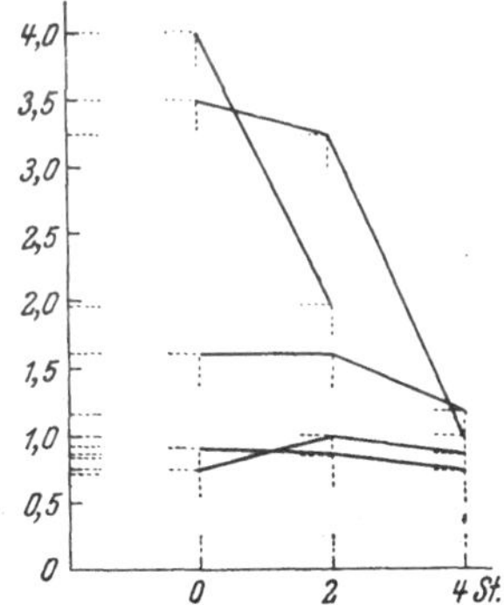

Abb. 13. Clearancewerte der Phosphate nach Belastung bei Niereninsuffizienz. Kein Anstieg.

(Abb. 12) einen erheblichen Anstieg der Phosphatclearance; bei Fällen von Niereninsuffizienz (Abb. 13) blieb der Anstieg aus. Die Glomerulusfiltrate waren unverändert, die Zunahme der Clearancewerte war allein auf die Abnahme der tubulären Rückresorption zurückzuführen. Die Untersuchung der Phosphatclearance halten wir für die empfindlichste und zuverlässigste Prüfung der tubulären Rückresorptionsfähigkeit: die Erklärung des negativen Ausfalles bei der Niereninsuffizienz begegnet großen Schwierigkeiten, die mit der Annahme einer tubulären Sekretion der Phosphate überwunden werden können (vgl. S. 57).

c) Nierenfunktionsprüfungen auf Grund von Farbstoffausscheidungen werden heute nur noch in der Urologie zur Prüfung des getrennten Harns der beiden Nieren verwendet. Allein die Phenolrotausscheidung wird noch gelegentlich zur Nierenfunktion angewandt, hauptsächlich in der Modifikation von Chapmann und Halsted (55): der Kranke erhält 6 mg des Farbstoffes intravenös, der Harn wird nach 15, 30, 60 und 120 Minuten untersucht. Die Farbstoffbestimmung erfolgt kolorimetrisch nach vorheriger Alkalisierung mit 10 % NaOH.

Normalwerte:	15 Minuten	. . .	28 — 51 %
	30 „	. . .	13 — 24 %
	60 „	. . .	9 — 17 %
	120 „	. . .	3 — 10 %
	insgesamt	. . .	63 — 84 %

Von größter pathognostischer Bedeutung soll die Farbstoffausscheidung in der ersten Portion sein: Werte unter 25 % sind ein Zeichen gestörter Nierenfunktion. Die Probe ist eine Prüfung der tubulären Sekretion; die Clearance von Phenolrot beträgt ca. 350 ccm/min und sie wurde zur Bestimmung der Nierendurchblutung verwendet (vgl. S. 46), bis sich geeignetere Substanzen zu diesem Zweck gefunden haben. Die Phenolrotclearance ergibt niedrigere Werte, die jedoch mit den Werten der Diodrastclearance parallel gehen und von der Größe der Nierendurchblutung abhängig sind (Goldring und Chasis [46]). Aus den Ausscheidungswerten allein sind allerdings Rückschlüsse auf die Nierendurchblutung nicht möglich und sie besagen weiter nichts, als daß die Tubuli imstande sind, in einer gewissen Zeit eine bestimmte Menge von Farbstoff auszuscheiden.

d) Trotz Abnahme der Nierendurchblutung und der Menge des Glomerulusfiltrates kann die Niere ihre Aufgabe, die Ausscheidung der Stoffwechselschlacken und die Aufrechterhaltung des „inneren Milieus", noch lange erfüllen; erst wenn die Filtration auf unter 20 ccm/min sinkt, wenn auch die tubulären Funktionen stark eingeschränkt werden, kommt es zur renalen Dekompensation, die sich in der Vermehrung des Reststickstoffs und anderer Blutbestandteile manifestiert. Von den stickstoffhaltigen Verbindungen, die den „Reststickstoff" bilden, spielt der Harnstoff die größte Rolle; bei hohen Rest-N-Werten entfallen etwa 80 — 90 % auf Harnstoff. Auch die Harnsäure ist oft vermehrt, auf 4 — 10 mg%, doch ist die Vermehrung der Blutharnsäure bei normalem Reststickstoff meist die Folge extrarenaler Störungen (Gicht, Leukämie). Vermehrung des Kreatinins über 5 mg% bedeutet meist eine üble Prognose.

Die mineralischen Serumbestandteile zeigen bei der Niereninsuffizienz geringere Schwankungen; die Phosphatwerte (normal 3 — 4,5 mg%) findet man bei schwerer Niereninsuffizienz auf 7 — 15 mg% erhöht (Cantarow [58]), während gleichzeitig das Serumkalzium erniedrigt ist (Mason [57]). Im urämischen Stadium kommt es regelmäßig zu Azidose mit erniedrigter Alkalireserve; besondere Beachtung verdient die Hypochlorämie, deren Behebung durch Kochsalzinjektionen auch den Zustand azotämischer Kranker bessern kann (vgl. S. 76). Auch die von Becher mit Hilfe der Xanthoproteinreaktion nachgewiesene Phenolvermehrung im Serum kann prognostisch verwendet werden. Es muß jedoch stets vor Augen gehalten werden, daß alle diese Serumveränderungen erst bei erfolgter Nierendekompensation eintreten; sie sind als Zeichen des Versagens der Nierentätigkeit für die Klinik nützlich, für die Erkennung der Frühstadien der Nierenerkrankungen sind sie wertlos.

6. Praktische Ergebnisse.

Wir fassen die Ergebnisse der besprochenen Methoden der Nierenfunktionsprüfungen in der folgenden Tabelle zusammen.

Wie aus der Tabelle ersichtlich, stehen uns heute zur Prüfung der einzelnen Partialfunktionen der Niere eine große Anzahl verläßlicher Methoden zur Verfügung. Ihre physiologischen Grundlagen und die mit ihrer Hilfe gewonnenen Ergebnisse bei Nierenerkrankungen haben wir bereits besprochen. Es bleibt noch die Aufgabe, den praktischen Wert der Verfahren für die Klinik und die Auswahl der Methoden für bestimmte Fragestellungen zu besprechen. Bei der klinischen Anwendung der Verfahren ist die Frage der einfachen Durchführbarkeit von ausschlaggebender Bedeutung; man wird in allen Fällen, wo es sich um die Klärung pathognostischer Fragen, also um Forschung handelt, die genaueste und verläßlichste Methode anwenden, ohne Rücksicht auf etwaige technische Schwierigkeiten. Für Zwecke der klinischen Routine wird man Verfahren vorziehen, deren Fehlerquellen vielleicht um einige Prozente höher sind, die aber mit einfachen Methoden und mit geringerem Aufwand an Arbeit, Chemikalien und mit geringerer Belästigung der Kranken verbunden sind.

Zur Bestimmung der Glomerulusfiltration eignet sich die endogene Kreatininclearance; zweckmäßigerweise kann man gleichzeitig auch die Harnstoff- und Chloridclearance bestimmen, da man zu allen drei Bestimmungen bloß eine einzige Blutentnahme vornehmen muß. Der Harnstoff kann bei bescheidenen Laboratoriumsverhältnissen auch mit der einfachen Hypobromitmethode bestimmt werden, da der dabei zu gewärtigende Fehler die klinische Bewertung der Ergebnisse nicht beeinträchtigt. Bei gleichzeitiger Durchführung der drei Clearancebestimmungen in ein oder zwei Zweistundenperioden erhält man Auskunft über die Größe des Glomerulusfiltrates, über die Harnstoffclearance nach Van Slyke sowie über die Exkretionsindexe der Chloride, des Harnstoffes und des Wassers; letztere Werte geben ein Bild der tubulären Rückresorption. Gleichzeitig ermöglichen die Serumwerte des Harnstoffes, des Kreatinins und der Chloride die Beurteilung des Kompensationszustandes der Niere.

Tab. 4. Übersicht der Nierenfunktionsproben.

Untersuchung	Methode	Durchschn. Normalwert	Werte bei Niereninsuffizienz		Partialfunktion
			leichten Grades	schweren Grades	
Glomerulusfiltration	Endogene Kreatininclearance	75—110 ccm/min	20—40 ccm/min	3—20 ccm/min	Glomeruli
„	Inulinclearance	125 ccm/min	30—80ccm/min	3—20 ccm/min	„
Plasmadurchströmung	Diodrast oder p-Aminohippursäureclearance	700 ccm/min	**100—500 ccm/min**	**25—100 ccm/min**	**Nierendurchblutung**
Blutdurchströmung		1300 ccm/min			„
Filtrationsfraktion		20 %	20—40 %	20—40 %	Glomeruli
max. tub. Ausscheidung	T_m Diodrast oder T_m p-Aminohippursäure	52 mg/min	10—40 mg/min	1—9 mg%	Tubuli
„		76 mg/min	20—50 mg/min	5—20 mg%	„
Harnstoffclearance	Van Slyke	80—100 %	20—40 %	1—20 %	Glomeruli
Exkret.-Index. d. Harnstoffs	Endogene Clearance	42 %		20—40 %	Tubuli
Exkret.-Index. d. Chloride	„ „	1,6 %	2—3 %	4—8 %	„
Exkret.-Index. d. Phosphate	„ „	11 %	12—20 %	20—70 %	„
Exkret.-Index. d. Wassers	„ „	0,9 %	1—2 %	2—10 %	„
Konzentrationsprobe	Harn spez. Gewicht	1025—1032	1012—1020	1007—1010	„
Harnstoffbelastung m 15 g.	Harnstoff im Harn	2,5—3 %	1,5—2 %	unter 1,5 %	„
i. v. Phosphatbelastung	Phosphatclearance	3×Normalwert		kein Anstieg	„
Phenolrotausscheidung	Harnbestimmung (15 min)	25—50 %	unter 25 %		

Das Schema einer solchen Bestimmung sieht folgendermaßen aus: Der Kranke erhält um 7,30 Uhr morgens ein Frühstück mit 200 ccm Flüssigkeit, Brot und Butter. Um 8 Uhr wird die Blase quantitativ entleert, der Harn verworfen. Quantitatives Harnsammeln um 10 Uhr (Portion I) und um 12 Uhr (Portion II); um 10 Uhr werden 25 ccm Blut entnommen.

Bestimmungen:

1. Minutenvolumen der beiden getrennten Harnportionen:
$$(V) = \frac{\text{ccm Harn}}{120};$$
2. Bestimmung des Kreatinins, des Harnstoffes und der Chloride in den Harnportionen I und II (U) sowie im Blut (B);
3. Berechnung der Clearancewerte nach der Formel $\frac{U \times V}{B}$;
4. Berechnung der Harnstoffclearance (nach Van Slyke) nach Abb. 11, S. 57;
5. Berechnung der Exkretionsindexe des Harnstoffes und der Chloride mit Hilfe der Formel:
$$\text{Exkretions-Index } \% = \frac{\text{Clearance} \times 100}{\text{Glomerulusfiltrat}}$$
(Glomerulusfiltrat = Kreatininclearance);
6. Berechnung des Exkretionsindexes des Wassers nach der Formel:
$$\frac{V \times 100}{\text{Glomerulusfiltrat}}.$$

Die mit Hilfe der zwei Harnportionen gewonnenen Clearancewerte sollen untereinander keine große Abweichung zeigen.

Die — auch technisch leicht durchführbare — Bestimmung gibt ein völlig ausreichendes Bild des funktionellen Zustandes der Niere; weitere Untersuchungen sind nur ausnahmsweise erforderlich, so in den Fällen, wo es darauf ankommt, die Menge der Plasmadurchströmung und mit ihrer Hilfe die Filtrationsfraktion zu bestimmen. Wir haben bereits erwähnt, daß die Niere durch Erhöhung der Filtrationsfraktion die verminderte Durchblutung kompensieren kann; um das Stadium der frühesten Nierenbeeinträchtigung zu erkennen, wird man nach der angegebenen Methode (S. 48) die Clearance der p-Aminohippursäure gleichzeitig mit dem Glomerulusfiltrat bestimmen.

Falls die Durchführung der vorerwähnten Clearancebestimmungen aus technischen Gründen unmöglich ist, kann man sich mit der Harnstoffclearance allein begnügen und diese mit der Konzentrationsprobe ergänzen. Diese beiden Proben kann man auch als Vorprüfung anwenden: ergeben sie normale Werte, so ist die Durchführung weiterer Untersuchungen überflüssig. Aus der Konzentrationsprobe allein ist eine Beurteilung der Nierenfunktion unmöglich und es versteht sich von selber, daß die Bestimmung des Reststickstoffes nur das Versagen der Nierenfunktion anzeigt, nicht aber die kompensierten Stadien der Funktionsstörung.

Aus dem Gesagten ergibt sich der folgende Untersuchungsgang:

A. zur Feststellung einer Funktionsstörung der Niere: Konzentrationsprobe und Harnstoffclearance;

B. zur Beurteilung einer bestehenden Funktionsstörung: Kreatininclearance, Exkretionsindexe des Harnstoffes, des Wassers und der Chloride;

C. zur Feststellung verminderter Nierendurchblutung: Clearance von p-Aminohippursäure;

D. zur Feststellung des Versagens der Nierenfunktion: Reststickstoff, Xanthoproteinprobe im Serum.

Literatur.

1. Cushny, A. R., The secretion of the urine, 1926.
2. Richards, A. N., Proc. roy. Soc. **1938**, B. 126, 398.
3. Walker, A. M. u. Mitarb., J. clin. Invest. **20**, 454, 1941.
4. Bourdillon, J., J. exper. Med. **69**. 819, 1939.
5. Fischer, A. u. Gehlen, Z. klin. Med. **113**, 270, 1930.
6. Van Slyke u. Mitarb., Amer. J. Physiol. **113**, 611, 1935.
7. Rhoads, C. P., Amer. J. Physiol. **109**, 324, 1934.
8. Smith, H. W., The physiology of the kidney, 1937; Lectures on the kidney, 1943.
9. Bickford u. Winton, J. Physiol. **78**, 1933, 14 P.
10. Starling u. Verney, Proc. roy. soc. **97** B, 321, 1924.
11. Rehberg, P. B., Biochem. J. **20**, 447, 1926.
12. Kuhn u. Ryffel, Z. physiol. Chem. **276**, 145, 1942.
13. Collander, Kolloidchem. Beih. 19 u. 23.
14. Popper u. Mandel, Erg. inn. Med. **53**, 685, 1937.
15. Starling u. Verney, Proc. roy. Soc. **97** B, 321, 1925.
16. Clarke, R. W., in Howells Textbook of Physiology, 15. Aufl., 1947.
17. Marshall, E. K., Amer. J. Physiol. **94**, 1, 1930.
18. Smith u. Mitarb., J. clin. Invest. **24**, 388, 1945.
19. Möller, McIntosh u. Van Slyke, J. clin. Invest. **6**, 427, 1928.
20. Shannon, J. A., J. clin. Invest. **14**, 403, 1935.
21. Crawford, B., J. clin. Invest. **27**, 171, 1948.
22. Smith u. Mitarb., J. clin. Invest. **17**, 263, 1938.
23. Miller u. Winkler, J. clin. Invest. **17**, 31, 1938.
24. Ekehorn, G., Acta med. scand. **118**, 114, 1944.
25. Gömöri u. Mitarb., Orv. Hetil. (Ung.) **89**, 461, 1948.
26. Popper u. Mitarb., Biochem. Z. **291**, 354.
27. Alving u. Miller, Arch. int. Med. **66**, 306, 1940.
28. Alving u. Mitarb., J. biol. Chem. **127**, 609, 1939.
29. Harrison, H. E., Proc. Soc. exper. Biol. a. Med. **49**, 111, 1942.
30. Herz u. Shapiro, J. Labor. a. clin. Med. **32**, 1159, 1947.
31. Smith u. Mitarb., J. biol. Chem. **135**, 231, 1940.
32. Newman, Gilman u. Philips, Bull. Hopkins Hosp. **79**, 229, 1945.
33. Earle u. Mitarb., J. clin. Invest. **23**, 119, 1945.
34. Corcoran u. Mitarb., Ann. int. Med. **28**, 560, 1948.
35. Spühler, O., Zur Physio-Pathologie der Niere, Bern 1946.
36. Holten u. Rehberg, Acta med. scand. **74**, 479, 1931.
37. Fischer, Sellei u. Weisz, Acta med. scand. **133**, 394, 1949.
38. Smith u. Mitarb., J. clin. Invest. **17**, 263, 1938.
39. Chesley, L. C., Amer. J. Physiol. **127**, 731, 1939.

40. Steinitz, K., Acta med. scand. **109**, 95, 1941.
41. Landown u. Alving, J. Labor. a. clin. Med. **32**, 931, 1947.
42. Chapman u. Peoples, J. clin. Invest. **26**, 1177, 1947.
43. Alpert, L. K., Bull. Hopkins Hosp. **68**, 522, 1941.
44. Smith u. Mitarb., J. clin. Invest. **24**, 388 und 583, 1945.
45. Bratton u. Marshall, J. biol. Chem. **128**, 537, 1939.
46. Goldring u. Chasis, Hypertension, New York 1944.
47. Mokotoff, J. clin. Invest. **27**, 1, 1948.
48. Gondsnut u. Keith, Arch. int. Med. **66**, 816, 1940.
49. Gordon u. Mitarb., Amer. J. Physiol. **119**, 483, 1937.
50. Arkin u. Popper, Arch. int. Med. **65**, 627, 1940.
51. Rusznyák, S., Orv. Lapja (Ung.) **89**, 321, 1948.
52. Van Slyke, D., N. Y. State, J. Med. **41**, 825, 1941.
53. Fishberg, A. M., Hypertension and Nephritis, 4 ed. 1939.
54. Maclean u. Wesselow, Brit. J. exper. Path. **1920**, I, 53.
55. Chapman u. Halsted, Amer. J. med. Sci. **186**, 223, 1933.
57. Mason, M. J., J. biol. Chem. **119**, 735, 1937.
58. Cantarow, A., Arch. int. Med. **49**, 981, 1932.
59. Cantarow u. Trumper, Clin. Biochemistry, 3 ed. 1946.
60. Brod u. Sirota, J. clin. Invest. **27**, 645, 1948.
61. Corcoran u. Page, J. biol. Chem. **170**, 165, 1947.
62. Beyer u. Mitarb., J. Pharmacol. **91**, 272, 1947.
63. Barclay u. Kenney, Biochem. J. **41**, 586, 1947.
64. Hogeman, O., Acta med. scand. suppl. **216 a**, 1948.

III. Verdauungs- und Stoffwechselfunktionen.

1. Prüfung der Magenfunktion.

Der Magensaft besteht aus zwei Komponenten: 1. aus dem Sekretionsprodukt der Belegzellen, welches eine blutisotonische, etwa 0,16 n. HCl darstellt, und 2. aus dem Sekretionsprodukt der Hauptzellen, welches leicht alkalisch reagiert, die Fermente und das Muzin enthält und ebenfalls blutisotonisch ist. Die Säurekonzentration des Magensaftes ist vom Mischungsverhältnis der beiden Komponenten abhängig (Hollander [1]); die Neutralisierung der Salzsäure erfolgt nach Helmer (2) hauptsächlich durch das Muzin. Auch gegenüber pharmakologischen Einwirkungen verhalten sich die beiden Komponenten verschieden: Histamin bewirkt allein die Sekretion von Salzsäure (Vineberg und Babkin [3]), während die Zufuhr von 0,1 n. HCl die Sekretion von Muzin anregt (Wolf und Wolff [4]). Die Bestimmung der Gesamtchloride hat nach Bolton und Goodhart (6) vor der Titration der freien Salzsäure den Vorteil, daß auch die an Muzin etc. gebundenen sowie die neutralen Chloride erfaßt werden, wodurch sich viele „anazide“ Werte als „falsche“ Anazidität erweisen. Die Normalwerte der Gesamtchloride betragen im Magensaft nüchterner Personen 160—560 mg%, nach Histamininjektion 600 mg%. In Anbetracht des Umstandes, daß die Neutralisation der Salzsäure überwiegend durch Muzin erfolgt und die an Muzin gebundene Salzsäure bei der Bestimmung der „Gesamtazidität“

miterfaßt wird, ist die Bestimmung der Gesamtchloride für praktische Zwecke meist entbehrlich. Aus den physiologischen Arbeiten des letzten Jahrzehntes haben sich keine neuen Gesichtspunkte für die funktionelle Diagnostik des Magens ergeben. Die geeignetste Untersuchungsmethode ist immer noch die fraktionierte Untersuchung des Magensaftes nach einem Probetrunk, der Alkohol oder Koffein enthält und — zur Abschätzung der Verdünnung — mit einigen Tropfen Methylenblau gefärbt ist. Die Untersuchung muß sich auf mindestens 90 Minuten erstrecken; vor der Verabreichung des Probetrunkes soll soviel wie möglich des Nüchterninhaltes aspiriert und untersucht werden. Falls völlige Anazidität besteht, ist die weitere Untersuchung nach subkutaner Injektion von 0,01 mg/kg Histamin etwa eine Stunde lang anzuschließen. Der Nachweis der histaminrefraktären Achlorhydrie ist für die Diagnose der perniziösen Anämie unerläßlich. Bei der Hyperazidität handelt es sich nach dem eingangs Gesagten nicht um die Sekretion einer abnorm konzentrierten Salzsäure, sondern entweder um die Sekretion einer vermehrten Menge von Magensaft, bzw. um verzögerte Magenentleerung oder um einen ständigen Sekretionsreiz. Die Kurven vom „Plateautypus" sind daher diagnostisch wichtiger als die absolute Höhe der Säurewerte. Neben der Bestimmung der Titrationsazidität kann die Bestimmung der pH des Magensaftes aufschlußreich sein, die optimale pH für die Pepsinverdauung beträgt ca 1,6; Werte, die wesentlich höher oder niedriger liegen, weisen auf beeinträchtigte Verdauungskraft des Magensaftes hin.

2. Die Verdauungsfunktion der Bauchspeicheldrüse.

Die Untersuchung der Verdauungsfunktion des Pankreas ist im letzten Jahrzehnt durch Einführung der zweiteiligen Duodenalsonde nach Agren und Lagerlöf (7) sowie durch die Anwendung von kristallinischem Sekretin (Greengard und Jvy [8]) erleichtert worden. Letzteres dürfte ein Polypeptid sein; es wird durch Kontakt von saurem Magenchymus mit der Duodenalwand freigemacht und erreicht den Pankreas durch die Blutbahn. Das Sekretin bewirkt die Produktion von reichlichem, stark alkalischem Pankreassaft; nach parasympathischen Reizen (Cholin, Pilocarpin, Prostigmin) wird ein mehr konzentrierter, an Fermenten besonders reicher Pankreassaft sezerniert.

A. Untersuchung des Pankreassekretes nach Sekretininjektion.

Der von Agren und Lagerlöf (7) angegebene Doppelschlauch wird in der üblichen Weise eingeführt; das längere Ende kommt in dem distalen Teil des Duodenums zu liegen, während das kürzere Ende im Magen verbleibt. Auf beide Schlauchenden wird mit Hilfe einer Pumpe eine ständige Saugwirkung von

20 — 30 mm Hg ausgeübt. Nach etwa 20 — 25 Minuten wird der Duodenalsaft klar, frei von Magensaftbeimengung, aber meist noch durch Gallenbeimischung goldgelb gefärbt. Jetzt werden 0,75 mg/kg Sekretin intravenös injiziert und das Duodenalsekret genau 60 Minuten lang gesammelt (Diamond und Siegel [9]). Sofort nach der Injektion setzt normalerweise eine stärkere Sekretion (4 — 8 ccm/min) ein, die 10 — 20 Minuten anhält, um dann einer langsameren Sekretion (2 — 4 ccm/min) Platz zu machen. Die Gesamtmenge des Sekretes in 60 Minuten beträgt 135 — 250 ccm. Normalerweise findet unter Sekretinwirkung keine Gallenentleerung statt; findet man Galle, so spricht das für Dysfunktion der Gallenblase. Zurückfließen von Duodenalinhalt in den Magen ist sofort erkenntlich; es ist ein Zeichen von mangelndem Pylorusverschluß und kommt meist bei Achylie vor.

Klinisch hat die Bestimmung der Diastase und Lipase eine gewisse Bedeutung. Normalerweise werden in 60 Minuten 300 — 1200 E Diastase und 7000 — 14 000 E Lipase sezerniert. Bei Verschluß des Ausführungsganges oder bei weitgehender Zerstörung der Pankreassubstanz durch akute Nekrose oder Karzinom kommt es zu stark verminderter Sekretion; bei leichteren und chronischen Formen der Pankreatitis wird eine ausreichende Sekretmenge mit geringerem Fermentgehalt erhalten. Ähnliche Befunde wurden gelegentlich auch bei Diabetes, bei Gallensteinen und bei Leberzirrhose erhoben, was auf sekundäre Pankreasschädigung schließen läßt.

B. Untersuchung der Fermentresorption.

Bei Verschluß des Pankreasganges und bei akuten Pankreasentzündungen kommt es zum Übertritt von Pankreasfermenten in das Blut und zur Ausscheidung derselben im Harn.

Die Diastasebestimmung im Blut erfolgt entweder mit Hilfe des Nachweises der Blutzuckererhöhung nach Stärkezusatz (Elman [10]) oder durch Bestimmung der Zeit, welche zum Abbau einer bestimmten Stärkemenge durch eine bestimmte Blutmenge erforderlich ist (Somogyi [11]). Die Normalwerte betragen nach der letzteren Methode 60 — 180 E pro 100 ccm; Werte über 200 E sind bereits pathologisch. Bei der akuten Pankreatitis kommt es in den ersten 12 — 24 (seltener 48) Stunden zu einem plötzlichen Anstieg der Werte auf 300 — 3000 E/100 ccm; nach 2 — 6 Tagen werden die Werte wieder normal, so daß die Methode nur zur Frühdiagnose der Erkrankung zu gebrauchen ist (Heifetz und Mitarb. [12]). Geringere Erhöhungen können auch bei Erkrankungen der Speicheldrüsen, so auch bei Mumps, beobachtet werden; bei der chronischen Pankreatitis sind die Werte meist normal.

Die Diastase wird im Harn ausgeschieden; normalerweise findet man im Harn 8 — 32 E/ccm (nach Wohlgemuth).

Werte über 100 E/ccm sind als pathologisch anzusehen. Bei akuter Pankreatitis steigt die Diastaseausscheidung gleichzeitig mit dem Anstieg der Serumdiastase auf 100—2000 E/ccm. Geringere Erhöhungen hat man auch bei akuten Exacerbationen der chronischen Pankreatitis, bei Verschluß des Pankreasganges und bei Pankreaskrebs gefunden. Die Bestimmungen sollen möglichst in (mit Toluol konservierten) 24-Stunden-Portionen des Urins vorgenommen werden, da die Werte in Einzelportionen stark schwanken können. Es ist auch wichtig, den Harn vor der Bestimmung mit Hilfe von Lackmuspapier zu neutralisieren.

Die Bestimmung der Serumlipase erfolgt am besten durch die Ermittlung der durch 1 ccm Serum gespaltenen Menge von Olivenöl (Comfort [13]) mit Hilfe der Titration mit $\frac{n}{20}$ NaOH. Normalsera verbrauchen 0,2—1,5 ccm Natronlauge, während bei akuter Pankreatitis Werte über 10 ccm beobachtet worden sind. Im Gegensatz zur Serumdiastase erfolgt die Rückkehr zu Normalwerten langsamer; 10—14 Tage lang können erhöhte Werte gefunden werden. Auch bei Pankreaskrebs, ferner bei Cholangitis werden oft erhöhte Lipasewerte gefunden.

Bei Verdacht auf Pankreaserkrankungen ist stets auch die Funktion des Inselapparates zu untersuchen; bei etwa 50 % der akuten Pankreatitiden wurde Hyperglykämie bzw. verringerte Zuckertoleranz nachgewiesen. Normale Funktion des Inselapparates spricht dagegen nicht gegen die Diagnose chronischer Pankreaserkrankungen.

Methode der Diastasebestimmung im Blut nach Somogyi (11).

Erforderliche Lösungen: a) 75 mg lösliche Stärke + 250 mg NaCl ad 100 ccm H_2O; b) 0,002 n Jodlösung (10 ccm 0,1 n Jodlösung + 490 ccm 2%ige KJ-Lösung).

Ausführung: 4 ccm Lösung a) werden in ein breites (15 mm Durchmesser) Reagenzglas gebracht und in ein Wasserbad von 40° C gesetzt. Dann wird 1 ccm Serum zugesetzt und die Stoppuhr gleichzeitig in Gang gesetzt. Nun werden in mehrere schmale Reagenzgläser je 0,5 ccm Lösung b) einpipettiert, 5 Minuten nach dem Serumzusatz werden 0,5 ccm der Serumprobe in eines der schmalen Reagenzgläser mit Jodlösung gebracht; bei beginnender Fermentwirkung erfolgt Farbenumschlag in Purpur. Nun werden in Intervallen von 1—2 Minuten je 0,5 ccm der Serumprobe in ein Röhrchen mit Jodlösung gebracht, bis die Purpurfarbe verschwindet. Dieser Zeitpunkt wird an der Stoppuhr abgelesen.

Die Berechnung erfolgt nach der Formel $D = \frac{1600}{t} = mg\%$, wobei t die Anzahl der an der Stoppuhr abgelesenen Minuten bedeutet.

Methode der Lipasebestimmung im Serum (Comfort [13]).

Erforderliche Lösungen: a) Ölemulsion, hergestellt durch Schütteln von gleichen Teilen fettsäurefreiem Olivenöl mit 5%iger Gummiakazialösung, mit Zusatz von 0,2 % Natriumbenzoat; b) Phosphatpuffer nach Sörensen, pH 7.

Ausführung: In einem Reagenzglas werden 1 ccm Serum mit 2 ccm Lösung a) + 3 ccm H_2O und 0,5 ccm Lösung b) gemischt und 24 Stunden lang im Brutschrank gelassen. Nach 24 Stunden werden 3 ccm Alkohol zugesetzt und mit $\frac{n}{20}$ NaOH gegen 1%ige alkoholische Phenolphthaleinlösung titriert.

Ein Blindversuch wird angesetzt, indem 1 ccm Serum mit 3 ccm H_2O 5 Minuten lang auf 70° C erwärmt werden, wodurch die Lipase zerstört wird. Weitere Behandlung wie oben.

Berechnung: Verbrauch an $\frac{n}{20}$ NaOH der Versuchslösung — Verbrauch des Blindversuches.

3. Prüfung des Säurebasengleichgewichtes und des Wasserhaushalts.

A. Physiologische Vorbemerkungen.

Wir fassen in diesem Kapitel einige Untersuchungsmethoden zusammen, die für die Beurteilung jener Stoffwechselveränderungen erforderlich sind, welche als Folge verschiedener Verdauungs-, Nieren- und Stoffwechselstörungen auftreten können. Zu diesen Stoffwechselstörungen gehören die Hypochlorämie, die Azidose und die Alkalose; im Anschluß daran besprechen wir einige funktionelle Prüfungen beim Diabetes.

Die normale Reaktion des Blutes wird durch eine Reihe von Kompensationsmechanismen aufrechterhalten. Die Grundlage des Elektrolytgleichgewichtes ist die Gleichheit der Äquivalentmengen der Basen und Säuren. Falls wir die Menge der Elektrolyte des Blutes in Milliäquivalenten berechnen, so ergibt sich normalerweise folgende Gleichung:

Na	142	Chloride	103
K	5	Bikarbonat	28
Ca	5	Phosphate	2
		Eiweiß	16
Mg	3	Sulfate + org. Säuren	6
Gesamtbasen	155	= Gesamtsäuren	155

$$\left(\text{Milliäquivalente pro l} = \frac{\text{mg pro l} \times \text{Wertigkeit}}{\text{Atomgewicht}}\right).$$

Während die Zusammensetzung des Basenanteils des Serums nur geringen Schwankungen unterworfen ist (vgl. das Kapitel über Nebenniere S. 93), kann die Zusammensetzung des Säureanteils unter pathologischen Verhältnissen wesentliche Änderungen erfahren. Chlorverluste können zur Zunahme, die Vermehrung der Ketonkörper zur Abnahme des Bikarbonats führen (Abb. 14).

Unter den Kompensationsmechanismen, welche die Erhaltung der normalen pH des Blutes von 7,35 ermöglichen, steht an erster Stelle das Bikarbonatsystem:

$$C_H = \frac{H_2CO_3}{BHCO_3}.$$

Bei Zufuhr von Säure reagiert diese mit dem Bikarbonat nach der Gleichung:

$$HCL + NaHCO_3 = NaCl + H_2CO_3.$$

Zufuhr von Alkali wird durch Kombination mit Kohlensäure kompensiert:

$$NaOH + H_2CO_3 = NaHCO_3 + H_2O.$$

Unter „Alkalireserve" verstehen wir diejenige Basenmenge, welche zur Neutralisation von Säuren zur Verfügung steht: da der größte Teil der Basen an die Chloride gebunden ist, kann praktisch nur der an Bikarbonat gebundene Anteil verfügbar sein. Die Bestimmung des CO_2-Bindungsvermögens des Plasmas von Van Slyke sowie die Bestimmung der Bikarbonatkonzentration im Plasma ermöglichen die quantitative Erfassung der Alkalireserve; je geringer die Alkalireserve, um so größer die Gefahr der Azidose. Bei dieser kommt es zur kompensatorischen Hyperventilation und dementsprechend zur Abnahme des CO_2-Gehaltes der Alveolarluft, dessen Bestimmung ebenfalls den jeweiligen Zustand des Säuregleichgewichtes anzeigt. An der Regelung des Säurebasenhaushalts nimmt auch die Niere tätigen Anteil, einerseits durch Bildung von Ammoniak, wodurch die Alkalireserve des Blutes geschont wird, anderseits durch Ausscheidung saurer Phosphate. Die Bestimmungen der Titrationsazidität des Urins sowie der Ammoniakausscheidung sind ein Maß der renalen Regelung des Säurebasenhaushalts. Diese Regelung ist freilich nur bei intakter Nierenleistung wirksam; die nephritische Azidose ist teilweise die Folge des Versagens der Niere, saure Phosphate auszuscheiden bzw. Ammoniak aus Aminosäuren zu bilden. Van Slyke hat empfohlen, nach der Titration des Harns die Ammoniakbestimmung vorzunehmen (vgl. S. 78) und die Summe der bei beiden Bestimmungen gefundenen Werte als $\frac{n}{10}$ HCl auf die 24-Stunden-Harnmenge umzurechnen. Die erhaltenen Werte geben ein annäherndes Bild des Umfanges der renalen Regelung des Säurebasenhaushalts. Endlich ist die Bestimmung der Ketonkörper im Serum und im Urin bei der durch Vermehrung dieser Säuren verursachten Azidose von klinischem Interesse. Die Kompensationsmöglichkeiten des Organismus sind so bedeutend, daß die pH-Werte des Blutes auch unter pathologischen Bedingungen nur

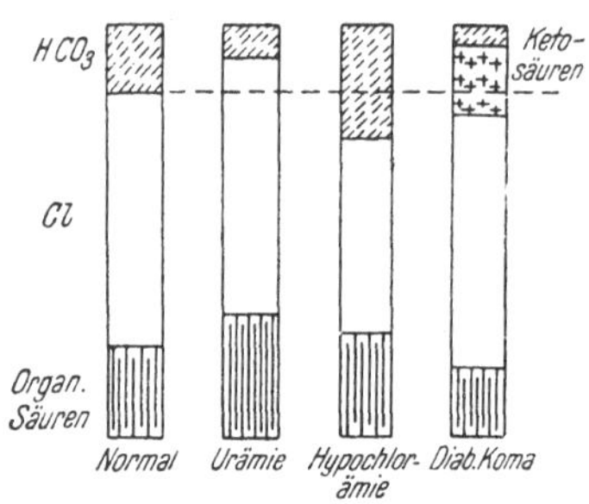

Abb. 14. Veränderungen des Säureanteils im Serum (nach Gamble).

geringe Schwankungen zeigen: Werte unter 7,0 und über 7,6 sind nur selten beobachtet worden.

Eine einfache funktionelle Probe des Säurebasenhaushalts ist von Sellard angegeben worden. Der Kranke erhält 10 g $NaHCO_3$ in 100 g Wasser, 30 Minuten später wird die Reaktion des Harns mit Lackmuspapier untersucht. Die Prozedur wird so lange wiederholt, bis der aufgekochte Harn alkalisch reagiert. Normale Werte — bis 30 g $NaHCO_3$ — werden bei Azidose nur selten beobachtet, doch sind hohe Werte kein sicheres Maß für die Schwere der Azidose. Bei Niereninsuffizienz ist die Probe unverläßlich und soll besser unterlassen werden.

Die wichtigsten Untersuchungsbefunde des Säurebasenhaushalts fassen wir in der folgenden Tabelle zusammen:

Tab. 5. Untersuchungsbefunde des Säurebasenhaushalts.

Methode	Normalwerte	schwache Azidose	schwere Azidose	Alkalose
Alkalireserve / Bikarbonat im Plasma	77—53 Vol.%	50—30 Vol.%	> 30 Vol.%	80—110 Vol.%
CO_2-Gehalt der Alveolarluft	6,5—4,7 %	4,7—2,7 %	> 2,7 %	< 6,5 %
NH_3 im Harn (24 Stunden)	0,7 g	1—3 g	4—7 g	
Titr. Azid. ± NH_3 im Harn, 0,1 n. HCl	0—1600	2000—6000	< 6000	
Ketosäuren im Blut (als Azeton)	1,5—2,5 mg%	5—50 mg%	50—350 mg%	
Alkalitoleranz (g. $NaHCO_3$)	0—30	30—50	50—65	
Chloride im Serum	340—370 mg% (96—105 Milliäquiv./l)			unter 300 mg%

Über die Einschränkungen in der Bewertung der Harnbefunde bei der kranken Niere ist bereits das Nötige gesagt worden. Die Ketosis kommt als Ursache der Azidose hauptsächlich beim Diabetes in Frage; geringgradigere Vermehrung der Ketonsäuren bei Kohlenhydratmangel der Nahrung führt an sich allein kaum jemals zu Azidose.

Die Bestimmung der Gesamtmenge der Anionen im Blutserum gibt über die möglichen Stoffwechselstörungen kein vollkommenes Bild; insbesondere kann die Verringerung des Anteils der Chloride wichtige Folgen für den Organismus haben.

B. Das hypochlorämische Syndrom und die Azidose.

a) Die Chloridkonzentration im Serum ist unter normalen Verhältnissen ziemlich konstant 340 — 370 mg% oder 100 Milliäqu./l. Geringe Abnahme wird während der aktiven Magensekretion beobachtet; der Gehalt des Magensaftes an Chloriden kann bereits im Ruhezustand bis 550 mg% oder 155 Mä/l betragen, bei aktiver Sekretion wurden Werte bis 600 mg% (172 Mä/l) gefunden. Da nach einer einzigen Mahlzeit etwa 500 ccm Magensaft sezerniert werden können (nach Histamininjektion werden stündlich ca. 200 ccm abgesondert), muß der Einfluß der Magensaftbereitung auf den Chlorhaushalt sehr groß sein: 1 l Magensaft enthält ungefähr so viel Chloride, als in einem Drittel des ganzen Blutplasmas enthalten sind. Unter normalen Verhältnissen werden die Chloride des Magensaftes im Darm nahezu vollständig reabsorbiert. Die Reabsorption kann jedoch behindert sein 1. durch Verlust des Magensaftes infolge Erbrechens, 2. durch mangelhafte Reabsorption infolge Diarrhöen. Beide Zustände können bei längerer Dauer zur Entstehung des hypochlorämischen Syndroms führen. Als Hauptursachen des Erbrechens kommen Pylorusspasmus und Stenose, Urämie sowie die Toxämien der Schwangerschaft in Betracht. Bei diarrhöischen Zuständen kommt auch der Chloridverlust durch mangelhafte Resorption des Darmsaftes und der Galle erschwerend dazu; ihre Chloridkonzentration entspricht etwa der des Blutplasmas. Da gleichzeitig meist auch die Zufuhr von Chloriden mit der Nahrung gestört ist, werden die Reserven des Körpers erschöpft und es kommt zur Hypochlorämie, die meist mit Dehydration einhergeht.

Die Folgen der Hypochlorämie können verschieden sein. Falls, wie beim Ulkus, stark saurer Mageninhalt erbrochen wird, überwiegen die Chlor- und H-Verluste, während die Natriumverluste nur gering sind. Es kommt daher zu kompensatorischer Vermehrung der Bikarbonate und zu Alkalose, welche zu tetanieartigen Symptomen führen kann. Falls, wie bei Magenkrebs, anazider Magensaft erbrochen wird, sind die Verluste geringer und Alkalose wird kaum entstehen.

Die Hypochlorämie bei Niereninsuffizienz bzw. Urämie ist teilweise die Folge von Erbrechen und Durchfällen, teilweise die Folge gestörter Nierenfunktion. Die renale Regulation des Säurebasenhaushalts ist gestört, außerdem besteht neben der Polyurie eine Verminderung der tubulären Reabsorption der Chloride (vgl. S. 54). Alle diese Faktoren bewirken, daß es bei der Niereninsuffizienz neben der Hypochlorämie zu einer azidotischen Stoffwechselstörung kommt.

Die Hypochlorämie hat meistens, wie bereits erwähnt, Dehydration zur Folge; die konsekutive Bluteindickung führt zum Sinken der Nierendurchblutung. Infolgedessen sinkt in schweren Fällen die Menge des Glomerulusfiltrats und die Harnstoffclearance, was zur Rest-N- und Harnstofferhöhung im Serum (hypochlorämische Azotämie) führen kann (Coller und Maddock [15]). Ein typisches Beispiel ist der von uns beobachtete Fall Nr. 230, 47jähriger Mann mit Pylorusspasmus infolge Ulkus. Blutdruck 110/80 R. R., Rest-N bei der Aufnahme 96 mg%, leicht komatös. Die Konzentration der Serumchloride war 259 mg%, die des Serumeiweißes 10,3 %. Es bestand starke Albuminurie, im Sediment einige Zylinder. Nach wiederholten intravenösen Kochsalzinfusionen hat sich der Zustand des Kranken rasch gebessert, der Reststickstoff wurde normal, das Serumchlorid stieg auf 340 mg⁰/₀. Die Untersuchung der Nierenfunktion ergab:

Vor der Behandlung:

Serum-Harnstoff	Glom.-Filtr.	Harnstoffclearance	Chlorclearance	Exkr.-Ind. d. Chlors
134 mg%	28 ccm/min	11 %	0,06/min	0,2 %

Nach NaCl-Infusionen:

Serum-Harnstoff	Glom.-Filtr.	Harnstoffclearance	Chlorclearance	Exkr.-Ind. d. Chlors
33 mg%	87 ccm/min	40 %	2,7/min	3,1 %

Der Umstand, daß trotz gesunkener Nierenleistung die tubuläre Reabsorption der Chloride stark vermehrt war, weist bereits auf ein von der primären Niereninsuffizienz abweichendes Verhalten hin (vgl. S. 54).

Nach Behebung der Hypochlorämie hat sich die Nierenleistung schlagartig gebessert und die Reabsorption der Chloride ist auf normale Werte zurückgegangen. Ob die — durchaus reversible — Nierenstörung allein die Folge der Dehydration war, scheint in Anbetracht der anfangs starken Albuminurie allerdings fraglich. Die Ansicht von Harrison (16), die Erhöhung des Harnstoffes im Serum sei die Kompensation der niedrigen Chloridwerte, um den normalen osmotischen Druck des Serums aufrechtzuerhalten, ist in Anbetracht der nachgewiesenen Störung der Nierenfunktion unhaltbar.

Kay (17) hat eine Formel angegeben, nach welcher die Menge von physiologischer Kochsalzlösung berechnet werden kann, die zur Behebung der Hypochlorämie erforderlich ist. Die Formel lautet: $\frac{100 - Cl}{4}$, wobei Cl das gefundene Milliäquivalent der Chloride pro Liter Serum bedeutet.

$$\left(\text{Milliäquivalent pro l} = \frac{\text{mg\% Chlorid} \times 10}{58}\right).$$

b) Azidose kann auf zwei verschiedenen Wegen zustandekommen, 1. durch Zunahme des CO_2-Gehaltes des Blutes, 2. durch Abnahme der Alkalireserve.

Zunahme des CO_2-Gehaltes kommt primär bei Lungenerkrankungen und sekundär bei Stauung im kleinen Kreislauf vor. Die kompensatorischen Möglichkeiten des Organismus sind so bedeutend, daß die Azidose „larviert" bleibt und klinisch keine Symptome verursacht.

Die Abnahme der Alkalireserve kann die folgenden Ursachen haben:

1. Zunahme der Ketonsäure im Blut bei Hunger und beim Diabetes;

2. Versagen der renalen Regulation bei Niereninsuffizienz;
3. Dehydration mit konsekutivem Alkaliverlust bei Diarrhöen.

Kompensatorisch kommt in diesen Fällen die verstärkte pulmonale Ventilation sowie die renale Regulation durch vermehrte Säureausscheidung und Ammoniakbildung in Frage, welch letztere bei der Niereninsuffizienz mehr oder weniger versagt. Dehydration infolge Polyurie trägt beim Diabetes ebenfalls zur Azidose bei. Da auch bei fortgeschrittener Niereninsuffizienz meist Dehydration besteht, lassen sich die Folgen von Azidose und Dehydration nur schwer voneinander trennen. Nach Lavietes (18) sind die zerebralen Symptome der Azidose — Benommenheit, Koma — Folgen der Zirkulationsstörung, welche durch die Dehydration zustande kommt. Diese kann zuletzt zu irreversiblem Schock und zum Tod führen. Dementsprechend soll sich die Therapie in erster Reihe gegen die Dehydration richten; um schwere Grade zu korrigieren, ist die Infusion von 80 ccm/kg Flüssigkeit erforderlich. Falls die Alkalireserve stark vermindert ist, soll ein Teil der Infusionsflüssigkeit (etwa 7 ccm/kg) aus 4%iger Lösung von Natriumbikarbonat bestehen.

Methodisches.

Im letzten Jahrzehnt sind keine neuen Verfahren zur Untersuchung des Säurebasenhaushalts entwickelt worden. Technisch am einfachsten ist die Titration des Harns mit $\frac{n}{10}$ NaOH bis zur Rosafärbung von Phenolphthalein (wobei zu 25 ccm Urin 5 g pulverisiertes Kaliumoxalat zur Fällung des Kalziums vor der Titration zugesetzt werden) sowie die Ammoniakbestimmung im Harn, die für praktisch-klinische Zwecke auch mit Hilfe der einfachen Formoltitration vorgenommen werden kann, falls keine erhöhte Ausscheidung von Aminosäuren infolge schwerer Leberinsuffizienz besteht.

Ammoniakbestimmung mittels Formoltitration.

10 ccm Harn werden mit 90 ccm H_2O verdünnt und mit $\frac{n}{10}$ NaOH gegen Phenolphthalein genau neutralisiert. Nun werden 10 ccm 40%ige, ebenfalls neutralisierte Formalinlösung zugesetzt und mit $\frac{n}{10}$ NaOH bis zur Rosafärbung titriert. Berechnung: falls X ccm NaOH verbraucht wurden, so $X \times 0{,}017 = NH_3\%$.

Da die Harnbestimmungen nur die renale Kompensation einer bestehenden Azidose anzeigen, über die Schwere der Azidose an sich jedoch nichts aussagen, ist die Bestimmung der Alkalireserve des Blutes in vielen Fällen unerläßlich. Neben der gasometrischen Methode nach Van Slyke wird in der angelsächsischen Medizin die direkte Titration des Serums noch viel geübt, da das letztere Verfahren bei ganz niedrigen und bei stark erhöhten Werten verläßlicher ist als die Bestimmung der CO_2-Bindungsfähigkeit.

Bestimmung des Bikarbonatgehaltes im Serum nach Van Slyke (19).

Erforderliche Lösungen: a) 0,2%ige Lösung von Phenolrot in 0,45%iger Lösung von NaCl; b) $\frac{n}{100}$ HCl und $\frac{n}{100}$ NaOH.

Ausführung: 10 ccm Blut werden unter Paraffin. liquid. aufgefangen, das Serum sobald wie möglich zentrifugiert. Man bereitet zwei konische Flaschen zu 100 ccm:

a) Vergleichslösung. In die erste Flasche werden 0,5 ccm Lösung a), 1 ccm Serum sowie 17 ccm phys. Kochsalzlösung gebracht und mit einer 1 ccm dicken Schichte von Paraffin. liquid. bedeckt;

b) Versuchslösung: In die zweite Flasche mißt man 0,5 ccm Lösung a), 1 ccm Serum und 5 ccm $\frac{n}{100}$ HCl; es wird 1 Minute geschüttelt und auf 30 Minuten in den Thermostat gestellt. Dann wird nochmals kurz geschüttelt, 10 ccm phys. Kochsalzlösung zugesetzt und mit Paraffin überschichtet. Sodann wird mit $\frac{n}{100}$ NaOH titriert, bis die Farbe der Vergleichslösung erreicht wird (30 Sekunden warten!).

Berechnung: Falls bei der Titration X ccm NaOH verbraucht worden sind, enthalten 100 ccm Serum: (5—X) x 22 . 4 ccm Bikarbonat.

C. Untersuchungen beim Diabetes.

Die klinisch wichtigste Untersuchungsmethode beim Diabetes ist die Bestimmung des Blutzuckers, eventuell nach Belastung mit Dextrose. Verminderte Zuckertoleranz nach Dextrosebelastung ist die conditio sine qua non des Diabetes; nach Darreichung von 50 g Dextrose erreicht der Blutzucker Werte von mindestens 200 mg% und kehrt nach zwei Stunden nicht zum Ausgangswert zurück.

Verminderte Zuckertoleranz findet sich auch bei anderen Krankheiten, so bei 50 — 80% der Fälle von Hyperthyreose (Althausen und Waver [20]), bei Hepatitis, bei M. Cushing, bei der Akromegalie (Fraser u. Mitarb. [21]) und bei vielen anderen Zuständen. Dabei handelt es sich weniger um die Wirkung mangelhafter Zuckerverwertung als um beschleunigte Absorption aus dem Darm, bzw. um erhöhte Zuckerbildung aus Leberglykogen; meist ist bloß der 30- oder 60-Minutenwert erhöht und der Ausgangswert ist in zwei Stunden wieder erreicht.

Die verringerte Hyperglykämie nach wiederholter Dextrosebelastung (Staub-Traugott) wird vielfach noch zum Nachweis diabetischer Stoffwechselstörung verwendet. Nach Exton (49) werden 100 g Dextrose mit etwas Zitronensaft in 600 g Wasser gelöst. Nach Bestimmung des Nüchternblutzuckers wird die Hälfte getrunken; nach 30 Minuten erneute Blutzuckerbestimmung, gleichzeitig soll die zweite Hälfte getrunken werden. Nach weiteren 30 Minuten erneute Blutzuckerbestimmung. Normalerweise steigt der Blutzucker nach 30 Minuten höchstens 75 mg über den Nüchternwert und der Wert nach 60 Minuten ist höchstens um 10 mg höher als der erste Halbstundenwert. Glykosurie tritt normalerweise nicht auf. Beim Diabetes ist der zweite Halbstundenwert höher als 160 mg% und es wird oft Glykosurie beobachtet.

Zur Entscheidung, ob beim Diabetes verminderte Zuckerverwertung vorliegt, kann das Verhalten der Serumphosphate untersucht werden. Die Verwertung des Zuckers ist erst nach seiner Phosphorylierung möglich, wozu die anorganischen Phosphate des Serums in Anspruch genommen werden. 1 — $1^1/_2$ Stunden nach einer Belastung mit 100 g Dextrose sinkt die Phosphatkonzentration im Serum (3 — 4,5 mg%) normalerweise um 1 — 1,5 mg%, um erst nach etwa vier Stunden die normale Höhe wieder zu erreichen (Cantarow und Trumper [22]). Insulin bewirkt erhöhte Zuckerverwertung, daher sinkt die Phosphatkonzentration auch nach Insulininjektionen. Beim Diabetes ist die Zuckerverwertung der Gewebe gestört, daher bleibt die Phosphatverminderung nach Zuckerbelastung aus oder sie ist nur unbedeutend. Auch die Phosphatverminderung bei Adrenalinhyperglykämie tritt beim Diabetes nicht auf. Das Verhalten der Serumphosphate nach Zuckerbelastung kann daher in Zweifelsfällen zur Klärung der Ursache verringerter Zuckertoleranz verwertet werden.

Es wurde bereits darauf hingewiesen, daß die diabetische Stoffwechselstörung wahrscheinlich auch die tubuläre Rückresorption des Zuckers in der Niere beeinträchtigt (vgl. S. 59), daß daher die „Nierenschwelle" für Dextrose in der Mehrzahl aller Diabetesfälle ermäßigt sein dürfte. Falls bei Blutzuckerwerten zwischen 200 — 250 mg% keine Glykosurie stattfindet, so darf das noch nicht als Folge von Nephrosklerose aufgefaßt werden: wir haben mehrere Fälle dieser Art beobachtet, bei denen die Nierenfunktionsprüfung völlig normale Werte ergeben hat.

Die diabetische Azidose wird im Anfangsstadium durch die Alkaliverluste infolge der Polyurie verursacht (Atchley [23]), erst später tritt die Ketosis als wichtiger Faktor hinzu. Die Abnahme der Alkalireserve des Blutes geht mit den klinischen Symptomen keineswegs parallel; bei Werten unter 25 Vol.% ist zwar die Komagefahr sehr groß, doch sind auch Fälle unter 15 % ohne Koma beobachtet worden. Offenbar spielt die Dehydration und die konsekutive Zirkulationsstörung bei der Pathogenese des Komas eine ausschlaggebende Rolle.

Erhöhte Lipämie ist bei Diabetes seit langem bekannt; Werte bis 10 % und darüber sind beobachtet worden. Der Cholesteringehalt des Serums geht mit dem Gehalt der übrigen Lipoiden meist parallel, daher wurde dieser relativ leicht bestimmbare Stoff oft untersucht. Als Normalwerte gelten 130 — 240 mg%; beim Diabetes werden meist 250 — 400 mg% gefunden, doch sind auch Werte über 500 mg% beobachtet worden. Die Hypercholesterinämie beim Diabetes haben Greene (24) und Mitarb. als Folge der Bluteindickung zu erklären versucht; auf die Dehydration bei der diabetischen Azidose haben u. a. Peters (25) und Mitarb. hingewiesen. Da jedoch erhöhte Cholesterinwerte auch bei normalem Wasserhaushalt beobachtet werden können, erscheint die Annahme wahrscheinlicher, die Cholesterinerhöhung sei ein Indikator von erhöhtem Lipoidtransport zu den Geweben, um den Ausfall der Kohlehydrate als Kalorienträger zu kompensieren. In diesem Sinne hat vor allem Rabinowitch (26) die diagnostische und prognostische Bedeutung des Serumcholesterins betont: hohe Cholesterinwerte sollen selbst bei fallenden Blutzuckerwerten eine schlechtere Prognose bedeuten und erfordern energischere Insulinbehandlung. Bei der Beurteilung der Hypercholesterinämie müssen natürlich alle Faktoren ausgeschlossen werden, wie die Nephrose, Gallengangverschluß, Myxödem und Xanthomatose, die ebenfalls Erhöhung des Serumcholesterins bewirken. Dasselbe gilt auch für die beim Diabetes oft stark erhöht gefundenen Werte des Lipoidphosphors, welche ein eindeutiges Zeichen erhöhter Fettmobilisation sind.

In manchen Fällen von Diabetes ist die Untersuchung der Insulinempfindlichkeit von Interesse. Diese erfolgt (vgl. Fraser [27] u. Mitarb.) durch intravenöse Injektion von 0,1 E/kg Insulin; vor der Injektion sowie 30, 90 und 120 Minuten nach der Injektion wird der Blutzucker bestimmt. Normalerweise sinkt der Blutzucker 30 Minuten nach der Injektion auf etwa 50 % des Ausgangswertes, um 90 oder 120 Minuten nach der Injektion den Ausgangspunkt wieder zu erreichen. Während die meisten Diabetesfälle „insulinempfindlich" sind, gibt es auch insulinrefraktäre Fälle, bei denen der Blutzuckersturz unterbleibt oder nur geringfügig ist: um letztere zu erkennen, empfiehlt Himsworth (29), die Zuckerbelastung und Insulininjektion gleichzeitig vorzunehmen. Man verabreicht 30 g Glukose pro m² Körperfläche peroral und gleichzeitig 5 E Insulin pro m² Körperfläche intravenös; vor der Belastung sowie 10, 20, 30 und 60 Minuten nach der Belastung wird der Blutzucker bestimmt. Am Vortag wird Zuckerbelastung ohne Insulin durchgeführt; aus den beiden Kurven wird der I : G-Quotient $\left(\frac{\text{Insulinfläche}}{\text{Glukosefläche}}\right)$ berechnet, der normalerweise 1 beträgt, bei insulinempfindlichem Diabetes auf 1,3 steigt, bei insulinrefraktärem Diabetes bis auf 0,5 sinken kann. Bei insulinempfindlichen Kranken bleibt die Blutzuckererhöhung aus, bei insulinrefraktären Diabetikern kommt es zu normaler Blutzuckererhöhung. Außer beim Diabetes hat man mangelnde Insulinempfindlichkeit bei M. Cushing und Akromegalie nachgewiesen. Verlängerte Dauer der Hypoglykämie (keine Rückkehr zu dem Ausgangswert innerhalb 120 Minuten) im Insulinversuch wird bei der Simmondschen und Addisonschen Krankheit beobachtet.

D. Prüfung des Wasserhaushalts.

Etwa 70 % des Körpergewichtes besteht aus Wasser; 5 % sind im Blutplasma, 15 % im interstitiellen Gewebe als Gewebswasser vorhanden. Da der Blutkreislauf ein einigermaßen konstantes

Blutvolum voraussetzt, dient das Gewebswasser als elastisches Reservoir; bei Dehydration fließt es in die Blutgefäße zurück, unter gewissen pathologischen Bedingungen nimmt es Plasmaflüssigkeit auf, wobei unter pathologischen Bedingungen Ödeme entstehen können. Über den Umfang des Wasserstoffwechsels gibt die Zusammenstellung von Adolph (28) ein orientierendes Bild: 3—8 Liter Wasser werden in den Verdauungssäften ausgeschieden und wieder reabsorbiert, während 1—8 Liter durch Harn, Stuhl und Schweiß verlorengehen: über eine zirkulierende Flüssigkeit von 3500 ccm (Plasmavolumen) werden daher täglich 4 bis 16 Liter Wasser umgesetzt.

Bei der Untersuchung des Wasserhaushalts sind folgende Momente zu berücksichtigen:

a) die zirkulierende Blutmenge;

b) das Verhältnis Plasma : Blutkörperchen (Hämatokrit, Zellzahl);

c) der Eiweißgehalt des Plasmas (kolloid-osmotischer Druck).

Die zirkulierende Blutmenge wird bei intakter Zirkulation nur selten erhöht gefunden, so bei der Polyzythämie. Erniedrigte Blutmenge kann die Folge schwerer Anämie sein (Abnahme des Volums der Blutkörperchen), ferner ist sie die Folge von Hämorrhagien (Abnahme von Plasma + Blutkörperchen). Die schwersten Erniedrigungen werden beim Schock beobachtet; sie betreffen nur den Plasmaanteil, wodurch hohe Hämatokritwerte und Erythrozytenzahlen resultieren (Hämokonzentration): da auch ein Teil der Plasmaeiweißkörper in die Gewebe übertritt, ist der Eiweißgehalt des Plasmas meist nicht wesentlich erhöht. Dagegen ist bei der Addisonschen Krankheit der Plasmaverlust lediglich auf Wasser- und Salzverlust zurückzuführen, weshalb neben der Hämokonzentration auch Hyperproteinämie beobachtet wird. Erniedrigtes Plasmavolum mit Hämokonzentration wird ferner bei allen Zuständen beobachtet, die mit Dehydration einhergehen. Die Hämokonzentration beeinträchtigt durch die erhöhte Blutviskosität die Zirkulation; die Folge kann Abnahme der Nierenleistung sein (Coller und Maddock [15]).

Dehydration ist die Abnahme des Gewebswassers infolge Flüssigkeitsverlusten; da die Elektrolytzusammensetzung des Gewebswassers und Serums identisch ist, ist der Schluß aus den Serumsveränderungen auf das Verhalten des Gewebswassers berechtigt. Dehydration wird meist durch große Flüssigkeitsverluste (Erbrechen, Durchfall, Diurese) verursacht; je nach den Elektrolytverlusten kann es dabei entweder zu Azidose oder zu Alkalose kommen. Eine regelmäßige Folge ist die Hyperproteinämie, wodurch der kolloid-osmotische Druck erhöht und das Abströmen des Gewebswassers in die Blutbahn erleichtert wird. Die wichtigsten Veränderungen der Blutmenge fassen wir wie folgt zusammen.

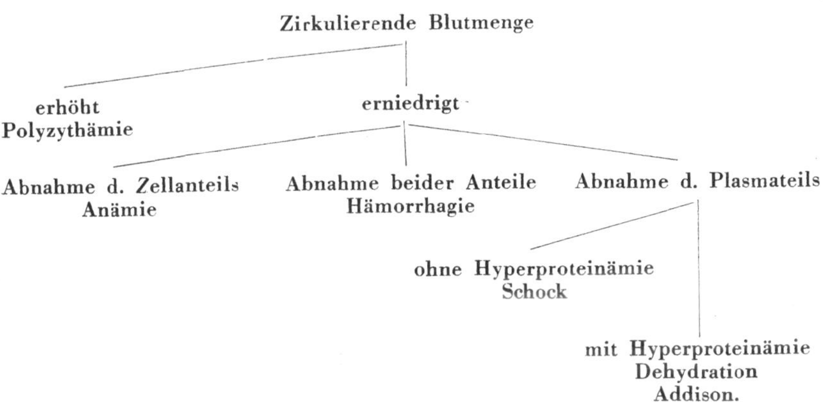

Vermehrung des Gewebswassers kann die Folge von vier Faktoren sein (Landis [29]): 1. erhöhter Blutdruck in den Kapillaren (Kreislaufdekompensation, Thrombophlebitis); 2. erniedrigter kolloid-osmotischer Druck des Plasmas durch Hypoproteinämie; 3. erhöhte Kapillarpermeabilität bei Entzündungen und akuter Nephritis; 4. Lymphstauung infolge Erhöhung des Venendruckes. — Falls die Vermehrung des Gewebswassers zu sichtbarer Gewebsschwellung führt, sprechen wir von Ödemen; das dem Ödem vorausgehende Stadium wird als präödematöser Zustand bezeichnet. Zu seiner Erkennung dient die Quaddelprobe von MacClure und Aldrich (5); man setzt auf Unterarm und Unterschenkel je eine intrakutane Quaddel von 0,2 ccm phys. Kochsalzlösung und beobachtet den Zeitpunkt, zu welchem die Quaddel nicht mehr tastbar ist. Dieser beträgt nach Eisnèr und Kollner (30) normalerweise 40—85 Minuten, während im Falle von Ödembereitschaft die Quaddel bereits nach 3—30 Minuten verschwindet. Die Bestimmung der Menge der extrazellulären Flüssigkeit ist ebenfalls geeignet, klinisch noch latente Ödeme zu entdecken. Normalerweise beträgt die extrazelluläre Flüssigkeit (vgl. Lavieter [47]) 21—28 % des Körpergewichtes, während sie bei Ödemen auf 34—51 % ansteigen kann.

Die Faktoren 1 und 4 werden im Zusammenhang mit der Kreislaufpathologie (s. S. 125) besprochen. Faktor 2 betrifft das Verhalten des kolloid-osmotischen Druckes der Plasmaeiweißkörper. Normalerweise beträgt dieser 24—30 mm Hg oder durchschnittlich 360 mm H_2O. Der onkotische Druck der feindispersen Albumine ist wesentlich höher als der großmolekularen Globuline (Keys [31]): etwa 80 % des onkotischen Druckes des Serums ist auf die Albumine zurückzuführen (Cohn [32]). Normalerweise besteht Gleichgewicht zwischen dem onkotischen Druck des Plasmas, welcher Gewebswasser anzieht, und dem Kapillardruck (13—35 mm Hg), welcher den Übertritt von Plasmaflüssigkeit in die Gewebe bewirkt. Da die direkte Bestimmung des onkotischen Druckes umständlich ist, wurden verschiedene Formeln vorgeschlagen, mit deren Hilfe aus der Eiweißkonzentration (C), der Albumin- (A-) und Globulinkonzentration (G) der onkotische Druck berechnet werden kann. So beträgt der kolloid-osmotische Druck (in mm H_2O) nach Wells (33) C . (21,4 + 5,9 A), nach Wies und Peters (34) 60,1 A + 22,9 G — 50,0; nach Keys (31) 45,2 A + + 18,8 G.

Die Zusammenhänge zwischen Serumeiweißkörperkonzentration und Ödementstehung sind kompliziert, da z. B. die Abnahme des onkotischen Druckes durch Erniedrigung des Kapillar- und Venendruckes kompensiert werden kann. Dennoch konnten Moore und Van Slyke (35) zeigen, daß bei der Nephritis bei einer Eiweißkonzentration von unter 5,5 % bzw. einer Albuminkonzentration unter 2,5 % regelmäßig Ödeme entstehen. Besonders starke Verminderung der Serumeiweißkörper (bis 3 %), insbesondere des Albumins (bis 0,2 %), wird bei der Nephrose beobachtet. Starke Verminderung des Albumins wird ferner bei der Leberzirrhose beobachtet (Myers [36], Snell [37]), sowie bei Inanitionszuständen und auch beim Hungerödem; bei letzteren Zuständen als Folge mangelhafter Eiweißzufuhr, bzw. Absorption. Bei allen erwähnten Zuständen sind die Ödeme in erster Reihe die Folge der Abnahme des kolloid-osmotischen Druckes der Serumeiweißkörper.

Methodisches.

Die Bestimmung der Blutmenge erfolgt für klinische Zwecke durch Injektion von Farbstoffen (Kongorot usw.), die nur langsam aus dem Kreislauf ausgeschieden bzw. durch das retikulo-endotheliale System aufgenommen werden. Am geeignetsten hat sich der durch Gibson und Evans (38) eingeführte Farbstoff Evansblau (T 1824) erwiesen (Crooke und Morris [39]).

Ausführung: In eine Spritze, enthaltend 2,5 ccm 1,6%ige Lösung von Natriumoxalat, wird Blut bis zur Marke 10 aufgezogen, daran anschließend werden 0,2 ccm/kg der 1%igen Farblösung intravenös injiziert. 4 Minuten später erneute Entnahme von Blut, im selben Verhältnis mit Oxalatlösung. In einem Teil des Blutes wird der Plasmaanteil mittels Hämatokrit bestimmt. Der Rest beider Blutportionen wird zentrifugiert und das Plasma wird kolorimetrisch untersucht. Die Standardlösung besteht aus 2 ccm verdünnter $\frac{1}{267}$%iger Farblösung, 2 ccm des vor der Injektion gewonnenen Plasmas und 2 ccm phys. Kochsalzlösung. Die Versuchslösung aus 2 ccm nach der Injektion gewonnenem Plasma und 4 ccm phys. Kochsalzlösung.

Berechnung: Falls R die Farbstoffkonzentration in % des Standards, D die injizierte Farbstoffmenge in ccm bedeutet, so ist das Plasmavolumen in ccm

$$\frac{26700 \cdot D \cdot 0{,}75}{R}.$$

Mit Hilfe des Hämatokritwertes läßt sich daraus das Blutvolumen berechnen. Blutvolumen $= \frac{100 \times \text{Plasmavolumen}}{\text{Hämatokritwert des Plasmas}}$. Zur Bestimmung ist auch ein Photometer mit Rotfilter gut geeignet; als Blindversuch wird vor der Injektion gewonnenes Serum benützt, die Berechnung erfolgt mit Hilfe einer Kurve der Farbstoffverdünnungen.

Normalwerte: Plasmavolumen: 41 -- 43 ccm/kg;
Blutvolumen: Männer 77,7 ccm/kg,
Frauen 66,1 ccm/kg.

Etwas höhere Werte geben Hepper (45) und Mitarb. an: durchschnittliches Blutvolumen: 80,5 ccm/kg; Plasmavolumen: 45,5 ccm/kg.

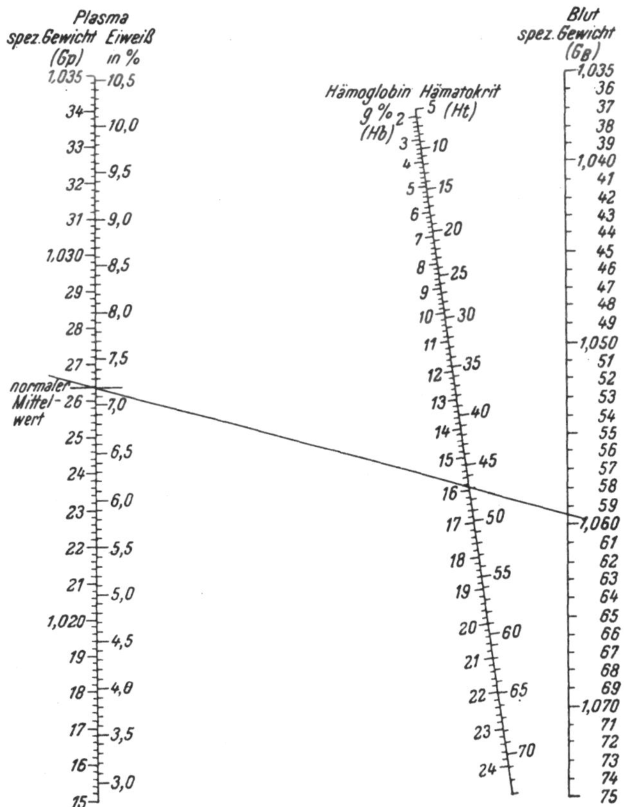

Abb. 15. Nomogramm zur Berechnung von Eiweißgehalt und Hämatokrit nach Philips, Van Slyke u. Mitarb.

Man verbinde die Werte von Gp und G_B und lese die Werte von Hämoglobin bzw. Hämatokrit auf der mittleren Linie ab.

Die Bestimmung des Eiweißgehaltes ist durch einfache Methoden erleichtert worden, wodurch die rasche Beurteilung der mit Hyperproteinämie einhergehenden Dehydrationszustände ermöglicht wird. Moore und Van Slyke (35) haben nachgewiesen, daß das spezifische Gewicht des Plasmas mit seinem Eiweißgehalt parallel geht. Auf diesem Prinzip hat Kagan (40) die Methode des fallenden Tropfens aufgebaut, welche zuletzt von Philips, Van Slyke (41) und Mitarb. in einfachster Weise angewandt wurde.

Erforderliche Lösungen: a) Kupfersulfat-Stammlösung vom spezifischen Gewicht 1110. Man löst 159.6 g $CuSO_4 . 5 H_2O$ in 1 l H_2O; b) verdünnte Kupfersulfatlösungen vom spezifischen Gewicht 1018—1035. Man bereitet sie in luftdicht verschließbaren Gläsern nach der Formel n — 1 ccm, wobei n = die beiden letzten Ziffern des gewünschten spezifischen Gewichtes bedeutet; man verdünnt z. B., um eine Lösung vom spezifischen Gewicht 1033 zu erhalten, 32 ccm der Stammlösung auf 100 ccm. Jede Lösung ist nach Zusatz von 100 Tropfen neu zu bereiten.

Ausführung: Man läßt 1 Tropfen des zu untersuchenden Serums aus 1—2 cm Höhe in Lösungen von verschiedenem spezifischen Gewicht fallen. Bei identischem spezifischen Gewicht wird der Tropfen schwebend bleiben, bei niedrigerem in die Höhe steigen, bei schwererem sinken. Normalsera haben ein durchschnittliches spezifisches Gewicht von 1026.

Berechnung: 360 (gefundenes spezifisches Gewicht — 1007) = Eiweißgehalt in %.

Die angegebene Formel ist nicht die einzige (vgl. Kagan [40], Hock und Marrack [42]). Fehlermöglichkeiten ergeben sich ferner bei Paraproteinämien (Cantarow und Trumper [22]). Die Methode hat sich klinisch dennoch gut bewährt. Page (43) findet, daß bei spezifischen Gewichten unter 1023 meist schon Ödeme bestehen. Die ebenfalls leicht und rasch durchführbare refraktometrische Bestimmungsmethode dürfte an Genauigkeit kaum hinter diesem Verfahren zurückstehen. Einen wesentlichen Vorteil bedeutet jedoch die Anwendung desselben Verfahrens auf die Bestimmung des Hämatokrits und des Hämoglobins. Zu diesem Zweck werden Kupfersulfatlösungen nach obigem Verfahren vom spezifischen Gewicht 1025—1075 bereitet und je 1 Tropfen heparinisiertes (0,2 mg pro ccm) Blut in die verschiedenen Gläser fallen gelassen. Nach Zentrifugieren des Restes bestimmt man das spezifische Gewicht des Plasmas. Aus dem vorstehenden Nomogramm kann man aus den gefundenen spezifischen Gewichten die Konzentration der Plasmaeiweißkörper, des Hämoglobins und den Hämatokritwert direkt ablesen (Abb. 15).

Mit Hilfe der Kupfersulfatmethode haben Phillip und Mitarb. (46) eine einfache Bestimmungsmethode des Blutvolumens ausgearbeitet, welche auf der Differenz der spezifischen Gewichte vor und nach einer Plasmatransfusion beruht. Zur Ausführung wird nach einer Blutentnahme von 1 ccm (B_1) die intravenöse Infusion von 500—1500 ccm Plasma (50—100 ccm pro Minute) vorgenommen. 5—10 Minuten nach erfolgter Infusion neuerliche Blutentnahme (B_2). Die spezifischen Gewichte von B_1 und B_2 und des zur Infusion verwandten Plasmas (P) werden nach der Kupfersulfat-Tropfmethode bestimmt.

Berechnung des Blutvolumens vor der Infusion (V_{B_1}):

$$V_{B_1} = V_s \frac{G B_2 - G_3}{G B_1 - G B_2}.$$

Wobei V_s = Menge des infundierten Plasmas in ccm,
GB_1 = spezifisches Gewicht von B_1,
GB_2 = spezifisches Gewicht von B_2,
G_3 = spezifisches Gewicht des Plasmas bedeutet.

Um das Verhältnis der gefundenen Blutmenge zu den Normalwerten zu erhalten, wird folgende Formel angewandt:

$$= \frac{V_{B_1}}{4,48 \times \text{Körperoberfläche} - 2,11},$$

wobei die Körperoberfläche aus der Formel von Du Bois berechnet wird:

$$H^{0,725} \times G^{0,425}\ 0,007184 = m^2,$$

wobei H = Körperhöhe in cm, G = Gewicht in kg bedeutet (vgl. Abb. 25 auf S. 146).

Die Bestimmung der Eiweißfraktionen ist durch die Biuretmethode wesentlich erleichtert worden (Kingsley [44]).

Erforderliche Lösungen: a) 23%oige Lösung von (wasserfreiem) Natriumsulfat. Ist im Thermostat zu halten; b) 92 ccm einer karbonatfreien ges. Lösung von NaOH werden im Meßzylinder auf 300 ccm mit H_2O verdünnt, dann werden 100 ccm einer 1%/oigen Kupfersulfatlösung zugefügt.

Ausführung: 0,5 ccm Serum werden in einem Zentrifugenglas mit 9,5 ccm Lösung a) gemischt; nach Durchmischung pipettiert man 2 ccm der Suspension in ein Reagenzglas. Der Rest wird zentrifugiert und 2 ccm der klaren Lösung werden in ein anderes Reagenzglas pipettiert. Zu beiden Proben gibt man 4 ccm der Lösung b) und liest nach 10 Minuten im Photometer (Filter 520 mμ) ab. Falls nur der Gesamteiweißgehalt bestimmt werden soll, mischt man 0,1 ccm Serum zu 1,9 ccm phys. NaCl-Lösung, setzt 4 ccm Lösung b) zu und verfährt wie oben. Die erhaltenen Werte werden mit Hilfe einer Kurve ausgewertet, die durch Verdünnungsserie eines Serums mit bekanntem Eiweißgehalt gewonnen wurde. Man erhält die Gesamteiweiß- und die Albuminkonzentration in 0,1 ccm Serum; die Differenz der beiden Werte ergibt die Globulinkonzentration.

Mit Hilfe der geschilderten Methoden ist es möglich, innerhalb kurzer Zeit eine Orientierung über einige der wichtigsten Faktoren des Wasserhaushalts zu gewinnen (vgl. Tab. auf S. 83). Der Hämatokritwert zeigt, ob eine Anämie oder Hämokonzentration vorliegt, der Eiweißwert weist auf Dehydration bzw. Ödembereitschaft. Die aus diesen Befunden folgenden therapeutischen Folgerungen ergeben sich von selbst: bei der Anämie kommt in dringenden Fällen Bluttransfusion, bei Hämokonzentration Infusion von Kochsalz oder Ringerlösung, bei Hypoproteinämie Infusion von Albuminlösung in Betracht. Bei gleichzeitiger Azidose soll daneben Alkali, bei Hypochlorämie NaCl in konzentrierter Lösung verabreicht werden (vgl. S. 77).

Methode der Bestimmung der extrazellulären Flüssigkeit nach Odier (48).

Nach erfolgter Entnahme von 8—10 ccm Blut werden 10 ccm einer 11,7%/oigen Rhodannatriumlösung im Verlauf von 3—4 Minuten intravenös injiziert. Nach 1 Stunde erneute Blutentnahme.

Zur Bestimmung des Rhodannatriums werden 2 ccm Serum mit 2 ccm 20%/oiger Trichloressigsäure enteiweißt, zentrifugiert und zu 2 ccm klarem Filtrat 2 ccm eines Reagens gesetzt, welches 33,45 g $FeCl_3 \cdot 6 H_2O$ und 25 ccm konz. Salpetersäure ad 1 l Wasser enthält. Die Messung der entstandenen Farbe erfolgt im Stupho; Filter S 47, 10 mm Schichtdichte, gegen das Kontrollserum. Die Menge der extrazellulären Flüssigkeit ergibt sich aus der Formel

$$= \frac{\text{mg CNS injiziert}}{\text{CNS-Konzentration des Serums mg\%}}.$$

Literatur.

1. Hollander, F., J. biol. Chem. **104**, 33, 1934.
2. Helmer, O. M., Amer. J. Physiol. **110**, 28, 1934.
3. Vineberg u. Babkin, Amer. J. Physiol. **97**, 69, 1931.
4. Wolf u. Wolff, Human gastric Function 1947.
5. MacClure u. Aldrich, Klin. Wschr. **6**, 1198, 1927.
6. Bolton u. Goodhart, J. Physiol. **77**, 287, 1933.
7. Agren u. Lagerlöf, Acta med. scand. **90**, 1, 1936.

8. Greengard u. Ivy, Amer. J. Physiol. **124**, 427, 1938.
9. Diamond u. Siegel, Amer. J. digest. Dis. **7**, 435, 1940.
10. Elman, R., Amer. J. Surg. **105**, 379, 1937.
11. Somogyi, M., J. biol. Chem. **125**, 399, 1938.
12. Heifetz u. Mitarb., Arch. int. Med. **67**, 819, 1941.
13. Comfort, M. W., J. Labor. a. clin. Med. **20**, 271, 1934.
14. Gamble, I. L., Chemical Anatomy etc. of Extracellular fluid, 1942.
15. Coller u. Maddock, Amer. J. Surg. **102**, 947, 1935.
16. Harrison, G. A., Chemical methods in clinical medicine, 3 ed. 1947.
17. Key, W. in: Recent Advances in Clinical Pathology, 1947.
18. Lavietes, P. H. in Cecils Textbook of Medicine, 7 ed. 1947.
19. Van Slyke, D., J. biol. Chem. **52**, 495, 1922.
20. Althausen u. Woever, J. clin. Invest. **16**, 257, 1937.
21. Fraser u. Mitarb., J. clin. Endocrin. **1**, 297, 1941.
22. Cantarow u. Trumper, Clinical Biochemistry, 3 ed. 1946.
23. Atchley, D. W., J. clin. Invest. **12**, 297, 1933.
24. Greene u. Mitarb., Arch. int. Med. **65**, 1130, 1940.
25. Peters u. Mitarb., J. clin. Invest. **12**, 355, 1933.
26. Rabinowitch, I. M., Ann. int. Med. **8**, 1436, 1935.
27. Himsworth, H. P., Lancet **1939**, II, 171.
28. Adolph, E. F., Physiol. Rev. **13**, 336, 1933.
29. Landis, E. M., Amer. J. med. Sci. **193**, 297, 1937.
30. Eisner u. Wolker, Klin. Wschr. **7**, 1686, 1928.
31. Keys, A., J. physical. Chem. **42**, 11, 1938.
32. Cohn, E. J., Trans. Phila. Coll. Phys. **10**, 149, 1942.
33. Wells, H. S., J. clin. Invest. **12**, 1103, 1933.
34. Wies u. Peters, J. clin. Invest. **16**, 93, 1937.
35. Moore u. Van Slyke, J. clin. Invest. **8**, 337, 1930.
36. Myers, W. K., Arch. int. med. **55**, 349, 1935.
37. Snell, A. M., Ann. int. Med. **9**, 690, 1935.
38. Gibson u. Evans, J. clin. Invest. **16**, 301, 1937.
39. Crooke u. Morris, J. Physiol. **101**, 217, 1942.
40. Kagan, B. M., J. clin. Invest. **17**, 369, 1938.
41. Philips, Van Slyke u. Mitarb., U. S. nav. Res. Unit. 1945.
42. Hoch u. Marrack, Brit. med. J. **1945**, 2, 151.
43. Page, I. H., J. amer. med. Assoc. **99**, 1344, 1932.
44. Kingsley, J. Labor. a. clin. Med. **27**, 840, 1942.
45. Hopper, Tabor u. Winkler, J. clin. Invest. **23**, 628, 1944.
46. Phillip, Yeomans, Dole, Zarr u. Van Slyke, J. clin. Invest. **25**, 261, 1946.
47. Lavietes u. Mitarb., J. clin. Invest. **15**, 261, 1936.
48. Odier, J., Helvet. med. Acta **15**, Suppl. 21, 1948.
49. Exton, W. G., Amer. J. clin. Path. **4**, 381, 1934.

IV. Prüfung der endokrinen Funktionen.

1. Prüfung der Schilddrüsenfunktion.

Die Prüfung der Schilddrüsenfunktion beruht auf folgenden Prinzipien:

a) Die wichtigste Funktion der Schilddrüse ist die Regelung der Oxydationen. Diese erfolgt zum Teil durch direkte Zellwirkung (Mansfeld [1], Andrus und McEachern [2]), zum Teil auf dem Umwege der vegetativen Zentren des Hypothalamus (Issekutz [3]);

b) die Schilddrüse ist am Stoffwechsel des Jods maßgebend beteiligt, der Wirkstoff der Schilddrüse ist jodhaltig, der Gehalt des Blutes an Jod wird durch die Tätigkeit der Schilddrüse bestimmt;

c) die Schilddrüse beeinflußt den Kohlehydrat- und Cholesterinstoffwechsel in bestimmter Richtung.

Ad a). Die Bestimmung des Grundumsatzes ist die wichtigste Untersuchungsmethode der Schilddrüse. Bei Hyperthyreosen werden Werte von + 15 bis + 50 % als mittelschwer, Werte von + 50 bis + 75 % als schwer und Werte über + 75 % als sehr schwer betrachtet. Bei Hypothyreose können Werte bis — 35 % gefunden werden. Erhöhung des Grundumsatzes kann außer der Hyperthyreose folgende Ursachen haben: 1. Fieber erhöht den Grundumsatz um etwa 13 % pro Grad über der Normaltemperatur; 2. Gravidität und Laktation; 3. Leukämien und Polyzythämie; 4. manchmal essentielle Hypertonie und Myokardinsuffizienz; 5. selten bei Akromegalie und M. Cushing. Erniedrigung des Grundumsatzes wird außer der Hypothyreose bei der Addisonschen und Simmondschen Krankheit sowie bei Nephrose beobachtet.

Ad b). Der Jodgehalt des Blutes beträgt nach Klassen (4) u. Mitarb. 4 γ%, der des Plasmas 7,1 γ%; etwa 95 % des Jods sind daher im Serum enthalten. Perkin u. Mitarb. (5) fanden einen durchschnittlichen Jodgehalt im Blut von 6 γ%. Ähnliche Normalwerte wurden von Man (6) u. Mitarb. sowie von Riggs (7) u. Mitarb. angegeben. Während bei der Hypothyreose meist etwas erniedrigte Werte gefunden werden (Turner [8]), findet man bei Hyperthyreosen deutlich erhöhte Werte zwischen 10 — 18 γ%; bei etwa 30 % der Hyperthyreosen sind die Werte normal. Dagegen wurden erhöhte Jodwerte auch bei Leukämien, Hypertonie, Gelbsucht u. a. m. beobachtet.

Bloß etwa 30 % des Blutjods sind in anorganischer Form vorhanden, der Rest ist an Proteine gebunden und bildet den „organischen“ Jodanteil; er beträgt 4 — 8 γ% (Salter [9]). Etwa 60 — 75 % des letzteren haben Thyroxinwirkung und dürften mit dem aktiven Schilddrüsenhormon identisch sein; bei Hypothyreosen ist dieser Anteil erniedrigt (0 — 3 γ%), bei Hyperthyreosen erhöht (8 — 30 γ%). Nach Salter ist der jodhaltige Träger des Schilddrüsenhormons ein Bestandteil der α- und β-Globuline. Während die Bestimmung des Gesamtjods nach dem vorhin Gesagten klinisch keine eindeutigen Resultate gibt, kann die technisch allerdings recht schwierige Bestimmung des organischen Jods, wie Salter (10) u. Mitarb. betonen, diagnostisch wertvolle Aufklärung geben.

Nach peroraler Belastung mit 37 mg J (in Form von Lugolscher Lösung) steigt der Jodgehalt des Blutes bei Gesunden um 100 % oder mehr (Watson [10]), während bei Hyperthyreosen der Anstieg viel geringer ist. Durch Anwendung des „markierten“

Jodisotops 131 J haben Hamilton (11) u. Mitarb. sowie Hertz (12) u. Mitarb. nachgewiesen, daß die Schilddrüse bei der Hyperthyreose mehr Jod bindet als unter normalen Verhältnissen. Es ist bekannt, daß der Jodgehalt der Schilddrüse bei Hyperthyreose stark erniedrigt ist, was auf den Verlust der normalen Speicherungsfähigkeit der hyperplastischen Schilddrüse zurückgeführt wird. Der Ausfall der Belastungsversuche läßt eine solche Deutung allerdings nicht zu; die Frage des Jodstoffwechsels unter pathologischen Verhältnissen müssen wir noch als ungelöst ansehen.

Die normale Tagesausscheidung von Jod im Urin beträgt etwa 20—70 γ. Bei Hyperthyreose findet man oft recht hohe (100—900 γ) Werte (Salter [9]).

Ad c). Störungen des Kohlehydratstoffwechsels sind bei Dysfunktion der Schilddrüse seit langem bekannt. Bei Hyperthyreosen wird Hyperglykämie und Glykosurie nicht selten beobachtet; die erhöhten Nüchternblutzuckerwerte sind die Folgen erhöhter Glykogenmobilisierung infolge des erhöhten Stoffwechsels. Bei der Hypothyreose werden infolge des herabgesetzten Stoffwechsels oft niedrige Blutzuckerwerte (70—80 mg%) beobachtet. Nach peroraler Dextrosebelastung findet man bei 50—80 % der Fälle von Hyperthyreose eine mehr oder weniger charakteristische Blutzuckerkurve (Althausen und Wever [14]), welche einen steilen Anstieg auf übernormale Werte und einen frühen Sturz zeigt. Nach Althausen und Stockholm (15) ist die Ursache eine beschleunigte Zuckerresorption aus dem Darm; bei Hypothyreosen wird meist eine flache Kurve beobachtet. Um den Faktor der Resorptionsgeschwindigkeit auszuschließen, kann in diesen Fällen die intravenöse Dextrosebelastung nach Thorn u. Mitarb. (16) vorgenommen werden: man injiziert im Laufe von 30 Minuten 0,5 g Dextrose pro kg in 20%iger Lösung: der Blutzucker wird vor sowie 30, 60 und 120 Minuten nach der Injektion bestimmt. Normalerweise steigt der Blutzucker nach 30 Minuten auf 200—250 mg% und erreicht nach 120 Minuten subnormale Werte. Bei Schilddrüsenerkrankungen erhält man mit der letzteren Methode oft normale Werte. Die Galaktoseprobe wird von Althausen (17) u. Mitarb. als diagnostische Methode bei Schilddrüsenerkrankungen empfohlen. Nach peroraler Darreichung von 40 g Galaktose steigt die Galaktosekonzentration im Blut normalerweise auf 15—35 mg%, während bei Hyperthyreosen die Galaktosekonzentration 40—150 mg% erreicht. Der Umstand, daß die intravenöse Galaktoseprobe bei Hyperthyreosen normal ausfällt (vgl. S. 3), beweist, daß es sich nicht um eine Störung der Leberfunktion, sondern um die Folge von beschleunigter Darmresorption handelt. Auch Barnes und King (18) empfehlen die Probe bei Hyperthyreose als Ersatz der Grundumsatzbestimmung. Im Gegensatz zu der Ansicht, die erniedrigte Galaktosetoleranz sei eine Folge beschleunigter Resorption, vertreten Maclagan und Rundle (19) sowie Rosenkrantz (20) u. Mitarb. die Ansicht, sie sei ein Zeichen gleichzeitig gestörter Leberfunktion. Für einen Zusammenhang zwischen Hyperthyreosen und Leberparenchymschäden sprechen auch die Ergebnisse anderer Untersuchungen. So fanden Schmidt u. Mitarb. (21) einen erheblichen Prozentsatz mit positivem Ausfall der Hippursäureprobe. Auch Lichtman (22) fand, daß bei 45—90 % der Hyperthyreosen die Leberfunktionsproben pathologisch ausfallen. Er vermutet, daß die Ursache der Leberstörungen die Glykogenverarmung dieses Organs ist: auch McIver (23) pflichtet dieser Ansicht bei; er fand bei der großen Mehrzahl der an Hyperthyreose Verstorbenen autoptisch mehr oder weniger schwere Leberveränderungen. In Anbetracht dieser Beobachtungen scheint es wahrscheinlich, daß die hyperglykämische Blutzuckerkurve bei der Hyperthyreose nicht allein auf beschleunigter Darmresorption der Dextrose beruht, sondern ebenfalls auf Störung der Leberfunktion zurückzuführen ist.

Störungen des Cholesterinstoffwechsels sind bei Schilddrüsenerkrankungen recht häufig und haben insbesondere in der Diagnostik der Hypothyreose eine gewisse Bedeutung erlangt. Bei Myxödem werden nahezu regelmäßig hohe Serumcholesterinwerte gefunden (Gildea u. Mitarb. [24], Hurxtal [25]); Werte zwischen 250—600 mg% gehören zur Regel. Wilkins (26) u. Mitarb. finden, daß die Diagnose des Hypothyreoidismus bei Kindern gesichert ist, wenn die Cholesterinwerte nach Thyroxinbehandlung sinken.

Im Gegensatz zum Myxödem findet man bei Hyperthyreosen meist erniedrigte Blutcholesterinwerte (Hurxthal [25]), welche bis auf 60 mg% sinken können. Werte unter 100 mg% sind ein Zeichen ernster Erkrankung, während Werte über 200 mg% gegen Hyperthyreose sprechen. In Anbetracht der Vielheit der Ursachen, welche den Cholesterinstoffwechsel beeinflussen, können diese Befunde nur zur Ergänzung der Grundumsatzbestimmung dienen; in den Fällen, wo die Grundumsatzbestimmung aus technischen Gründen undurchführbar ist (z. B. bei kleinen Kindern), kann die Cholesterinbestimmung und die Blutzuckerkurve als Notbehelf für die Diagnose verwertet werden.

2. Prüfung der Nebenschilddrüsenfunktion.

Die Funktion der Nebenschilddrüse ist, wenn auch nicht ausschließlich, so jedenfalls in charakteristischer Weise mit der Regelung des Kalziumstoffwechsels verbunden.

Der Gesamtgehalt des Serums an Kalzium beträgt 9—11 mg%; davon ist etwa die Hälfte, also 4,5—6 mg, in diffusibler Form vorhanden, wobei angenommen wird (McLean und Hastings [27]), daß dieser Anteil völlig ionisiert ist, der Rest ist an Serumalbumin gebundenes Kalziumproteinat. Cantarow und Haury (28) vermuten, daß das Gleichgewicht zwischen den beiden Kalziumfraktionen durch die Wirkung des Parathormons aufrechterhalten wird; nach Hormonzufuhr wird zunächst der diffusible Anteil, später auch der nichtdiffusible Anteil vermehrt.

Bei Mangel an Hormon kommt es regelmäßig zum Sinken des Serumkalziums, während der Phosphatspiegel erhöht ist; gleichzeitig sinkt die Kalziumausscheidung im Harn. Sinkt das Serumkalzium unter 7 mg%, so treten Symptome der Tetanie auf.

Bei Hyperfunktion der Nebenschilddrüse kommt es beinahe regelmäßig zum Anstieg des Serumkalziums auf Werte von 12—20 mg%, wobei der diffusible und nichtdiffusible Anteil gleichmäßig vermehrt ist. Gleichzeitig sinkt der Gehalt des Serums an Phosphaten auf 1—2,5 mg%; die Kalzium- und Phosphatausscheidung im Harn ist stark vermehrt.

Die Interpretation dieser Befunde ist nicht einheitlich. Albright (29) vermutet, die primäre Störung nach Zufuhr von Parathormon sei die Erhöhung der Phosphatausscheidung durch die Niere, wodurch es zum Sinken der Serumphosphate und zur Kalkmobilisierung aus den Knochen kommt. Im gleichen Sinne fanden Tweedy (30) u. Mitarb. sowie Neufeld und Collip (31), daß die Hyperkalzämie nach Hormoninjektionen bei nephrektomisierten Hunden ausbleibt. Cohn u. Mitarb. (32) verlegen die Wirkung ebenfalls in die Niere; das Parathormon, wie auch Harrison (37) gefunden hat, behindert die tubuläre Reabsorption des Phosphats. Tweedy und Campbell (33) haben mit Hilfe von markiertem Phosphor die sofortige Zunahme der Phosphatausscheidung nach Parathormonzufuhr nachgewiesen.

Im Gegensatz zu dieser Auffassung, wonach die primäre Störung bei der Hyperfunktion der Nebenschilddrüse in der Phosphatausscheidung liegt, fand Storek (34), daß die Hyperkalzämie nach Hormoninjektion auch bei nephrektomisierten Ratten eintritt; Ingells (35) u. Mitarb. sowie Selye (36) geben an, daß die für das Parathormon charakteristische osteoplastische Knochenabsorption auch bei nephrektomisierten Tieren beobachtet werden kann.

In Anbetracht der noch ungeklärten Frage des Wirkungsmechanismus des Parathormons genügt für praktisch-klinische Zwecke die Bestimmung des Kalziums und der Phosphate im Blut und Harn sowie die Bestimmung des Exkretionsindexes der Phosphate (vgl. S. 67), um den Status der Nebenschilddrüsenfunktion zu bestimmen. Dabei muß berücksichtigt werden, daß Hypervitaminose von Vitamin D sowie Darreichung von Dihydrotachysterol (A. T. 10) ebenfalls Hyperkalzämie zur Folge haben kann und daß auch bei der durch Plasmazytome verursachten Hyperproteinämie erhöhte Blutkalkwerte gefunden werden können. Anderseits findet man niedrige Blutkalkwerte auch bei der Hungerosteopathie, bei der Sprue, bei der Urämie und bei der Nephrose. Bei der Rachitis kommt es nur ausnahmsweise zum Sinken des Serumkalziums, wobei dann gleichzeitig Zeichen von Spasmophilie beobachtet werden können; charakteristisch für die Rachitis und die Osteomalazie ist das Sinken der Serumphosphate auf 1—2 mg%, wobei auch die Phosphatausscheidung durch den Harn — im Gegensatz zur Ostitis fibrosa cystica — herabgesetzt ist.

Die biochemische Differentialdiagnose dieser Erkrankungen ergibt sich aus der Tab. 6.

Tabelle 6.

Erkrankung	Serum Kalzium	Serum Phosphate	Ausscheidung von Phosphat im Harn
Ostitis fibrosa cyst.	erhöht	erniedrigt	vermehrt
Rachitis, Osteomalazie	meist normal	erniedrigt	vermindert
Plasmozytom (Myelom)	erhöht	normal	normal

Infolge der vermehrten Ausscheidung von Kalzium und von Phosphaten durch den Harn kommt es bei der Hyperfunktion der Nebenschilddrüse oft zur Entstehung von Nierenkonkrementen; es empfiehlt sich, bei jedem Fall von Nephrolithiasis an diese Möglichkeit zu denken.

Von den klinischen Prüfungen der Hypofunktion der Nebenschilddrüse ist das Trousseausche Zeichen am verläßlichsten: die Blutdruckmanschette wird an einem Arm bis zum Verschwinden des Radialispulses aufgefüllt und vier Minuten liegengelassen: im positiven Fall tritt tetanieartiger Krampf der Karpalmuskeln auf. Ist die Probe negativ, so kann nach dem Vorschlag von O'Donovan (102) im Anschluß an obige Probe die Hyperventilationsprobe vorgenommen werden: die Versuchsperson wird aufgefordert, 55—60 Atemzüge pro Minute zu nehmen. Tritt nach 75 Sekunden kein Muskelkrampf auf der vorhin gestauten Seite auf, so ist latente Tetanie auszuschließen.

3. Prüfung der Nebennierenfunktionen.

A. Funktion des Nebennierenmarkes.

Reizung des N. splachnicus bewirkt Sekretion von Adrenalin, wahrscheinlich auf dem Umweg der Bildung von Azetylcholin; auch nach direkter Zufuhr von Azetylcholin wird aus dem Nebennierenmark Adrenalin ausgeschüttet. Vermehrte Adrenalinsekretion erfolgt nach plötzlichen Gemütserregungen, nach Asphyxie, Hypoglykämie, starker Abkühlung, Inhalationsnarkose, Muskelanstrengung usw. („emergency-Theorie“ von Cannon). Heymans (38) hat experimentell nachgewiesen, daß das Sinken des Blutdruckes Adrenalinausschüttung zur Folge hat. In Anbetracht der Schwierigkeit, Adrenalin in den geringen physiologischen Konzentrationen nachzuweisen, ist die Frage, ob Adrenalin kontinuierlich gebildet wird, noch nicht gelöst (Cori und Welch [39]). Zerstörung des Nebennierenmarkes hat für gewöhnlich keine auffallenden Folgen für die Versuchstiere.

Die Injektion von Adrenalin hat hauptsächlich drei Folgen: Hyperglykämie, Blutdruckerhöhung und Stoffwechselsteigerung. Nach subkutaner Injektion von 1 mg Adrenalin kommt es normalerweise nach 40 — 60 Minuten zu einer Blutzuckererhöhung von 35 — 45 mg%, welche nach zwei Stunden zur Norm zurückkehrt. Adrenalin bewirkt verstärkte Umwandlung des Glykogens, wobei aus dem Leberglykogen Dextrose, aus dem Muskelglykogen Milchsäure entsteht, welche von der Leber wieder in Glykogen umgewandelt wird. Falls die Leber arm an Glykogen ist, wie bei parenchymatösen Leberleiden, so bleibt die Adrenalinhyperglykämie aus oder erreicht nur niedrige Grade. Die nach Adrenalininjektion eintretende Grundumsatzsteigerung soll die Folge des Energieaufwandes sein, welche erforderlich ist, um die um beinahe 200 % erhöhte Milchsäuremenge in Glykogen zurückzuwandeln (Cori und Welch [39]).

Bisher sind keine sicheren Beweise dafür erbracht worden, daß es eine Hypofunktion des Nebennierenmarkes gibt. Die Hyperfunktion ist eine Begleiterscheinung der Tumoren des chromaffinen Gewebes, der sogenannten Phaeochromozytome, welche mit paroxysmalen Blutdruck- und Blutzuckererhöhungen einhergehen. Thorn u. Mitarb. (40) haben auch Fälle mit ständiger Hypertonie beschrieben. Die Diagnose ist nicht schwer, falls in der Lendengegend ein Tumor palpabel ist; in manchen Fällen (Biskind [41] u. Mitarb.) hat Massage in der Flankengegend typische Anfälle von Hypertonie und Hyperglykämie zur Folge gehabt.

B. Funktion der Nebennierenrinde.

Bis jetzt wurden etwa 30 chemisch verschiedene Sterinderivate aus der Nebenniere isoliert. Die Sterinderivate, deren bis heute bekannte Zahl über 60 beträgt, dürften aus dem Cholesterin stammen; bei Fütterung von mit Deuterium markiertem Cholesterin konnten Bloch (42) u. Mitarb. Deuterium in den Gallensäuren und im Pregnandiol nachweisen. Chemisch sind die Hormone mit hauptsächlich androgener Wirkung Derivate des Androstans, die mit oestrogener Wirkung Derivate des Oestrariens und mit kortigener und progestativer Wirksamkeit Derivate des Allo-Pregnans:

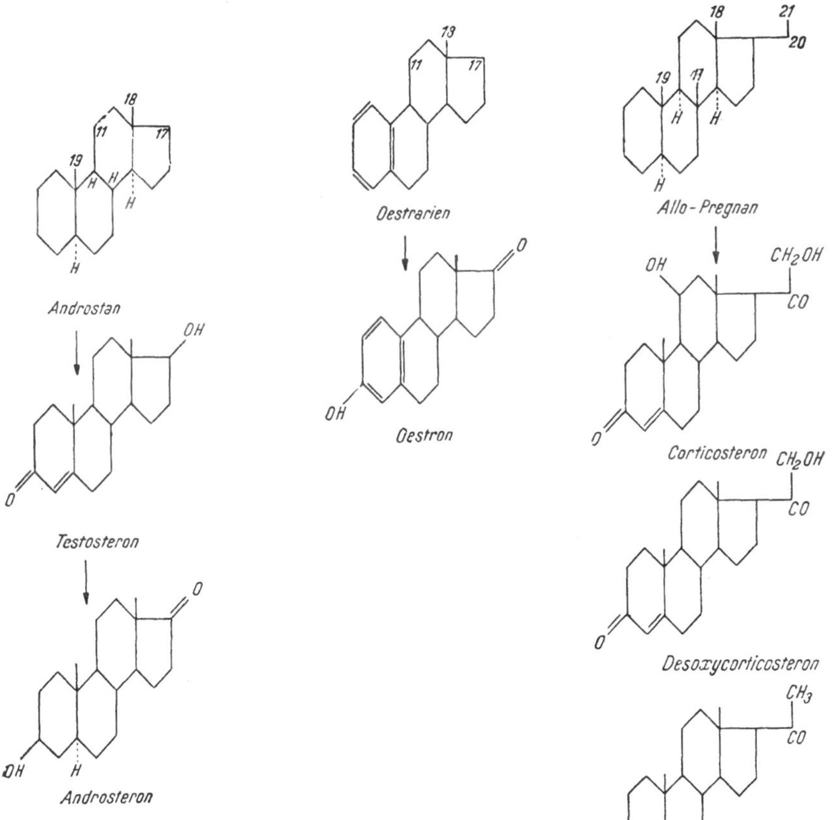

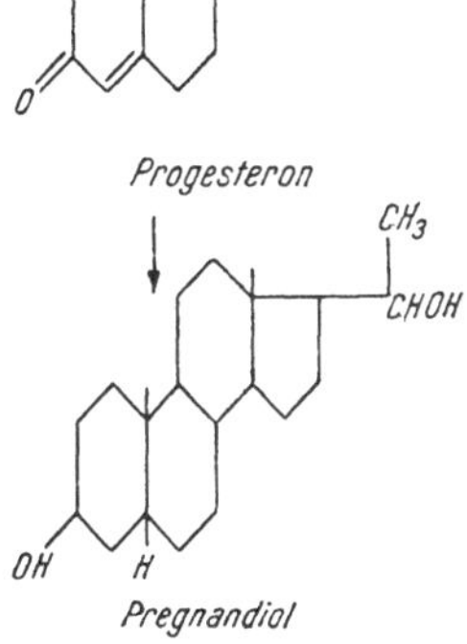

Androstan → Testosteron → Androsteron

Oestrarien → Oestron

Allo-Pregnan → Corticosteron, Desoxycorticosteron, Progesteron → Pregnandiol

Die nahe chemische Verwandtschaft der Sterinderivate macht es verständlich, daß viele ihrer biologischen Wirkungen sich überschneiden (A. Fischer [43]). So wurde u. a. nachgewiesen (Fischer und Engel [44]), daß Progesteron kortigene Wirksamkeit besitzt. Über den Stoffwechsel der Sterine sind wir nur ungenügend unterrichtet. Es ist wahrscheinlich, daß das im Harn nachweisbare Androsteron ein Umwandlungs- und Ausscheidungsprodukt des Testosterons ist, daß Pregnandiol aus Progesteron und vielleicht aus kortigenen Sterinen gebildet wird. Einige der kortigenen und testikularen Sterine werden im Harn als neutrale 17-Ketosteroide ausgeschieden (vgl. S. 100).

Die aus der Nebennierenrinde isolierten physiologisch wirksamen Sterine können folgendermaßen gruppiert werden (vgl. Kendall [45]):

1. weibliche Sexualhormone (Oestron, Progesteron);
2. androgene Wirkstoffe (Androstendion, Adrenosteron);
3. kortigene Wirkstoffe; diese werden eingeteilt in
   a) elektrolytwirksame Sterine (Desoxycorticosteron, amorphe Fraktion);
   b) kohlehydratwirksame Sterine (Corticosteron sowie drei seiner Dehydro- bzw. Hydroxyderivate).

Von den aufgezählten Sterinderivaten sind allein die elektrolytwirksamen Sterine der Nebennierenrinde lebensnotwendig (Loeb [46]). Die angenommenen Wirkungen auf die Kapillarpermeabilität, auf das Wachstum, auf Schockzustände wurden von Ingle (47) als unbewiesen abgelehnt.

Über das Maß der Hormonbildung geben die Versuche von Vogt (48) ein gewisses Bild. Das venöse Blut der Nebenniere wurde im Tierversuch auf die lebensverlängernde Wirkung bei abgekühlten Ratten geprüft, denen die Nebennieren entfernt waren. Die Versuche ergaben, daß die Nebennieren eines 10 kg schweren Hundes in 24 Stunden so viel Hormon produzieren, als aus 17 kg Rindernebennieren extrahiert werden kann.

a) Wirkungen auf den Elektrolythaushalt.

Bei Mangel an elektrolytwirksamem Rindenhormon treten folgende Stoffwechselveränderungen auf: vermehrte Na- und Cl-Ausscheidung im Harn, verminderte Na- und Cl-Konzentration im Serum, verminderte K-Ausscheidung im Harn, vermehrte K-Konzentration im Serum, verminderte Plasmamenge und Dehydration (erhöhter Hämatokritwert, Hyperproteinämie). Als Folge der Bluteindickung sinkt das Minutenvolum und die Nierendurchblutung, welche zuletzt zu Niereninsuffizienz führt (Harrop [49]). Zufuhr großer Kochsalzmengen und kaliumarme Kost können das Leben adrenalektomierter Hunde verlängern (Kendall, Harrop), Kochsalzentzug verschlimmert die Erscheinungen der Rindeninsuffizienz. Die Ursache der Störung scheint in der Niere zu liegen: die Tubuluszellen sind unfähig, das filtrierte Kochsalz den Bedürfnissen des Organismus entsprechend rückzuresorbieren (Harrison und Darrow [50]). Im Gegensatz zur vermehrten Na-Ausscheidung ist die Kalium-Ausscheidung geringer als die Aufnahme (Wilder u. Mitarb. [51]). Nach Belastung mit Kalium wird bei Rindenmangel bzw. Insuffizienz höherer Anstieg des Serumkaliums und langsameres Sinken der Kaliumwerte beobachtet als bei normalen Individuen (Zweiner [52]). Die Bluteindickung bei Rindeninsuffizienz wird durch erhöhte Wasserausscheidung der Nieren verursacht (G a u n t [53]); anderseits sind die Nieren außerstande, auf Wasserbelastung mit genügender Diurese zu antworten. Auf Grund der bisherigen Beobachtungen ist die Annahme berechtigt, daß das Hormon der Nebennierenrinde für die normale Funktion der Nierentubuli unentbehrlich ist. Bei Ü b e r d o s i e r u n g mit Desoxycorticosteron (L o e b [54] u. Mitarb.) wurde ein starkes Sinken des Serumkaliums beobachtet; S e l y e (55) u. Mitarb. haben bei der Ratte erst Hypertrophie der Tubuluszellen, zuletzt Nephrosklerose beobachtet. Es konnte ferner Erhöhung des Natriums bzw. Sinken des Kaliums im Serum von Cushingkranken nachgewiesen werden (A n d e r s o n u. Mitarb. [56]). Auch bei therapeutischer Überdosierung von Perkorten sind Hypertonie, Lungenödem, Hypokaliämie (T h o r n u. Mitarb. [57]), sowie Arthralgien beobachtet worden (vgl. K a p p e r t [58]).

Die Erkennung der Nebenniereninsuffizienz ist nicht allein für die Diagnose der Addisonschen Erkrankung wichtig, sondern auch für die viel häufigeren Fälle von „relativer Rindeninsuffizienz" (K a p p e r t [58]) oder „Hypadrenie", auf welche G o l d z i e h e r (59), M a r a n o n (60), B i r ó (61) u. a. aufmerksam machten. Im Gegensatz zur „absoluten" Rindeninsuffizienz sind die dabei beobachteten Symptome (Adynamie, Hypotonie, Diarrhöen) viel zu vage, um aus ihnen allein die Diagnose stellen zu können. Hier sollen zunächst die Untersuchungsmethoden des Elektrolyt- und Wasserhaushalts besprochen werden.

Die für Rindeninsuffizienz charakteristischen Serumveränderungen (Verminderung des Natriums und der Chloride, Erhöhung des Kaliums) sind für sich allein nicht spezifisch, da niedrige Chlorid- und Natriumwerte auch bei der Hypochlorämie (vgl. S. 76), hohe Kaliumwerte bei schwerer Niereninsuffizienz gefunden werden können (Normalwerte des Natriums 315 — 340 mg%, der Chloride 340 — 370 mg%, des Kaliums 16 — 22 mg%). Obwohl diese Zustände leicht ausgeschlossen werden können, ist der Nachweis g l e i c h z e i t i g e r Erhöhung des Kaliums und Erniedrigung des Natriums bzw. Chlors von größter Bedeutung. Allerdings kommt es meist erst bei v ö l l i g e m Versagen der Rinde, in der sogenannten K r i s e, zu markanten Serumveränderungen; in der Zwischenzeit muß die Insuffizienz durch Belastungsproben festgestellt werden. Dabei hat man sich zunächst damit begnügt, durch Kochsalzentzug bzw. Kaliumbelastung eine Krise zu provozieren (H a r r o p). In dieser Form hat sich die Probe nicht bewährt; auch die Kaliumtoleranzprüfung nach Z w e m e r (52) hat sich als unspezifisch erwiesen (G r e e n e [62] u. Mitarb.). Am geeignetsten haben sich die Verfahren von C u t l e r, P o w e r und W i l d e r (63) (Cutler-Test) und der von R o b i n s o n (64) u. Mitarb. eingeführte „W a s s e r t e s t" erwiesen.

Beim C u t l e r - T e s t erhält die Versuchsperson zwei Tage lang eine Standarddiät mit 4 g K, 0,6 g Na und 1 g Cl pro Tag. (60 g Eiweiß, 80 g Fett, 190 g Kohlehydrate = 1750 Kal.) Täglich wird eine Zulage von 40 mg/kg Kaliumzitrat verabreicht. Am dritten Tag erhält der Kranke um 7 Uhr ein Frühstück, bestehend aus Kaffee, salzlosem Brot und Butter und einem Apfel; zwischen 8 und 11 Uhr morgens soll der Kranke 20 ccm/kg Flüssigkeit trinken; der Urin wird zwischen 8—12 Uhr quantitativ gesammelt und sein Chlorgehalt bestimmt. Normalerweise beträgt die Chlor-Konzentration unter 160 mg⁰/₀; Werte über 220 mg⁰/₀ Cl gelten als sicher pathologisch, wenn auch nicht pathognostisch für Addisonsche Erkrankung. So fanden z. B. Paschkis und Price (65) bei 4 (unter 50) asthenisch-neurotischen Kranken Werte über 225 mg⁰/₀. Die Natriumbestimmung gibt anscheinend noch deutlichere Ausschläge (Willson u. Mitarb. [66]): während normalerweise die Konzentration im Cutler-Test durchschnittlich 22 mg⁰/₀ beträgt, findet man bei Addisonkranken Werte zwischen 165—282 mg⁰/₀. Wie Saurer (67) gezeigt hat, sinkt die Chlorkonzentration bei Gesunden im Laufe der drei Versuchstage infolge der Salzarmut der Kost ständig, während die Konzentration bei Rindeninsuffizienz sich nicht wesentlich ändert. Wichtig ist die genaue Einhaltung der streng salzarmen Diät; es muß z. B. salzfreies Brot verabreicht werden. Die Diät besteht aus täglich etwa 110 g Brot, 30 g Butter, 125 g Fleisch, 200 g Kartoffeln, 200 g Erbsen, 100 g Salat, 300 g Äpfel, 500 g Kaffee, 1 Ei, 100 g Rahm. Da die starke Salzbeschränkung und gleichzeitige Kaliumbelastung leicht eine Krise provozieren kann, soll eine wirksame Dosis Desoxycorticosteron stets vorrätig gehalten werden. Bei Ödemen kann die plötzliche Salzausschwemmung eine Rindeninsuffizienz vortäuschen.

Der „Wassertest" von Robinson (64) u. Mitarb. ist eine kombinierte Prüfung des Wasser- und Mineralstoffwechsels; er hat den Vorteil leichterer Verträglichkeit für Kranke mit Rindeninsuffizienz, dagegen sind die Ergebnisse weit weniger spezifisch. Lévy u. Mitarb. (68) fanden z. B. unter 29 Fällen von Magendarmerkrankungen 23 positive Ausfälle. Es empfiehlt sich daher, lediglich den ersten Teil des Testes auszuführen und, falls dieser positiv ausfällt, den Cutler-Test anzuschließen. Zu diesem Zweck soll der Kranke am Vortag ab 18 Uhr nichts mehr essen und trinken. Um 22,30 Uhr wird die Blase völlig entleert und der Nachturin bis 7,30 Uhr gesammelt und gemessen. Am Morgen um 8,30 Uhr erhält der Kranke (bei Bettruhe) 20 ccm/kg Wasser zum möglichst raschen Trinken; gleichzeitig und stundenweise bis 12,30 Uhr wird die Blase entleert und die einzelnen Harnportionen gemessen. Falls auch nur eine der Tages-Stundenportionen größer ist als der Nachturin, kann Rindeninsuffizienz ausgeschlossen werden.

b) Wirkungen auf den Kohlehydrathaushalt.

Die zweite Gruppe der Wirkstoffe der Nebennierenrinde, welche durch das Corticosteron repräsentiert wird, beeinflußt vor allem den Kohlehydratstoffwechsel. Nach Verzár (69) ist das Rindenhormon zur Aufrechterhaltung der normalen Phosphorylierungsprozesse unentbehrlich. Bei adrenektomierten Tieren wird die Glukose aus dem Darm verlangsamt resorbiert, da die Phosphorylierung gestört ist. Es ist jedoch möglich, daß die Resorptionsstörung bloß die Folge der Elektrolytverschiebung ist; Anderson (70) u. Mitarb. fanden normale Darmresorption nach NaCl-Verabreichung.

Nach Long (71) ist bei Mangel an Rindenhormon die Neubildung von Zucker aus Eiweiß behindert, die Glykogenreserve der Leber ist vermindert, es besteht erhöhte Insulinempfindlichkeit. Nach Thorn (72) u. Mitarb. sowie nach Fraser (73) u. Mitarb. ist bei Rindeninsuffizienz die Bildung von Glukose aus Milchsäure und Alanin gestört. Alle diese Symptome werden durch Darreichung des „kohlehydratwirksamen" Rindenhormons aufgehoben.

An der klinischen Diagnostik der Rindenfunktion haben die Untersuchungsmethoden des Kohlehydratstoffwechsels eine untergeordnete Bedeutung, da sie keine spezifischen Abweichungen ergeben. Nach Thorn (74) u. Mitarb. kann man bei 25 % der Fälle von Nebenniereninsuffizienz überhaupt keine Störungen des Kohlehydratstoffwechsels nachweisen.

Der Nüchternblutzucker ist beim M. Addison oft leicht erniedrigt (meist um 75 mg%), doch können häufig Anfälle von Spontanhypoglykämie, besonders nach Anstrengungen, beobachtet werden. Wichtigere Aufschlüsse ergeben die Belastungsproben. Die Blutzuckerkurve nach peroraler Dextrosebelastung verläuft oft flach; die Ursache liegt offenbar in der mangelhaften Dextroseresorption aus dem Darm (Fraser [73], Thorn [72]), da nach intravenöser Dextrosebelastung normale Blutzuckererhöhung eintritt. Mehr oder weniger charakteristisch ist jedoch die verstärkte und verlängerte hypoglykämische Phase der Kurve, welche auch in der Blutzuckerkurve nach intravenöser Injektion von 0,1 E/kg Insulin beobachtet werden kann: während normalerweise der Ausgangswert in 90—120 Minuten wieder erreicht wird (vgl. S. 81), ist der Blutzucker beim M. Addison zu diesen Zeitpunkten noch deutlich erniedrigt. Nach Adrenalininjektion kommt es zu keiner oder nur zu geringer Hyperglykämie, da die Glykogenreserven der Leber meist erschöpft sind.

Bei Hyperfunktion der Nebennierenrinde, insbesondere bei dem Cushing-Syndrom, wird häufig Hyperglykämie, diabetische Blutzuckerkurve nach Dextrosebelastung sowie Insulinresistenz (vgl. S. 81) beobachtet. Die Störungen im Mineralstoffwechsel wurden bereits erwähnt (vgl. S. 97).

c) Ausscheidung von Sterinderivaten der Nebennierenrinde.

1. Bereits im Jahre 1939 haben Weil und Browne (75) berichtet, daß aus dem Urin Steroide isoliert werden können, welche adrenektomierte Mäuse am Leben erhalten können. Später haben Dorfman (76) u. Mitarb. sowie Venning (77) u. Mitarb. über ähnliche Versuche berichtet und festgestellt, daß Urinextrakte bei M. Cushing und nach chirurgischen Eingriffen besonders stark wirksam sind, während sie bei Addisonkranken unwirksam sind. Da die Methode ein umständliches Extraktionsverfahren sowie große Serien von Tierversuchen erfordert, besitzt sie lediglich theoretisches Interesse.

2. Erheblich wichtiger ist das Verfahren, welches ermöglicht, einen Teil der Abbauprodukte der Rindenwirkstoffe chemisch zu bestimmen. Die Grundlage bildet die Reaktion von Zimmermann (78), welche aus der Rotfärbung besteht, die gewisse Steroide mit m-Dinitrobenzol in alkalischer Lösung geben. Die Reaktion wird von allen Sterinderivaten gegeben, welche am C^{17} die Ketongruppe $=0$ aufweisen (vgl. S. 95), also von Oestron, Androsteron, Isoandrosteron und einigen Isomeren. Das Oestron wird durch Alkali ausgewaschen; ein Teil des Androsterons entsteht aus dem im Hoden gebildeten Testosteron, der Rest und die anderen Ketosteroide sind Abbauprodukte der Rindenwirkstoffe.

Methode der 17-Ketosteroidbestimmung nach Callow (79) und Talbot (80).

Der 24-Stunden-Harn wird abgemessen, 100 ccm davon werden mit 15 ccm konz. HCl 15 Minuten lang unter Rückflußkühlung hydrolysiert, abgekühlt und viermal mit je 30 ccm frisch destilliertem Äther extrahiert. Die vereinigten Ätherextrakte werden viermal mit je 15 ccm 2 n NaOH und zuletzt zweimal mit H_2O gewaschen, der Äther wird abgedampft und der Rückstand in 10 ccm (ketonfreiem) Alkohol aufgenommen. Man versetzt im Reagenzglas 0,2 ccm Urinextrakt, 0,2 ccm einer frisch bereiteten 2%igen alkohol. Lösung von m-Dinitrobenzol und 0,2 ccm 5 n KOH. Das Kontrollröhrchen enthält an Stelle des Extraktes 0,2 ccm Alkohol. Die Röhrchen bleiben 105 Minuten bei 25° C im Dunkeln, dann setzt man zu beiden 15 ccm 80%igen Alkohol und die Farbe wird im Photometer mit Filter 520 mμ gemessen. Die Auswertung erfolgt auf Grund einer Kurve, welche mit reinem Androsteron gewonnen worden ist.

Berechnung: $\frac{\text{gefundene mg} \times \text{Tagesharnmenge in ccm}}{2} =$ Tagesausscheidung mg/pro die.

Normalwerte (Tagesausscheidung): Kinder unter 6 Jahren: weniger als 1 mg, erwachsene Frauen: 5—15 mg, erwachsene Männer: 9—20 mg.

Die Ausscheidungswerte verändern sich bei Frauen nach Ovarektomie nicht, während nach Kastration von Männern die Werte um etwa 5 mg sinken: daraus kann geschlossen werden, daß die neutralen 17-Ketosteroide bei der Frau gänzlich, beim Mann zu zwei Drittel von der Nebennierenrinde stammen.

Verminderung der Werte findet sich bei Rindeninsuffizienz (Addison), wobei bei Frauen die Ausscheidung auf 0—1 mg, bei Männern auf 1—4 mg (entsprechend dem Anteil der Hoden) sinken kann (Fraser [81] u. Mitarb.). Gleich niedrige Werte, völligen Mangel auch bei Männern, findet man bei der Simmondschen Krankheit. Leicht herabgesetzte Werte hat man beim Myxödem und vielen chronischen Erkrankungen gefunden.

Erhöhte Werte findet man außer bei interstitiellen Hodentumoren nur bei Hyperfunktion der Nebennierenrinde, sei es infolge Karzinom, sei es bei einfacher Hyperplasie. Im allgemeinen findet man bei Tumoren hohe (über 100 mg), bei Hyperplasie mäßige Erhöhungen. Die Unterscheidung der einfachen Rindenhyperplasie von bösartigen Tumoren kann mit Hilfe der Digitoninfällung der sog. β-Fraktion erfolgen (vgl. Frame [103]); diese besteht hauptsächlich aus Dehydroisoandrosteron und ihr Anteil, der normalerweise bloß etwa 10% der ausgeschiedenen 17-Ketosteroide beträgt, kann bei Tumoren bis auf 50% ansteigen. Virilismus kann entweder auf Tumor bzw. einfacher Hyperplasie der Rinde beruhen (adrenogenitales Syndrom) oder auf einem Arrhenoblastom des Ovars; im letzten Fall ist die Ausscheidung der neutralen Ketosteroide nicht erhöht. Operative Entfernung der Nebenniere ist nur bei Tumoren angezeigt. In seltenen Fällen kann ein Rindentumor auch Feminierung zur Folge haben; in diesen Fällen ist die Ketosteroidausscheidung stark erhöht. Beim Cushing-Syndrom werden, falls ein Hypophysentumor vorliegt, meist normale, bei gleichzeitigem Rindentumor hohe Ketosteroidwerte gefunden.

d) Auf Grund des bisher Ausgeführten empfiehlt sich bei Verdacht auf Nebennierenveränderungen folgender Untersuchungsgang:

1. bei Verdacht auf Rindeninsuffizienz wird man zunächst den Wassertest ausführen und, falls dieser positiv ausfällt, den Cutler-Test anschließen. Gleichzeitig kann man die Blutzuckerkurven nach peroraler Dextrosebelastung und nach Insulininjektion bestimmen. Die Natrium- und Kaliumbestimmung im Serum hat nur bei positivem Cutler-Test Sinn;

2. bei Verdacht auf Hyperfunktion der Rinde wird man dieselben Prüfungen des Kohlehydratstoffwechsels ausführen, wobei freilich die entgegengesetzten Veränderungen zu erwarten sind. Deutliche Ausschläge wird man beim Cushing-Syndrom erwarten, während die Ergebnisse beim adrenogenitalen Syndrom wenig charakteristisch sind. Im letzteren Fall kann dagegen die Bestimmung der Ausscheidung der 17-Ketosteroide auch für die einzuschlagende Therapie ausschlaggebend sein.

4. Prüfung der genitalen Funktionen.

Die Prüfung der Genitalfunktionen mit Hilfe von Hormonbestimmungen hat für die innere Medizin nur geringes Interesse. Die oestrogenen Stoffe im Blut und Urin können nur auf biologischem Wege, mit Hilfe des Allen-Doisy-Testes, bestimmt werden, da die kolorimetrische Reaktion von Kober nur bei Vorhandensein von 2 mg Hormon in der Tagesharnmenge verläßliche Werte gibt, während die höchste Tagesausscheidung im Menstrualzyklus 0,1 mg pro die beträgt.

Das Hormon des Corpus luteum, das Progesteron, wird z. T. zu Pregnandiol abgebaut und dieses wird als Natriumglykuronat ausgeschieden. Es kann gravimetrisch (Venning u. Mitarb. [82], Astwood u. Mitarb. [83]) oder kolorimetrisch (Talbot u. Mitarb. [84]) bestimmt werden. Während eines Menstruationszyklus werden 20 — 80 mg ausgeschieden; in der Schwangerschaft erreicht die tägliche Ausscheidung 60 — 100 mg. Kinder und Männer scheiden normalerweise nur geringe Spuren von Pregnandiol aus: bei Hyperfunktion und Tumoren der Nebennierenrinde wurden relativ hohe Werte (2 — 25 mg) sowohl bei Männern wie bei Frauen gefunden (Rakoff u. Mitarb. [85]). Es ist anzunehmen, daß dabei in der Rinde entweder abnorm viel Progesteron gebildet wird oder daß auch andere Rindenhormone zu Pregnandiol abgebaut werden.

Das männliche Genitalhormon, Testosteron, wird zu Androsteron und Dehydroandrosteron abgebaut und erscheint als solches im Harn. Von den androgen wirksamen Sterinderivaten, die im Harn nachweisbar sind (Tagesausscheidung etwa 70 I. E. bei Männern und 50 I. E. bei Frauen), stammt jedoch bloß etwa ein Drittel aus dem Testosteron, während der Rest (der ganze Anteil bei Frauen) von der Nebennierenrinde stammt. Da die biologische Hormonbestimmung umständlich ist, wird meist die bequemere kolorimetrische Bestimmung der 17-Ketosteroide angewandt, die im großen und ganzen mit den biologischen Methoden parallele Werte ergibt (vgl. S. 100).

5. Prüfungen der Hypophysenfunktion.

Von den sechs Wirkstoffen des Vorderlappens der Hypophyse sind bis jetzt fünf chemisch mehr oder weniger rein dargestellt worden: drei davon regeln in spezifischer Weise „untergeordnete“ endokrine Organe (die gonadotropen, adrenotropen und thyreotropen Hormone), das vierte Hormon regelt das Wachstum, das fünfte die Milchabsonderung und das sechste greift auf bisher nicht völlig geklärte Weise direkt in den Stoffwechsel ein. Die Wirkung der Hypophyse ist mit diesen sechs Hormonen völlig erklärt: die Symptome der Hypophysektomie einerseits, die klinische

Beobachtung des Hypophysenschwundes anderseits sind durch den Ausfall der erwähnten Wirkstoffe ausreichend charakterisiert.

Ein Teil der Symptome der Hypo- oder Hyperfunktion der Hypophyse ist auf verminderte bzw. vermehrte Funktion der „untergeordneten" Drüsen zurückzuführen, wobei es entweder zu gleichzeitiger Störung aller endokrinen Organe oder um mehr oder weniger elektive Störung einzelner Drüsen kommt; das Vorhandensein von Adenomen, die nur aus einer Art von Zellen bestehen, bietet dafür die morphologische Grundlage. Ein eigenes Problem bildet die Diagnose jener Hypophysenfunktionen, welche direkt, ohne Vermittlung anderer Drüsen, auf den Organismus einwirken.

Das Wachstumshormon wird von den eosinophilen Zellen der Hypophyse produziert: sein Fehlen im Kindesalter hat Zwergwuchs, seine übermäßige Produktion im jugendlichen Alter Riesenwuchs zur Folge. Eosinophile Adenome der Hypophyse führen bei jugendlichen Erwachsenen zum Krankheitsbild der Akromegalie, welche jedoch auch mit Störungen des Kohlehydratstoffwechsels einhergeht. Es ist nicht bekannt, ob das Wachstumshormon auch im späteren Alter eine Rolle spielt. Fischer und Engel (86) haben nachgewiesen, daß nach Injektion von Oestron das Wachstum juveniler Ratten aufhört; daraus schlossen sie (vgl. auch Zondek [87]), daß die Absonderung von Sexualhormonen in der Pubertät die Produktion des Wachtumshormons physiologischerweise zum Stillstand bringt. Fischer (88) hat angenommen, daß im Klimakterium die hemmende Wirkung der Sexualhormone wegfällt und die erneut einsetzende Produktion von Wachstumshormon das Entstehen von Heberdenschen Knötchen an den Endphalangen verursacht. In Anbetracht des Umstandes, daß keine Methode zum Nachweis von Wachtumshormon existiert, kann die Richtigkeit dieser Hypothese nicht geprüft werden.

Nach Long (94) besitzt das Wachtumshormon auch eine deutliche Wirkung auf den Eiweißstoffwechsel: es befördert die Eiweißsynthese und behindert den Eiweißabbau. Diese Stoffwechselwirkung soll mit der Wachstumswirkung eng zusammenhängen. Es sei jedoch betont, daß es nach Young (104) bis jetzt nicht gelungen ist, das diabetogene Hormon vom Wachstumshormon zu trennen.

Die gonadotropen Hormone werden von den basophilen Zellen des Vorderlappens produziert: es dürfte wahrscheinlich zwei Wirkstoffe geben: ein Follikelreifungs- und ein luteinisierendes Hormon: das letztere ist mit dem gonadotropen Hormon des Mannes identisch. Die gonadotropen Hormone bewirken die Produktion der oestrogenen Hormone und des Progesterons, welche ihrerseits die Produktion des gonadotropen Hormons hemmen (vgl. Fischer und Engel [86]): das Zusammenspielen dieser Funktionen erklärt den rhythmischen Ablauf des weiblichen

Sexualzyklus. In der Menopause fällt die Produktion der Ovarialhormone weg, als Folge kommt es zur erhöhten Produktion von gonadotropen Hormonen. Auf ähnliche Weise kommt es zu vermehrter Produktion von gonadotropen Hormonen im jugendlichen Alter, falls die Gonaden infolge Krankheit zerstört sind (Heller u. Mitarb. [89]).

In der Schwangerschaft kommt es zur massenhaften Bildung von gonadotrop wirksamen, mit den Hypophysenhormonen jedoch nicht identischen Stoffen durch das Plazentargewebe; auf ihrem Nachweis beruhen die biologischen Schwangerschaftsreaktionen. Außerhalb der Schwangerschaft kommt es zur Produktion großer Mengen (bis 10 000 E im 24-Stunden-Harn) dieses Wirkstoffes durch Chorionepitheliome des Hodens; der Nachweis positiver Aschheim-Zondek-Reaktion kann in diesen Fällen die Diagnose klären.

Von allen Hypophysenhormonen können die gonadotropen Wirkstoffe am leichtesten und genauesten biologisch bestimmt werden. Das aus der Schafshypophyse bereitete, weitgehend gereinigte Präparat von Fraenkel-Conrat (90) u. Mitarb. war bereits in der Dosis von 6 γ wirksam. Im Intermenstruum werden normalerweise 8—40 Mäuseeinheiten täglich ausgeschieden, in der Menopause 32—300 Einheiten, während die Ausscheidung beim Mann 4—24 E beträgt. Bei Erkrankungen der Hypophyse hat die Bestimmung der Hormonausscheidung keine diagnostisch verwertbaren Ergebnisse gebracht: auch bei basophilen Tumoren konnten keine nennenswerten Erhöhungen der Hormonausscheidung gefunden werden. Bei chromophoben Tumoren findet man meist verminderte Werte und bei der Simmondschen Krankheit können die Hormone völlig fehlen. Der Nachweis von Amenorrhöe bzw. von Impotenz reicht in diesen Fällen aus, um die mangelnde gonadotrope Funktion der auch in anderer Richtung gestörten Hypophyse wahrscheinlich zu machen.

Das thyreotrope Hormon dürfte wahrscheinlich, ebenso wie das Wachstumshormon, von den eosinophilen Zellen stammen. Es wurde weitgehend gereinigt hergestellt: 1 γ des Wirkstoffes kann bereits typische histologische Veränderungen der Schilddrüse hervorrufen. Die Behandlung mit thyreotropem Hormon vermag bei den Versuchstieren alle Symptome der Hyperthyreose hervorzurufen. Auch im menschlichen Blut und Harn ist thyreotropes Hormon nachgewiesen worden, jedoch ist die quantitative Bestimmung noch unsicher (Collip [91]). Vermehrte Werte wurden bei Hypofunktion der Schilddrüse gefunden, was mit dem Wegfall der hemmenden Wirkung des Schilddrüsenhormons erklärt worden ist. Verminderte Werte wurden bei Hyperthyreosen und bei der Simmondschen Krankheit gefunden. Eosinophile Adenome der Hypophyse gehen meist mit gesteigertem Grundumsatz einher, während verminderte Hypophysenfunktion infolge Adenom der chromophoben Zellen oft Zeichen von Hypofunktion der Schilddrüse aufweist.

Das kortikotrope Hormon wurde von Li, Simpson und Evans (92) in weitgehend gereinigter Form dargestellt; es unterscheidet sich von den übrigen Hypophysenhormonen durch die hohe Resistenz gegen Erhitzung und Pepsininaktivierung. Es wird von den basophilen Zellen der Hypophyse produziert; basophile Adenome der Hypophyse führen, ebenso wie gewisse Tumoren der Nebennierenrinde zum Cushingschen Syndrom. Obwohl es zur Bestimmung der kortikotropen Hormone im Blut noch keine einwandfreie Methode gibt, haben Raschkis (93) und Mitarb. seine Vermehrung im Blut von Cushingkranken nachgewiesen.

Das diabetogene Hormon. Es ist seit langem bekannt, daß verminderte Funktion der Hypophyse mit Hypoglykämie, Ademone der Hypopyhse mit verringerter Zuckertoleranz einhergehen. Die bekannten Versuche von Houssay haben bewiesen, daß zwischen dem Inselorgan und der Hypophyse ein Antagonismus besteht: Entfernung des Pankreas hat beim hypophysektomierten Hund kein Diabetes zur Folge. Ein Teil dieser Wirkung erfolgt, wie Long (95) gezeigt hat, auf dem Umweg der Nebenniere und ist als kortikotrop aufzufassen. Houssay (96) hat jedoch nachgewiesen, daß Hypophysenextrakte auch bei nebennierenlosen Tieren diabetogen wirken, diese Wirkung kann, wie Young (97) gezeigt hat, zur Entwicklung einer irreversiblen Schädigung der Inselzellen des Pankreas führen: diese Schädigung und ihre Folgen können durch kohlehydratarme Diät oder durch Insulinbehandlung verhindert werden (Lukens [98] u. Mitarb.). Wahrscheinlich ist daher die Inselveränderung nach Injektionen von Hypophysenextrakten die Folge der Erschöpfung der Inselzellen infolge der künstlichen Hyperglykämie.

Nach den Untersuchungen von Cori hemmt das diabetogene Hormon die Hexokinase, das Ferment, welches aus Glukose und Adenosintriphosphat Glukose-6-Phosphat bildet; die Folge ist ein verminderter Abbau der Glukose, der sich in Hyperglykämie manifestiert. Mit Hilfe von „markierter" Glukose haben Stetten (99) und Mitarb. nachgewiesen, daß bloß etwa 3 % des im Organismus verbrauchten Zuckers in Glykogen verwandelt wird; beim Diabetes besteht keine Überproduktion, sondern verminderte Verwertung von Zucker. Die Wirkung des Insulins besteht darin, daß es die hemmende Wirkung des diabetogenen Hormons aufhebt, während die Hormone der Nebennierenrinde die Wirkung des Hypophysenhormons verstärken (Cori). Die meisten Diabetiker sind insulinempfindlich, die Stoffwechselstörung beruht auf Insulinmangel. Ob es auch Diabetesfälle gibt, die allein auf Hypersekretion von diabetogenem Hormon beruhen, ist noch nicht endgültig entschieden; nach Himsworth (100) sind die insulinresistenten Fälle von Diabetes hypophysären Ursprungs (vgl. S. 81).

Falls wir die bisher besprochenen Wirkungen der Hypophysenhormone zusammenfassen, so kommen wir zum folgenden Schema:

Hypofunktion der Hypophyse	**Hyperfunktion der Hypophyse**
Wachstumshemmung	Riesenwuchs
Hypogenitalismus	Hypergenitalismus
Hypothyreose	**Hyperthyreose**
Grundumsatz erniedrigt	Grundumsatz gesteigert
Insuffizienz der Nebennierenrinde	**Hyperfunktion der Rinde**
Hypotonie	Hypertonie
Hypoglykämie	Hyperglykämie
Insulinüberempfindlichkeit	Insulinresistenz
verminderte Ausscheidung von 17-Ketosteroiden	vermehrte Ketosteroidausscheidung.

Gleichzeitige Störung aller Hypophysenfunktionen wird nur selten beobachtet, so vor allem bei der Simmondschen Krankheit, bei welcher alle eben angeführten Symptome der Hypofunktion beobachtet werden, mit Ausnahme der Wachstumshemmung, da es sich um erwachsene Kranke handelt. Da die einzelnen Funktionen der Hypophyse an verschiedene Zellenelemente gebunden sind, wiederholen wir, daß

die eosinophilen Zellen das Wachstums- und das thyreotrope Hormon,

die basophilen Zellen die gonadotropen und kortikotropen Wirkstoffe

erzeugen. Hyperplasie bzw. Adenome dieser Zellarten müßten daher die entsprechenden Hyperfunktionen zeigen, während Zerstörung dieser Zellelemente z. B. durch die relativ häufigen Adenome der (hormonal inaktiven) chromophoben Zellen oder durch Craniopharyngiome bestimmte Ausfallserscheinungen zur Folge haben müssen.

Die eosinophilen Adenome führen zu den bekannten Krankheitsbildern des Gigantismus bzw. der Akromegalie, welche auf verstärkter Bildung des Wachstumshormons beruhen. Gleichzeitig findet man oft erhöhten Grundumsatz und insulinresistenten Diabetes.

Die basophilen Adenome sind die Grundlage des M. Cushing, bei welchem allerdings die Symptome der verstärkten gonadotropen Wirksamkeit fehlen; es dominiert die Hyperaktivität der kortikotropen Tätigkeit, so daß es auf funktioneller Basis unmöglich ist, die Fälle mit Hypophysentumor von jenen Fällen zu unterscheiden, welche auf Grund von Tumoren der Nebennierenrinde entstehen.

Adenome der chromophoben Zellen führen durch Kompression zur Hypofunktion der endokrin wirksamen Zellelemente der Hypophyse. Das resultierende Krankheitsbild ist je nach dem Alter der Kranken verschieden. Craniopharyngiome im Kindesalter haben Zwergwuchs zur Folge, im Adoleszentenalter entsteht das Krankheitsbild der Dystrophia adiposo-genitalis (Fröhlich), wobei in erster Reihe die gonadotropen Funktionen leiden. Bei Erwachsenen entsteht ein ähnliches Krankheitsbild mit ausgesprochenen hypothyreoiden Zügen.

Zusammenfassend beruht die funktionelle Diagnose der Hypophysenerkrankungen auf der Untersuchung der „untergeordneten" endokrinen Organe (Gonaden, Schilddrüse, Nebennierenrinde). Man wird daher folgende Untersuchungen durchführen:

Grundumsatzbestimmung;
Blutzuckerkurve nach peroraler Dextrosebelastung;
„ nach Insulininjektion;
Ausscheidung von 17-Ketosteroiden.

Nach dem früher Gesagten können gleichsinnige Störungen des Kohlehydratstoffwechsels sowohl durch die kortikalen Hormone wie durch das diabetogene Hormon verursacht werden. Störungen des Elektrolytstoffwechsels sind meist die Folge von primär-kortikalen Erkrankungen. Für die hypophysäre Natur endokriner Störungen spricht in erster Reihe das Vorhandensein pluriglandulärer Störungen, ferner der Nachweis von Sellaveränderungen im Röntgenbild.

Der Hinterlappen der Hypophyse ist an der Regelung des Wasserhaushalts maßgebend beteiligt; seine Entfernung oder die Durchschneidung des Tractus hypophyso-supraopticus hat die Entstehung von Diabetes insipidus zur Folge. Das wirksame Hormon ist ein Eiweißkörper mit gleichzeitiger vasopressorischer Wirksamkeit (Irving und Du Vigneaud [101]). Seine Injektion hat verstärkte tubuläre Reabsorption von Wasser zur Folge und kann zu Wasservergiftung führen. Verney hat nachgewiesen, daß die Produktion des Hormons auf osmotische Reize hin erfolgt; im Harn durstender Tiere konnte antidiuretisches Hormon nachgewiesen werden (vgl. S. 37).

Beim Diabetes insipidus findet man eine charakteristische Erhöhung des Exkretionsindexes des Wassers als Zeichen seiner verminderten tubulären Rückresorption (vgl. S. 37). Von der kompensatorischen Polyurie bei Niereninsuffizienz, bei welcher die Wasserreabsorption ebenfalls vermindert ist, unterscheidet sich der Diabetes insipidus durch die normale Größe der Glomerulusfiltration und der Carbamidclearance. Nach Injektion von Pituitrin steigt die Wasserreabsorption und die ausgeschiedene Urinmenge wird verringert.

Literatur.

1. Mansfeld, G., Klin. Wschr. **14**, 884, 1935.
2. Andrus u. McEachern, Ann. int. Med. **9**, 579, 1935.
3. Issekutz, B., Arch. exper. Path. **185**, 673, 1935; **202**, 597, 1942.
4. Klassen u. Mitarb., J. Labor. a. clin. Med. **26**, 365, 1940.
5. Perkin u. Mitarb., Arch. int. Med. **65**, 882, 1940.
6. Man u. Mitarb., J. clin. Invest. **21**, 773, 1942.
7. Riggs u. Mitarb., J. biol. Chem. **143**, 363, 1942.
8. Turner u. Mitarb., J. clin. Invest. **19**, 515, 1940.
9. Salter, W. T., The endocrine function of Jodine, 1940.
10. Watson, Endocrinology **20**, 358, 1936; **22**, 528, 1938.
11. Hamilton u. Mitarb., Amer. J. Physiol. **127**, 557, 1939.
12. Hertz u. Mitarb., J. clin. Invest. **21**, 25, 1942.
13. Salter, W. T., Ann. Rev. Biochem. **14**, 568, 1945.
14. Althausen u. Waver, J. clin. Invest. **16**, 257, 1937.
15. Althausen u. Stockholm, Amer. J. Physiol. **123**, 577, 1938.
16. Thorn u. Mitarb., J. clin. Invest. **19**, 813, 1940.
17. Althausen u. Mitarb., Amer. J. med. Sci. **199**, 342, 1940.
18. Barnes u. King, Quart. J. Med. **12**, 129, 1943.
19. Maclagan u. Rundle, Quart. J. Med. **9**, 215, 1940.
20. Rosenkrantz u. Mitarb., Amer. J. med. Sci. **204**, 36, 1942.
21. Schmidt u. Mitarb., Surg. Gynec. Obst. **73**, 502, 1941.
22. Lichtman, Ann. int. Med. **14**, 1199, 1941.
23. McJver, Surgery **12**, 654, 1942.
24. Gildea u. Mitarb., J. clin. Invest. **18**, 739, 1939.
25. Hurzthal, L. M., Arch. int. Med. **53**, 763, 1934.
26. Wilkins u. Mitarb., J. clin. Endocrin. **1**, 91, 1941.
27. McLean u. Hastings, Amer. J. med. Sci. **189**, 601, 1935.
28. Cantarow u. Haury, Amer. J. Physiol. **126**, 66, 1939.
29. Albright, F., J. amer. med. Assoc. **112**, 2592, 1939.
30. Tweedy u. Mitarb., J. biol. Chem. **128**, 407, 1939.
31. Neufeld u. Collip, Endocrinology **30**, 135, 1942.
32. Cohn u. Mitarb., Ann. Rev. Biochem. **11**, 415, 1942.
33. Tweedy u. Campbell, J. biol. Chem. **154**, 339, 1944.
34. Storek, H. C., Proc. Soc. exper. Biol. a. Med. **54**, 50, 1943.
35. Ingells u. Mitarb., J. clin. Invest. **22**, 603, 1943.
36. Selye, H., Arch. Path. **34**, 625, 1942.
37. Harrison, H. E., J. clin. Invest. **20**, 47, 1941.
38. Heymans, Arch. internat. Pharmacodynam. **35**, 269, 1929.
39. Cori u. Welch, J. amer. med. Assoc. **116**, 2590, 1941.
40. Thorn u. Mitarb., Ann. int. Med. **21**, 122, 1944.
41. Biskind u. Mitarb., J. clin. Endocrin. **1**, 113, 1941.
42. Bloch u. Mitarb., J. biol. Chem. **149**, 511, 1943.
43. Fischer, A., Rev. franç. Endocrin. **16**, 1, 1938.
44. Fischer u. Engel, Rev. franç. Endocrin. **16**, 400, 1938.
45. Kendall, E. C., Endocrinology **30**, 853, 1942.
46. Loeb, R. J., Bull. N. Y. Acad. Med. **18**, 263, 1942.
47. Ingle, D. J., Endocrinology **31**, 419, 1942; Ann. Rev. Physiol. **7**, 527, 1945.
48. Vogt, J. Physiol. **102**, 341, 1943.
49. Harrop, G. A., J. exper. Med. **58**, 1, 1933.
50. Harrison-Darrow, Amer. J. Physiol. **125**, 631, 1939.
51. Wilder u. Mitarb., Arch. int. Med. **59**, 367, 1937.
52. Zwemer, R. L., Endocrinology **21**, 40, 1937.
53. Gaunt, R., Endocrinology **34**, 400, 1944.
54. Loeb u. Mitarb., Science **90**, 496, 1939.
55. Selye u. Mitarb., Lancet **1945**, I, 301.

56. Anderson u. Mitarb., Endocrinology **23**, 398, 1938.
57. Thorn u. Mitarb., J. clin. Endocrin. **3**, 335, 1943.
58. Kappert, A., Diagnostik u. Therapie d. Nebennierenausfalls, Basel 1947.
59. Goldzieher, M. A., The adrenal glands, 1945.
60. Maranon, G., Estudios de Endocrinologia, 1940.
61. Biró, L., Schweiz. med. Wschr. **76**, 633, 1946.
62. Greene u. Mitarb., Endocrinology **27**, 375, 1940.
63. Cutler, Power u. Wilder, J. amer. med. Assoc. **111**, 244, 1938.
64. Robinson u. Mitarb., Proc. Mayo Clin. **16**, 577, 1941.
65. Paschkis u. Price, J. clin. Invest. **23**, 29, 1944.
66. Willson u. Mitarb., Arch. int. Med. **69**, 460, 1942.
67. Saurer, A., Schweiz. med. Wschr. **72**, 357, 394, 1942.
68. Lévy u. Mitarb., J. clin. Endocrin. **6**, 607, 1946.
69. Verzár, F., Die Funktion d. Nebennierenrinde, Basel 1939.
70. Anderson u. Mitarb., Proc. Soc. exper. Biol. a. Med. **40**, 342, 1939.
71. Long, C. N., Endocrinology **30**, 870, 1942.
72. Thorn u. Mitarb., J. clin. Invest. **19**, 813, 1940.
73. Fraser u. Mitarb., J. clin. Endocrin. **1**, 297, 1941.
74. Thorn u. Mitarb., Ann. int. Med. **16**, 1053, 1942.
75. Weil u. Browne, Science **90**, 445, 1939.
76. Dorfman u. Mitarb., Endocrinology **35**, 15, 1944.
77. Venning u. Mitarb., Endocrinology **38**, 79, 1946.
78. Zimmermann, W., Z. physiol. Chem. **245**, 47, 1936; Schweiz. med. Wschr. **76**, 805, 1946.
79. Callow u. Mitarb., Biochem. J. **32**, 1312, 1938; J. Endocrin, **5**, XVII, 1948.
80. Talbot u. Mitarb., J. biol. Chem. **136**, 365, 1940.
81. Fraser u. Mitarb., J. clin. Endocrin. **1**, 234, 1941.
82. Venning u. Mitarb., Proc. Soc. exper. Biol. a. Med. **34**, 792, 1936.
83. Astwood u. Mitarb., J. biol. Chem. **137**, 397, 1941.
84. Talbot u. Mitarb., J. clin. Endocrin. **1**, 668, 1941.
85. Rakoff u. Mitarb., J. clin. Endocrin. **1**, 912, 1941.
86. Fischer u. Engel, Rev. franç. Endocrin. **14**, 203, 1936.
87. Zondek, B., Lancet **1936**, I, 10.
88. Fischer, A., Orvostud. Besz. (Ung.) **I**, Nr. 6, 1947.
89. Heller u. Mitarb., J. clin. Endocrin. **3**, 573, 1943.
90. Fraenkel-Conrat u. Mitarb., Proc. Soc. exper. Biol. a. Med. **45**, 627, 1940.
91. Collip, J. B., Glandular Physiology and Therapy, Chicago 1942.
92. Li, Simpson u. Evans. Arch. Biochem. **9**, 259, 1946.
93. Paschkis u. Mitarb., Endocrinology **30**, 523, 1942.
94. Long, C. N., Annals N. Y. Acad. Sci. **43**, 383, 1943.
95. Long, C. N., Ann. int. Med. **9**, 166, 1935.
96. Houssay, Endocrinology **30**, 884, 1942.
97. Young, F. G., Lancet **1937**, II, 372.
98. Lukens u. Mitarb., Endocrinology **32**, 475, 1943.
99. Stetten u. Mitarb., J. biol. Chem. **155**, 231, 1941.
100. Himsworth, H. P., Brit. med. J. **1940**, I, 719.
101. Irving u. Du Vigneaud, Ann. N. Y. Acad. Sci. **43**, 273, 1943.
102. O'Donovan, Brit. med. J. **1948**, II, 900.
103. Frame, Endocrinology **34**, 175, 1944.
104. Young, F. G., Lancet **1948**, 955.
105. Cori, C. F., Harvey Lect. **41**, 253, 1945.

V. Untersuchungen der Serumeiweißkörper und einige serologische Methoden.

1. Chemisch-physikalische Methoden.

Das Verhalten der Serumeiweißkörper erlangt in der Diagnostik eine wachsende Bedeutung. Beginnend mit der Senkungsreaktion, die im Laufe der letzten Jahrzehnte ebenso zur Routineuntersuchung wurde wie das Blutbild, bis zu den neuen Kolloidproben bei Lebererkrankungen ist die Zahl der Reaktionen, welche auf Veränderungen des Serumeiweißes beruhen, kaum mehr zu übersehen. Die meisten dieser Serumreaktionen sind empirischer Natur, da die ihnen zugrunde liegenden chemischen Veränderungen nicht genau bekannt sind: erst in der allerletzten Zeit beginnt mit dem Nachweis der Paraproteinämien eine exaktere Kenntnis der Eiweißveränderungen Platz zu greifen.

Da die Aufklärung der Peptidbindung der Aminosäuren durch E. Fischer nicht ausreichte, um das chemische Verhalten der Eiweißkörper zu erklären, hat man im Laufe der letzten Jahrzehnte mit neuen Hypothesen versucht, die Struktur der Eiweißkörper zu erklären. So hatte bereits Kossel beobachtet, daß in der relativ einfach, meist aus basischen Aminosäuren zusammengesetzten Peptidkette des Protamins die einzelnen Aminosäuren in regelmäßigen Perioden wiederkehren. Bergmann und Niemann (1) haben diese Strukturformel auf alle Eiweißkörper ausgedehnt. Bull und Neurath (2) versuchten, die Reaktionsfähigkeit der Proteine auf die Beschaffenheit der Seitenketten zurückzuführen. Durch röntgenologische Strukturanalyse gelang es Astbury (3), die Struktur der faserförmigen Eiweißkörper (z. B. Fibrin) weitgehend aufzuklären; die Teilchenform der Serumeiweißkörper ist dem Rotationsellipsoid ähnlich, ihr Achsenverhältnis beträgt etwa 1 : 4. Das Molekulargewicht des Serumalbumins beträgt etwa 70 000, das des Globulins 150 000 — 170 000. Die vergleichende Bausteinanalyse hat bereits seit langem wesentliche Unterschiede zwischen den Bluteiweißkörpern aufgedeckt: es war bekannt, daß Albumin kein Glykokoll, dagegen mehr Cystin enthält als das Globulin. Als Beispiel einer modernen Analyse seien einige Daten aus der Tabelle von Brand (4) und Mitarbeitern mitgeteilt (Tab. 7).

Es unterliegt also keinem Zweifel, daß Serumalbumin und Globulin, sowohl was die Molekülgröße wie auch die Bausteinzusammensetzung betrifft, verschiedene Eiweißkörper darstellen. Die Frage ihrer Trennung und ihrer Einheitlichkeit ist bis heute nicht einwandfrei gelöst. Die Unmöglichkeit, mit Hilfe von Neutralsalzfraktionierungen gut definierbare Eiweißkörper zu erhalten, hat Sörensen zu seiner bekannten Ansicht geführt, Eiweißlösungen seien ein reversibel dissoziables Komponentensystem, welches unter gewissen Bedingungen in Teilstücke zerfallen und sich wieder zusammenfügen kann.

Mit Hilfe der älteren Aussalzungsverfahren liegen eine Reihe neuerer Untersuchungen vor. Am häufigsten wird die Fällung mit Natriumsulfat nach Howe angewandt, wobei das „Euglobulin" bei einer Salzkonzentration von 13,5 %, „Pseudoglobulin I." bei

Tabelle 7.

	Serum-Albumin	α Glob.	β Glob.	Fibrinogen
Cystin	5,58	2,37	2,50	2,8
Tryptophan	0,19	2,86	2,06	3,29
Tyrosin	4,66	6,75	5,60	5,75
Serin	3,7	11,4	8,4	8,3
Arginin	6,15	4,80	5,64	7,9
Histidin	3,52	2,50	2,50	2,8

17,4 %, „Pseudoglobulin II." bei 21,5 % gefällt wird; das Albumin bleibt dabei in Lösung (Bestimmung mit Hilfe des Biuretverfahrens, vgl. S. 87). Die nach dieser Methode bestimmten durchschnittlichen Eiweißwerte betragen nach Gutman (5) und Mitarbeiter: Albumin 5,2 %, Euglobulin 0,2 %, Pseudoglobulin I. 1,3 %, Pseudoglobulin II. 0,5 %, Gesamteiweiß 7,2 %.

Viel angewandt wird noch die Ammonsulfatfällung; die mit ihrer Hilfe gewonnenen Fraktionen stellen z. T. eine Mischung

Tabelle 8.

Fraktion	% Alkohol	Kataphoret. Fraktionen	Anteil in %	pH
I.	8	Fibrinogen	6	7,4
II. + III.	25	β- + γ-Glob.	21	6,8
IV.	40	α- + β-Glob.	10	5,8
V.	40	Albumin	48	4,8

kataphoretisch verschiedener Fraktionen dar; so fanden Cohn und Mitarbeiter (6), daß das bei 34 % Sättigung ausgefallene „Euglobulin" hauptsächlich aus γ-Globulin, die bei 40—50 % Sättigung ausgefallenen Pseudoglobuline aus α- und β-Globulinen bestehen. Fällungen mit Phosphatgemischen sind von Butler und Montgomery (7) zur Bestimmung der „Löslichkeitskurven" von Serumproteinen angegeben worden; diese Methode ist von Leuthardt und Wuhrmann (8) für klinische Zwecke angewandt worden.

Ausführung: 817 g trockenes prim. Kaliumphosphat (nach Sörensen) wird in 750 ccm 4 . N KOH und ca. 1200 ccm H_2O gelöst und auf 2 l mit Wasser aufgefüllt (3 Mol/l Phosphat pH = 6,5). Man bereitet in Reagenzgläsern je 15 ccm einer Reihe von Verdünnungen zwischen 2,8 Mol/l — 0,8 Mol/l und pipettiert in jedes Röhrchen 0,5 ccm Serum. Nach 12—16 Stunden wird abfiltriert und in einem aliquoten Teil (z. B. 2 ccm Filtrat) der Eiweißgehalt bestimmt.

Ausgezeichnet bewährt hat sich die von Cohn und Mitarbeitern (9) eingeführte Alkoholfraktionierung bei niederen Temperaturen (—5° C), wobei die gefällten Fraktionen nicht denaturiert werden. Eine Übersicht der gefundenen Werte gibt Tab. 8.

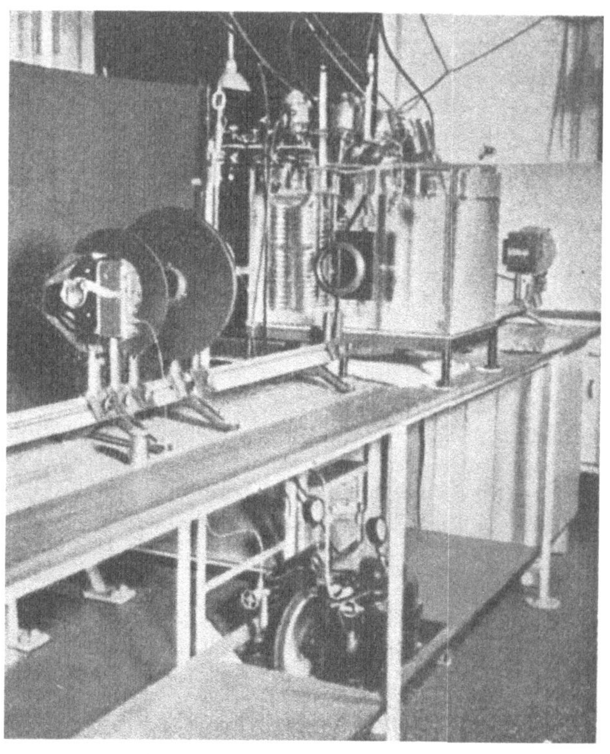

Abb. 16. Ansicht einer Vorrichtung für Elektrokataphorese (nach Wuhrmann u. Wunderly).

Mit Hilfe der Ultrazentrifuge lassen sich normalerweise vier Komponenten unterscheiden (Pedersen [10]), welche wahrscheinlich mit den kataphoretisch nachweisbaren Fraktionen identisch sind. In pathologischen Seren (Bing [11], Waldenström [12]) fand man sowohl Änderungen in der Menge der einzelnen Komponenten wie auch das Auftreten neuer Fraktionen mit abweichendem Molekulargewicht respektive mit abweichender Sedimentationskonstante.

Die weitgehendste Anwendung hat im letzten Jahrzehnt die elektrokataphoretische Analyse der Serumeiweißkörper gefunden. Dieses Verfahren, welches auf Arbeiten von T i s e l i u s (13) zurückgeht, ist von L o n g s w o r t h (14) und von S v e n s s o n (16) zur Ermittlung der relativen Mengen der mit verschiedener Geschwindigkeit wandernden Proteinanteile ausgearbeitet worden. Eine zusammenfassende Darstellung findet sich in der Monographie von W u h r m a n n und W u n d e r l y (15).

Zur Erzielung einer konstanten Wanderungsgeschwindigkeit muß die Proteinlösung in eine Pufferlösung von pH 8 — 9 gebracht werden; zu diesem Zweck wird das Serum (oder Plasma) gegen eine Veronal-Veronalnatriumlösung von pH 8,6 $\mu = 0{,}2$ dialysiert,

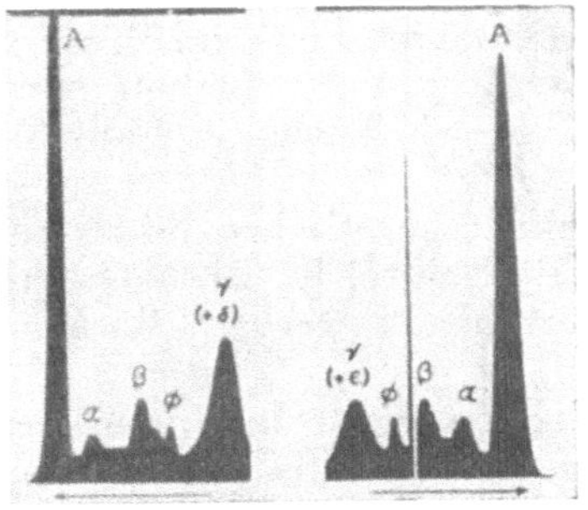

Abb. 17. Elektrokataphoretisches Diagramm nach dem Schlierenverfahren (W u h r m a n n und W u n d e r l y).

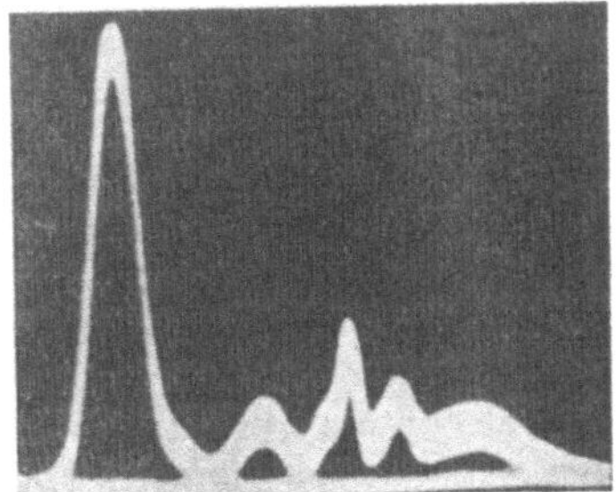

Abb. 18. Elektrokataphoretisches Diagramm nach S v e n s s o n.

wobei eine Proteinkonzentration von 1 — 2 % erzielt werden soll. Die Bestimmung muß bei konstanter Temperatur, am besten bei + 2°, durchgeführt werden: zu diesem Zweck ist ein durchsichtiger Thermostat erforderlich (vgl. Abb. 16). Die optische Registrierung erfolgt entweder mit Hilfe des Schlierenverfahrens (L o n g s w o r t h [14]), welches dunkle Diagramme auf hellem Grunde gibt (Abb. 17), oder nach S v e n s s o n (16), welche helle Kurven auf dunklem Grunde zeigt (Abb. 18). Die Auswertung der Aufnahmen beruht auf Ausmessung der von den einzelnen Kurven mit der Basislinie eingeschlossenen Flächen. Ein auch für Routineuntersuchungen geeignetes Instrumentarium wird von der American Instrument Co. (Silver Spring, Maryland) in den Handel gebracht.

Am Elektrophoresebild sind, je nach der Wanderungsgeschwindigkeit, verschiedene Kurven (vgl. Abb. 17) zu erkennen. Am raschesten wandert das Albumin (A), dem folgen die beiden α-Globuline, das β-Globulin, das Fibrinogen (φ) und zuletzt das γ-Globulin. Die relativen N o r m a l w e r t e dieser Bestandteile betragen nach D o l e (17):

Albumin	60,3 %
α_1-Globulin	4,6 %
α_2-Globulin	7,2 %
β-Globulin	12,1 %
γ-Globulin	11,0 %
Fibrinogen	5,1 %

Es unterliegt zwar keinem Zweifel, daß die elektrokataphoretische Methode ein schonendes Verfahren darstellt und gut reproduzierbare Werte ergibt, es steht jedoch keineswegs fest, daß die mit Hilfe dieser Methode bestimmbaren Komponenten tatsächlich reine Eiweißkörper darstellen. Soviel steht fest, daß die Aussalzung im großen und ganzen dieselben Fraktionen ergibt als die Elektrokataphorese, was nach Leuthardt (l. c. 15) auf den Umstand zurückzuführen ist, daß die Größe der Ladung sowohl die Beweglichkeit im elektrischen Feld wie auch die Löslichkeit gleichsinnig beeinflußt.

Über die Veränderung des elektrokataphoretischen Bildes unter krankhaften Bedingungen liegen bereits zahlreiche Beobachtungen vor. Wuhrmann (l. c. 15) unterscheidet sechs „Reaktionskonstellationen":

1. den Typus der akuten Entzündungen (akute Infektionskrankheiten, exsudative Lungen-Tbc, akute Polyarthritis, Sepsis, frische Koronarthrombose). Charakteristisch die Zunahme der γ- und α-Globuline, schmales Weltmannband, beschleunigte Senkungsreaktion;

2. den Typus der chronischen Entzündung (abklingende Infektionen, wenig aktive Tbc, Cholecystitis). Charakteristisch die geringere Zunahme der α- und γ-Globuline, mäßig beschleunigte Senkungsreaktion;

3. den Typus der Leberparenchymschädigung (Hepatitis, Zirrhose). Charakteristische Zunahme des γ-, geringere Zunahme des β-Globulins, verbreitertes Weltmannband;

4. den Typus der Nephrose (auch kachektische Zustände). Charakteristisch die Vermehrung der β-, meist auch der α-Globuline, Abnahme des Albumins und γ-Globulins. Senkung stark beschleunigt, schmales Weltmannband. Hypoproteinämie;

5. und 6. die Plasmozytome, wobei entweder das γ- oder das α-Globulin vermehrt ist, daneben stark beschleunigte Senkung und Hyperproteinämie.

Über die Beziehungen der Kolloidproben bei Lebererkrankungen zu kataphoretischen Eiweißverschiebungen vgl. S. 15. Nach Wuhrmann (l. c. 15) ist das „Takataprotein" wahrscheinlich mit dem vermehrten γ- und β-Globulin identisch, welche bei der Aussalzung im Euglobulinbereich ausfallen. Verbreiterung des Weltmannschen Koagulationsbandes ist die Folge einer Zunahme des γ-Globulins (Hepatitiden), Verschmälerung des Koagulationsbandes kommt durch Zunahme der α- und β-Globuline zustande (z. B. Infekte, Nephrosen). Durch gleichzeitige Vermehrung der γ- und α-Globuline kann die Wirkung der beiden Fraktionen kompensiert werden, wodurch „stumme“ oder „verschleierte“ Reaktionsausfälle zustande kommen.

Die Blutsenkungsreaktion wird, wie schon Fårhaeus festgestellt hat, durch die Vermehrung des Fibrinogens maßgebend beeinflußt. Nach Gordon und Wardley (18) verhalten sich die senkenden Wirkungen von Fibrinogen, Euglobulin, Pseudoglobulin und Albumin wie 100 : 20 : 2 : 1,5. Aus diesen Zahlen geht hervor, daß die Senkungsreaktion in erster Reihe eine Fibrinogenvermehrung anzeigt, obwohl, wie Kylin (19) gezeigt hat, kein genauer Parallelismus zwischen Senkungsbeschleunigung und Fibrinogenvermehrung besteht. Nach Malmros und Blix (20) ist neben dem Fibrinogen meist auch das α-Globulin vermehrt (vgl. auch Stadlovski und Scudder [26]).

Die Reaktion von Gros (21) beruht auf Flockung des Serumeiweißes nach Zusatz von Hayemscher Lösung. Während beim Parenchymikterus bereits nach Zusatz von 0,3 — 1,5 ccm Hayemscher Lösung zu 1 ccm Serum die Ausflockung beginnt und diese nach 1,5 ccm irreversibel wird, beginnt in Normalfällen die Flokkung erst nach Zusatz von 2,5 ccm Hayemscher Lösung und sie wird erst nach Zusatz von 3,0 ccm irreversibel. Die Probe ist jedoch nicht für Lebererkrankungen spezifisch; Wuhrmann (15) betont die Schwierigkeit, die Normalwerte eindeutig zu bestimmen, und hält die Kadmiumreaktion (vgl. S. 18) schon aus theoretischen Gründen für einwandfreier.

Die bisher geschilderten Untersuchungsmethoden des Serumeiweißes beruhen auf dem physikalischen Verhalten der Eiweißlösungen und die Frage wurde kaum berührt, ob die auf verschiedenen Wegen erhaltenen Fraktionen in chemischer Hinsicht verschieden sind. Die Frage wurde in systematischer Weise zuerst von einem von uns (Fischer [22]) in Angriff genommen, wobei sich die Bestimmung des Tryptophan- und Cystingehaltes in den einzelnen Eiweißfraktionen als besonders aufschlußreich erwiesen hat. Durch Aminosäurebestimmungen in zahlreichen, durch Neutralsalzfällungen gewonnenen Fraktionen (Fischer und Blankenstein [23]) konnten vier chemisch differente Globulinfraktionen und drei differente Albuminfraktionen festgestellt werden; bei Krankheiten von allgemein-entzündlichem Charakter wurde die starke Vermehrung eines mit ges. Kochsalzlösung fällbaren Euglobulins festgestellt; diese Fraktion ist durch besonders hohen (3,8 %) Tryptophan- und niedrigen (1,0 %) Cystingehalt gekennzeichnet. Durch die Bestimmung des Tryptophans im Gesamtserum kann man indirekt auf die Vermehrung dieser Fraktion schließen.

8*

Bestimmung des Tryptophangehaltes im Serumeiweiß (modif. n. Fürth).

Die Bestimmung beruht auf der Reaktion von Voisinet und ist ohne Hydrolyse ausführbar. Als Vergleich dient eine Standardlösung von Kasein (Hammarsten). Die Methode gibt klinisch gut brauchbare, jedoch nur relative Werte des Tryptophangehaltes.

Erforderliche Lösungen: $\frac{n}{5}$ NaOH; 2%ige Formaldehydlösung: konz. HCl (spezifisches Gewicht 1,175); 0,05%ige Natriumnitritlösung; 5 g Kasein gelöst in 100 ccm 0,1-n-NaOH.

Ausführung: Zu 0,25 ccm Serum werden im Reagenzglas 0,25 ccm $\frac{n}{5}$ NaOH, 1 Tropfen der Formaldehydlösung, 4,4 ccm HCl und nach einigen Minuten 0,1 ccm Natriumnitritlösung zugesetzt. Gleichzeitig werden zu 0,5 ccm Standardlösung 1 Tropfen Formaldehydlösung, 4,4 ccm Salzsäure und 0,1 ccm Natriumnitritlösung zugesetzt. Die Serumprobe wird mit der Kaseinprobe im Kolorimeter nach Dubosq verglichen, wobei die Kaseinlösung auf Marke 10 eingestellt wird.

Die Berechnung erfolgt auf Grund der Formel $\frac{1 \cdot 70}{X}$, wobei X die Schichtdicke der Serumlösung bedeutet. Der erhaltene Tryptophanwert muß durch den Eiweißgehalt des Serums dividiert werden.

Normalerweise enthält das Serumeiweiß 1,7—2,5 % Tryptophan; unter pathologischen Bedingungen werden Werte von 2,6—4,5 % beobachtet. Über ähnliche Werte berichteten Jezler (56) und Mitarbeiter bei Takata-positiven Seren, ferner Lang (58), Ohlsson (57), Rotovitch und Berencsi (59) bei aktiv-entzündlichen Erkrankungen der verschiedensten Art. P. und M. Bálint (60) fanden im Albumin 0,72 % Tryptophan und 4,98 % Cystin, im Globulin 2,0 % Tryptophan und 2,48 % Cystin; auch einige Unterfraktionen wiesen erhebliche Unterschiede im Aminosäuregehalt auf (Bálint [61]). Trotz beträchtlicher Schwankungen der Einzelwerte blieb der „Grundtypus" der einzelnen Fraktionen auch in pathologischen Seren unverändert.

Da die hohen Tryptophanwerte in erster Reihe auf die Vermehrung eines mit ges. Kochsalzlösung fällbaren Euglobulins zurückzuführen sind, haben wir (Fischer und Mitarbeiter [24]) die mit NaCl fällbare Fraktion aus dem Serum direkt bestimmt. Zu diesem Zweck wurden in einem Zentrifugenglas zu 5 ccm (bei 37° C) ges. Kochsalzlösung 0,25 ccm Serum gemessen, öfters umgerührt und das verschlossene Röhrchen über Nacht im Thermostat gelassen. Am nächsten Tag wird abzentrifugiert, mit ges. NaCl nachgewaschen, die klare Lösung abgegossen und im Niederschlag der Eiweißgehalt nach Kjeldahl oder mit Hilfe des Biuretverfahrens (vgl. S. 21 und 87) bestimmt. Normalerweise beträgt der Wert 8—12 % des Gesamteiweißes; bei aktiv-entzündlichen Prozessen findet man Werte von 12—22 %.

Während die bisher geschilderten Untersuchungen den Nachweis erbracht haben, daß unter bestimmten pathologischen Bedingungen verschiedene Eiweißfraktionen vermehrt, bzw. vermindert sind und daß einzelne dieser Fraktionen in Bezug auf Molekulargewicht und Aminosäurezusammensetzung auch als chemisch-differente Eiweißkörper anzusprechen sind, blieb bis vor kurzem die Frage offen, ob es unter krankhaften Bedingungen auch zur Entstehung abnormaler, im Serum von Gesunden nicht nachweisbarer Eiweißkörper kommt. Als Kriterien einer „Paraproteinämie" können folgende Beobachtungen dienen:

1. von den bekannten Eiweißfraktionen abweichendes physikalisches Verhalten;
2. abweichende chemische Zusammensetzung;
3. Nachweis spezifischen immunbiologischen Verhaltens.

Das älteste der atypischen Eiweißkörper ist das Bence-Jones-Eiweiß, welches durch ein niedriges Molekulargewicht von 35 000 (Polson [25]) gekennzeichnet ist; elektrokataphoretisch wandert es zwischen dem β- und γ-Globulin (Mamlros und Blix [20]). Bei Myelomatose wurden auch Eiweißkörper von abnorm hohem Molekulargewicht im Serum nachgewiesen (Waldenström [12]). Im nephrotischen Stadium der chronischen Nephritis fanden Bourdillon (27) sowie Melnick und Field (28) Serumfraktionen mit abnorm hohem Molekulargewicht, während das Molekulargewicht des Harneiweißes abnorm niedrig war. Auch der Tyrosin- und Cystingehalt des Serumeiweißes wurde bei Nierenkranken von Alving und Mirsky (29) sowie von Briggs (30) verändert gefunden. Bálint und Mitarbeiter (62) fanden bei einem Fall von Leberzirrhose abnorm niedrigen Cystingehalt (1,0 %) im Serumeiweiß, während das Serumeiweiß bei einem Fall von multiplem Myelom abnorm reich (5,9 %) an Arginin war (normal 2,6 %). Das immunologische Verhalten des Serumeiweißes bei Nierenkranken wurde von Goettsch und Reeves (31) untersucht. Sie fanden, daß die Serumfraktionen bei der Nephrose mit normalen Antiseren nur geringe Präzipitation geben; bei fortschreitender klinischer Besserung werden die Immunreaktionen wieder normal. Eine große Bedeutung hat die Paraproteinämie bei Leberkrankheiten (vgl. S. 20); die von uns nachgewiesene, mit 5—10 % Alkohol fällbare Fraktion ist für den positiven Ausfall der Kolloidreaktionen verantwortlich. Auch mit Hilfe der Ultrazentrifuge wurden abnorme Proteinfraktionen unter pathologischen Verhältnissen nachgewiesen (vergleiche Seite 112).

Über den Ursprung und die Bildung der Serumeiweißkörper sind wir heute besser unterrichtet, obwohl noch lange nicht alle Fragen befriedigend beantwortet werden können. Um 1 g Albumin zu bilden, müssen dem Organismus nach Whipple (32) 30 g Eiweiß mit der Nahrung zugeführt werden. Der Organismus verfügt normalerweise über erhebliche Eiweißreserven: selbst hungernde Tiere ersetzen etwa 40—60 % der Plasmaproteine in 24 Stunden. Unsere Kenntnis der Bildung der

Plasmaeiweißkörper ist mit Hilfe der Plasmaphorese erweitert worden: das Verfahren besteht in täglichen Blutentnahmen, nach welchen die gewaschenen Blutkörperchen in Ringerlösung reinjiziert werden (Whipple [32], Doennecke [34], Oettel [35]). Dabei wurde nachgewiesen, daß zuerst das Albumin regeneriert wird, während die Globuline erst langsam ihre ursprüngliche Konzentration erlangen. Mit Hilfe von durch isotopem 15-N „markierten" Plasmaproteinen konnten Fink (36) und Mitarbeiter nachweisen, daß 75 % dieses Proteins in sechs Tagen die Blutbahn verlassen haben; auf serologischem Wege hatte Keilhack (33) früher nachgewiesen, daß die Lebensdauer des Bluteiweißes etwa 3 — 4 Wochen beträgt.

Während die Bildung des Serumalbumins nach allgemeiner Ansicht (Whipple [32]) in der Leber erfolgt, ist die Frage der Bildung der Globuline noch nicht endgültig gelöst (vergleiche S. 22). Verschiedene Momente sprechen für die wichtige Rolle des (intra- und extra-hepatischen) retikulo-endothelialen Apparates, und der Nachweis der Hyperglobulinämie bei dem multiplen Myelom hat die Aufmerksamkeit auf die Plasmazellen des Knochenmarkes gelenkt, nachdem Wallgren die Myelomzellen als Plasmazellen erkannt hat. So wurde die Bildung der Globuline von Fleischhacker und Klima (37), Bing und Plum (38) u. a. m. in das Knochenmark verlegt. Gegen diese Auffassung wurde von Heinlein (39) und Wuhrmann (15) geltend gemacht, die Zahl der Plasmazellen sei offenkundig viel zu klein, um alle Globuline bilden zu können; es sind auch Fälle von Plasmozytomen ohne Globulinvermehrung bekannt, während anderseits sichere Fälle von Hyperglobulinämien ohne Vermehrung der Plasmazellen im Knochenmark beobachtet worden sind. Wir haben soeben gesehen (S. 117), daß abnormale Globuline bei einer größeren Anzahl von Krankheiten (Leberparenchymschäden, Nephrosen, Myelomen) nachgewiesen werden konnten. Dieser Umstand spricht dafür, daß die in Frage kommenden Organe (Leber, Niere, Knochenmark) auch an der Bildung des normalen Globulins teilnehmen. Bei vielen anderen Erkrankungen fanden sich mehr oder weniger charakteristische quantitative Veränderungen im Verhältnis der Eiweißfraktionen, was ebenfalls dafür spricht, daß verschiedene Gewebsteile an der Bildung der Globuline teilhaben. Schließlich erinnern wir daran, daß die einzelnen Eiweißfraktionen sowohl in ihrem physikalischen Verhalten wie auch in Bezug auf ihren Aminosäuregehalt verschieden sind, was ebenfalls für eine plurale Genese spricht. Wenn daher die Bildung des Albumins ganz oder überwiegend in der Leber erfolgt, so sind an der Bildung der Globuline offenbar viele Gewebsarten beteiligt, in erster Reihe wahrscheinlich die retikulo-endothelialen Elemente. Es ist zu erwarten, daß die Entwicklung der Eiweißchemie neue Untersuchungsmöglichkeiten schaffen wird, mit deren Hilfe weitere diagnostische Fortschritte auf dem Gebiet der Serumeiweißkörper erzielt werden können.

Wenn wir auf Grund des bisher Gesagten die Frage der klinischen Bedeutung der Eiweißuntersuchungen im Plasma beantworten wollen, so ergibt sich das folgende Bild:

1. die Senkungsreaktion ist ein Zeichen allgemein-entzündlicher Erkrankung, sie beruht auf Vermehrung des Fibrinogens und des α-Globulins;

2. die sogenannten Labilitätsreaktionen (Kadmium-, Gros-, Takatareaktion) beruhen auf Vermehrung der leicht fällbaren Euglobuline, zu welchen auch die atypischen Globuline bei Leberschäden und Myelom gehören: ihre Empfindlichkeit ist z. T. erheblich, ihre Spezifizität gering;

3. die sogenannten Kolloidreaktionen bei Leberparenchymerkrankungen (Goldsol-, Benzoe-, Thymol-, Cephalinreaktionen) beruhen auf Fällung eines Kolloids durch das atypische Protein; sie sind wesentlich spezifischer als die Labilitätsproben (vgl. S. 25);

4. die Tryptophanbestimmung im Serumeiweiß erlaubt die eindeutige Feststellung der Vermehrung der tryptophanreichen Globulinfraktionen bei allgemein-entzündlichen Erkrankungen;

5. die Bestimmung der mit NaCl fällbaren Euglobulinfraktion erlaubt die quantitative Erfassung ihrer Vermehrung bei allgemeinentzündlichen Erkrankungen;

6. die praktische Bedeutung der elektrokataphoretischen Untersuchung des Serums liegt vor allem in der Möglichkeit der Erkennung und Differenzierung der Plasmazytome. Die Verminderung des Albuminanteils bei Leberschäden und Nephrosen läßt sich mit Hilfe der fraktionierten Aussalzung (vgl. S. 87) rascher und mit ausreichender Genauigkeit bestimmen.

Aus dieser Aufzählung folgt, daß die klinische Anwendung der Eiweißuntersuchungen außerordentlich wichtig ist, jedoch zur Zeit nur eine beschränkte Indikation besitzt. Sie dienen vor allem als objektiver und quantitativer Maßstab für die Aktivität entzündlich-infektiöser Prozesse, bei welchen neben dem Fibrinogen auch die labilen Euglobulinfraktionen des Serums vermehrt sind. Von den atypischen Serumproteinen ist zur Zeit allein die bei Leberparenchymschäden auftretende Globulinfraktion bequem zu erfassen und zu bestimmen (vgl. S. 20).

Über die Rolle der Serumeiweißkörper im Wasserhaushalt des Organismus vgl. S. 83.

2. Einige neue serologische Untersuchungen.

a) Nachweis des R_h-Faktors.

Landsteiner und Wiener (40) hatten im Jahre 1940 nachgewiesen, daß die Erythrozyten des Menschen außer den bekannten Antigenen auch ein „R_h"-Antigen besitzen können: die

Mehrzahl der Blute werden durch ein Serum agglutiniert, welches durch Injektion von Rhesus-Affen-Erythrozyten in Kaninchen gewonnen wurde. Etwa 85 % aller Menschen erwiesen sich als R_h-positiv; bloß etwa 15 % zeigten keine Agglutination (R_h-negatives Blut). Wiener und Peters (41) haben nachgewiesen, daß Transfusion von R_h-positivem Blut in R_h-negative Empfänger oft von hämolytischen Reaktionen gefolgt ist infolge Bildung von Anti-R_h-Agglutininen. Levine (42) u. Mitarb. haben gezeigt, daß bei R_h-negativen Graviden bei Vorhandensein eines R_h-positiven Fötus ebenfalls Anti-R_h-Agglutinine sich bilden können; in solchen Fällen kann es zu Abortus, Erythroblastosis und anderen hämolytischen Erkrankungen des Säuglings kommen. Besonders schwere Folgen kann die Transfusion einer R_h-negativen Graviden mit R_h-positivem Blut haben.

Um festzustellen, ob ein Spender R_h-negativ ist, werden in einem Röhrchen 0,05 ccm einer 2%igen Suspension seiner Erythrozyten mit der gleichen Menge Anti-R_h-Serum versetzt und das Gläschen für zwei Stunden in einen Thermostat von 37° gestellt. Das Sediment wird sodann auf einen Objektträger gebracht und mikroskopisch auf Agglutination untersucht.

Da Anti-R_h-Sera nicht immer zu beschaffen sind, kann das Verfahren von Coombs (43) u. Mitarb. angewandt werden. Sie zeigten, daß die mit Antikörpern reagierenden Erythrozyten Globulin absorbieren; dieses kann mit Hilfe eines Kaninchenserums nachgewiesen werden, welches durch Vorbehandlung mit menschlichem Serum gewonnen wurde.

Zur Prüfung werden die Blutkörperchen des Spenders mit dem Serum zwei Stunden im Blutschrank gelassen und auf Agglutination geprüft. Falls keine solche sichtbar ist, werden die Blutkörperchen mit physikalischem NaCl ausgewaschen und mit dem Kaninchenserum geprüft. Falls auch jetzt keine Agglutination erfolgt, ist die Transfusion gefahrlos.

Zur Diagnose einer hämolytischen Erkrankung von Neugeborenen werden einige Tropfen Blut in zitrathaltiger Kochsalzlösung aufgefangen und ausgewaschen. Falls mit dem Kaninchenserum Agglutination eintritt, ist die Diagnose gesichert.

b) Paul-Bunnell-Reaktion bei der infektiösen Mononukleose.

Die infektiöse Mononukleose ist eine Viruserkrankung: sie konnte durch Krankenblut auf Affen übertragen werden. Der Erreger hat offenbar eine gewisse Verwandtschaft mit dem Hepatitisvirus: in einem großen Teil der Fälle ist die Erkrankung mit Hepatitis kombiniert, was am Positivwerden der Leberparenchymproben erkenntlich ist. Gelegentlich wurde auch Kombination mit lymphozytärer Choriomeningitis beobachtet.

Im Jahre 1932 beobachteten Paul und Bunnell (44), daß das Serum der Kranken Hammelblutkörperchen in einer Verdünnung über 1 : 32 agglutiniert. Die Reaktion beruht auf dem Auftreten „heterophiler Antikörper": sie ist bei der Mononukleose vom vierten Tag der Erkrankung ab in etwa 90 % der Fälle positiv.

Vor kurzem hat Evans (45) eine einfache Technik angegeben. Man saugt in einer Mischpipette für Leukozytenzählung Blut bis zur Marke 0,5 und phys. Kochsalzlösung bis zur Marke 11. Der Inhalt wird in ein schmales Röhrchen geblasen, die Pipette (bis zur Marke 11) mit Kochsalzlösung ausgewaschen, die Kochsalzlösung wird in dasselbe Röhrchen gebracht. Nun wird 2 Minuten lang zentrifugiert (2000/min); von der klaren Flüssigkeit wird in derselben Mischpipette bis zur Marke 11 entnommen und in einem anderen Röhrchen mit derselben Menge 1 % Hammelblutkörperchensuspension gemischt. Sodann wird von neuem 1—2 Minuten zentrifugiert, aufgeschüttelt und untersucht. Falls Agglutination eingetreten ist, bedeutet es einen Titer von 1 : 160.

Nach der Injektion von Pferdeserum kann auch bei Nichtkranken eine Agglutination (Forssman) von Hammelblutkörperchen beobachtet werden. Davidsohn und Walker (46) haben gezeigt, daß diese wie auch die seltenen Normalagglutinine durch Absorption an Meerschweinchennieren entfernt werden können, während die Agglutinine der Mononukleose nicht beeinflußt werden. Zu diesem Zweck werden Meerschweinchennieren blutfrei gewaschen, mit physiologischem NaCl zerrieben und eine Stunde im kochenden Wasserbad gelassen. Die mit 0,5 % Phenol konservierte Emulsion ist im Eisschrank monatelang haltbar.

In ein Zentrifugenglas werden 0,4 ccm physiologisches NaCl, in ein zweites Zentrifugenglas 0,4 ccm Nierenemulsion und in beide Gläser 0,1 ccm inaktiviertes Krankenserum gebracht. Nach einer Stunde wird das zweite Glas zentrifugiert.

Vom nativen und vom absorbierten Serum werden Verdünnungsserien bis 1 : 448 bereitet, zu je 0,25 ccm Serumverdünnung gibt man 0,1 ccm einer 2%igen Suspension gewaschener Hammelblutkörperchen. Die Agglutination wird nach zwei Stunden abgelesen. Die Probe gilt als positiv, wenn auch mit absorbiertem Serum Agglutination bei mindestens 1 : 56 eintritt. Die Höhe des Titers geht mit den klinischen Krankheitserscheinungen erfahrungsgemäß nicht parallel. Bei der „akuten infektiösen Lymphozytose" (Smith [47]) ist die Reaktion negativ.

c) Die Kälteagglutination bei der Viruspneumonie.

Die Viruspneumonie ist eine auf Ratten (Eaton [48] u. Mitarb.) sowohl wie auch auf Menschen (Dingle [49] u. Mitarb.) experimentell übertragbare Erkrankung, bei welcher, wie Petersen (50) u. Mitarb. sowie Turner (51) u. Mitarb. gezeigt haben,

Kälteagglutination von Erythrozyten in einem großen Prozentsatz nachgewiesen werden kann.

Methode: Frische, gewaschene Blutkörperchen vom Typus O oder vom zu untersuchenden Kranken werden zu 1 % in phys. NaCl suspendiert. Vom Krankenserum wird eine Verdünnungsserie bereitet, in jedes Röhrchen dieselbe Menge der Blutkörperchensuspension pipettiert. Die Röhrchen kommen über Nacht in den Eisschrank (0 — 4° C), die Resultate werden noch kalt abgelesen. Falls die Röhrchen erwärmt (37° C) werden, soll die Agglutination verschwinden. Als positiv gelten Titer über 1 : 32.

Die Reaktion ist nicht streng spezifisch; insbesondere bei Trypanosomenerkrankungen ist sie oft positiv. Favour (52) findet einen Titer von 1 : 80 oft auch bei anderen Krankheiten; erst einen Titer von 1 : 160 und mehr betrachtet er als charakteristisch für die Viruspneumonie. Turner (51) hat bereits Titer von 1 : 36 als charakteristisch angesehen. Die höchsten Titer werden zwischen den 10 — 25 Krankheitstagen beobachtet; nachher erfolgt rasches Sinken. Turner fand von 83 Kranken positive Kälteagglutination bei über 50 %; 23 Sera hatten einen Titer über 1 : 128. Finland (53) u. Mitarb. fanden von 200 Kranken bei 68 % eine positive Agglutination, während von 850 Kontrollpersonen nur 1,2 % positiv reagierten. Meiklejohn (54) u. Mitarb. fanden bei allen ihrer 16 Fälle positiven Ausfall, während Curnen (55) u. Mitarb. bei 106 Fällen bloß in 18,5 % positive Kälteagglutination beobachtet haben.

So wie die Ergebnisse der Reaktion widerspruchsvoll erscheinen, ist auch ihre Erklärung unsicher. Man nimmt an, daß es sich um einen Auto-Antikörper handelt, welcher durch „Autoimmunisation" mit erkranktem Gewebe entsteht. Trotz der unsicheren Grundlage und der unsicheren Ergebnisse wird man die Reaktion zur Klärung der Pathogenese unsicherer Epidemien und Einzelfälle schon ihrer Einfachheit halber in Anwendung bringen.

Literatur.

1. Bergmann u. Niemann, J. biol. Chem. **115**, 77, 1936; **118**, 301, 1937.
2. Bull u. Neurath, J. biol. Chem. **115**, 519, 1936; **118**, 163, 1937.
3. Astbury, Adv. Enzymol. **3**, 63, 1943.
4. Brand, Kassell u. Saidel, J. clin. Invest. **23**, 437, 1944.
5. Gutman u. Mitarb., J. clin. Invest. **20**, 765, 1941.
6. Cohn u. Edsall, Proteins, amino acids and peptides, 1943.
7. Butler u. Montgomery, J. biol. Chem. **99**, 173, 1933.
8. Leuthardt u. Wuhrmann, Klin. Wschr. **17**, 409, 1938.
9. Cohn u. Mitarb., J. amer. Chem. Soc. **68**, 459, 1946.
10. Pedersen, K. O., Ultracentrifugal Studies, Upsala 1945.
11. Bing, Acta med. scand. **103**, 547, 1940.
12. Waldenström, Acta med. scand. **117**, 216, 1944.
13. Tiselius, A., Trans. Faraday Soc. **33**, 524, 1937.
14. Longsworth, L. G., Chem. Rev. **30**, 323, 1942.
15. Wuhrmann u. Wunderly, Die Bluteiweißkörper des Menschen, 1947.
16. Svensson, H., Kolloid-Z. **87**, 181, 1939; **90**, 141, 1940.
17. Dole, V. P., J. clin. Invest. **23**, 708, 1944.
18. Gordon u. Wardley, Biochem. J. **37**, 393, 1943.

19. Bennhold, Kylin u. Rusznyák, Die Eiweißkörper des Blutplasmas, 1938.
20. Malmros u. Blix, Acta med. scand. Suppl. **170**, 280, 1946.
21. Gros, W., Klin. Wschr. **1942**, II, 969.
22. Fischer, A., Klin. Wschr. **8**, 2328, 1929.
23. Fischer u. Blankenstein, Biochem. Z. **220**, 380, 1930.
24. Fischer, Bunyor u. Martos, Orv. Hetil. (Ung.) **1948**, Nr. 10.
25. Polson, Kolloid-Z. **87**, 149, 1939.
26. Stadlovsky u. Scudder, J. exper. Med. **75**, 119, 1942.
27. Bourdillon, J., J. exper. Med. **69**, 819, 1939.
28. Melnick, Field u. Mitarb., Arch. int. Med. **66**, 295, 1940.
29. Alving u. Mirsky, J. clin. Invest. **15**, 215, 1936.
30. Briggs, A. P., J. biol. Chem. **104**, 231, 1934.
31. Goettsch u. Reeves, J. clin. Invest. **15**, 173, 1936.
32. Whipple, G. H., Amer. J. med. Sci. **196**, 609, 1938 u. **203**, 447, 1942.
33. Keilhack, H., Fol. haemat. **55**, 406, 1936.
34. Daenuecke, F., Dtsch. Arch. klin. Med. **189**, 82, 1942.
35. Oettel, H., Z. exper. Med. **111**, 624, 1943.
36. Fink u. Mitarb., J. exper. Med. **80**, 455, 1944.
37. Fleischhacker u. Kleine, Fol. haemat. **56**, 5, 1936.
38. Bing u. Plum, Acta med. scand. **91**, 403, 1937 u. **92**, 415, 1937.
39. Heinlein, H., Z. exper. Med. **112**, 535, 1943.
40. Landsteiner u. Wiener, Proc. Soc. exper. Biol. a. Med. **43**, 225, 1940.
41. Wiener u. Peters, Ann. int. Med. **13**, 2306, 1940.
42. Levine u. Mitarb., Amer. J. Obst. Gynec. **42**, 925, 1941.
43. Coombs u. Mitarb., Lancet **1945**, 2, 15.
44. Paul u. Bunnell. Amer. J. med. Sci. **183**, 90, 1932.
45. Evans, A. S., J. Labor. a. clin. Med. **32**, 1278, 1947.
46. Davidsohn u. Walker, Amer. J. clin. Path. **5**, 455, 1935.
47. Smith, C. H., J. amer. med. Assoc. **125**, 342, 1944.
48. Eaton u. Mitarb., J. exper. Med. **79**, 649, 1944.
49. Dingle u. Mitarb., J. amer. med. Assoc. **127**, 146, 1945.
50. Petersen u. Mitarb., Science **97**, 167, 1943.
51. Turner u. Mitarb., Lancet **1943**, I, 765.
52. Favour, C. B., J. clin. Invest. **23**, 891, 1944.
53. Finland u. Mitarb., J. clin. Invest. **24**, 451, 1945.
54. Meiklejohn u. Mitarb., J. clin. Invest. **24**, 241, 1945.
55. Curnen u. Mitarb., J. clin. Invest. **24**, 209, 1945.
56. Jezler u. Mezey, Klin. Wschr. **10**, 1296, 1931, II.
57. Ohlsson u. Mitarb., Biochem. Z. **215**, 443, 1929.
58. Lang, Arch. exper. Path. 145, 88, **148**, 222.
59. Rotovitch u. Berencsi, Z. Rheumaforsch. 4, 383, 1941.
60. Bálint, P. u. M., Biochem. Z. **305**, 310, 1940.
61. Bálint, P. u. M., Biochem. Z. **306**, 296, 1940.
62. Bálint u. Mitarb., Biochim. et Biophys. Acta **2**, 137, 1948.

VI. Funktionsprüfung des Kreislaufes.

Pathophysiologie der Herzinsuffizienz.

Der Ausgangspunkt der experimentellen Kreislaufpathologie ist das Herz-Lungenpräparat von Starling (1910), welches ermöglicht hat, die einzelnen Faktoren des Kreislaufes: Strömungswiderstand, venöses Angebot, Aorten- und Venendruck sowie Minutenvolumen, in ihrer gegenseitigen Abhängigkeit experimentell zu untersuchen. Das entnervte Herz vermag bei konstantem venösem Angebot das Minutenvolumen trotz erhöhtem Strömungswiderstand durch erhöhten systolischen Druck konstant zu erhalten. Vermehrtes venöses Angebot bewältigt das Herz ohne Druckerhöhung durch Erhöhung des Schlagvolumens. Diese autonome Selbstanpassung des Herzens an veränderte Kreislaufbedingungen geht ohne Frequenzsteigerung einher; letztere erfolgt erst durch Vermittlung der Herznerven. Aus den Beobachtungen am Herz-Lungenpräparat hat Starling das „Herzgesetz" abgeleitet (1918), nach welchem die Stärke der Myokardkontraktion eine Funktion der Länge der Muskelfibrillen ist; mit anderen Worten: das Schlagvolumen ist der diastolischen Füllung direkt proportional. Bei erhöhtem Strömungswiderstand bleibt etwas Blut in der Kammer zurück, wodurch die diastolische Füllung und die systolische Entleerung erhöht wird.

Das normale Herz besitzt eine außerordentlich große Reservekraft: es vermag bei körperlichen Anstrengungen das Minutenvolum auf das Zehnfache zu steigern. Die Hauptrolle spielt dabei die Vergrößerung des Schlagvolums; die Erhöhung der Pulsfrequenz reicht höchstens zu einer 2 — 2¹/₂fachen Vergrößerung des Minutenvolums aus. Druckerhöhung in den Hohlvenen führt auf dem Wege des Reflexes von Bainbridge zu Tachykardie, welche jedoch 170 — 180 pro Minute nicht überschreiten kann, ohne die Herzleistung zu beeinträchtigen. Der arterielle Blutdruck wird bei körperlichen Anstrengungen nur vorübergehend erhöht (Taylor [1]), da gleichzeitig die periphere Resistenz durch Erweiterung der Arteriolen herabgesetzt wird. Die auf diese Weise herbeigeführte Drucksenkung führt reflektorisch zur Entleerung der Blutspeicher und zum neuerlichen Anstieg des Blutdruckes. Die Gesamtheit dieser Regulationsmechanismen bildet die „Selbststeuerung" des Kreislaufes (E. Koch [2]).

Das krankhaft geschädigte Herz ist nicht anpassungsfähig; es arbeitet im Prinzip ebenso wie ein Normalherz nach Erhöhung der peripheren Resistenz, durch Erhöhung des diastolischen Volums; doch ist der Effekt stark vermindert. Das diastolische Volum eines Herzkranken kann dem Volum eines Athleten entsprechen; während aber das Schlagvolum des letzteren auf das Mehrfache des Ruhewertes vergrößert ist, bleibt das Schlagvolum des kranken Herzens unter dem normalen Durchschnitt. Die Anpassungsfähigkeit und Reservekraft des Herzens beruht auf drei Faktoren: 1. der Frequenzsteigerung, welche ihre Grenze bei einer Schlagfolge von 200 pro Minute erreicht; 2. der Möglichkeit der Schlagvolumvergrößerung durch Vergrößerung der diastolischen Füllung: bei starker Dilatation werden die Muskelfibrillen überdehnt und das Schlagvolumen beginnt zu sinken; 3. der mächtigste Faktor der Kompensation des geschädigten Herzens ist die allmählich sich entwickelnde Hypertrophie, welche jedoch nur so lange wirksam ist, als die Blutversorgung des Myokards mit seiner Hypertrophie Schritt hält. Versagen diese Kompensationsmöglichkeiten, so kommt es zur manifesten Insuffizienz des Herzens mit den schweren Folgen für den Kreislauf.

Die Pathogenese der Kreislaufdekompensation ist in den letzten Jahren erneut Gegenstand lebhafter Diskussion geworden. Nach der älteren Auffassung lassen sich die meisten Symptome der Dekompensation auf die venöse Stauung zurückführen („backward failure"). Die überladenen, dilatierten Herzkammern sind außerstande, das Angebot an venösem Blut zu bewältigen, wodurch es zum Anstieg des Blutdruckes in den Vorhöfen und in den Venen kommt. Es können die beiden Herzhälften, wie das öfter der Fall ist, auch gesondert versagen. Bei Versagen der linken Kammer kommt es zur Stauung in den Lungenvenen und Kapillaren, daher zu Dyspnoe, Abnahme der Vitalkapazität und Anoxämie und Zyanose; im extremen Fall entsteht Lungenödem. Falls die rechte Kammer versagt, entsteht Stauung im großen Kreislauf; die Erhöhung des Venendruckes bewirkt die Verstärkung des Filtrationsdruckes in den Kapillaren, wodurch Ödeme entstehen.

Nach der anderen Auffassung ist die Kreislaufdekompensation die Folge des verminderten Minutenvolums („forward failure"), wobei früher angenommen wurde, die Ödeme seien die Folge erhöhter Kapillarpermeabilität infolge peripherer Asphyxie. Neuere Untersuchungen haben die Rolle der verminderten Nierendurchblutung in den Vordergrund gestellt. Warren und Stead (3) stellten fest, daß bei einigen Herzkranken Ödembildung noch vor der Erhöhung des venösen Druckes erfolgte; gleichzeitig war die zirkulierende Blutmenge vermehrt. Sie erklärten dieses Verhalten durch verminderte Kochsalz- und Wasserausscheidung durch die Nieren, wodurch Vermehrung des Plasmavolums und der extrazellulären Flüssigkeit verursacht wird: diese führen ihrerseits zur Erhöhung des Venendruckes. Merrill (4) fand, daß bei dekompensierten Herzkranken die Nierendurchblutung auf 20—30 % der Normalwerte gesunken war: die gleichzeitige Erhöhung der Filtrationsfraktion (vgl. S. 49) auf 33 % ermöglicht zwar eine leidliche Nierenfunktion, doch genügt sie nicht, um eine ausreichende Salzausscheidung aufrechtzuerhalten. Die Nierendurchblutung kann nach Merrill auf 20 % reduziert sein, wenn das Minutenvolum erst um 50 % erniedrigt ist; beim Versagen des Kreislaufes sei daher die Niere besonders schwer geschädigt, an Stelle von 18 % wird dieses Organ bloß von 7 % des Minutenvolums durchströmt. Mokotoff (5) und Mitarb. fanden, daß bei dekompensierten Herzkranken die Plasmadurchströmung der Nieren im Durchschnitt 191 ccm/min beträgt (normal 627 ccm/min), das Glomerulusfiltrat war 67 ccm/min (normal 103 ccm/min) und die Filtrationsfraktion 38 % (17 %).

Zirkulierende Blutmenge und Venendruck waren stets erhöht. Die Reabsorption des Natriums war nicht erhöht, jedoch die ausgeschiedene Menge — entsprechend dem Sinken der Filtration — deutlich herabgesetzt. Da nach Lyons (6) u. Mitarb. nach Einnahme von 40 g NaCl das Plasmavolum um 16% und der Venendruck um 31% zunimmt, scheint der Schluß nicht unberechtigt, daß viele Symptome der Kreislaufinsuffizienz auf die verringerte Na-Ausscheidung zurückzuführen sind. Eigene Untersuchungen (Fischer, Sellei und Weisz [7]) ergeben, daß die Chloridclearance bei der Stauungsniere leicht herabgesetzt ist (0,63 ccm/min gegenüber 1,16 ccm/min bei Normalen); gleichzeitig ist das Glomerulusfiltrat und die Harnstoffclearance deutlich vermindert (vgl. Abb. 19).

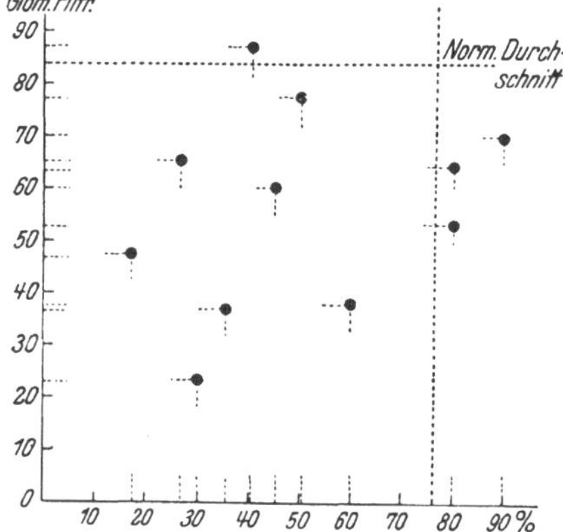

Abb. 19. Clearancewerte bei der Stauungsniere. Unternormale Werte des Filtrats und der Harnstoffclearance.

Im Gegensatz zu diesen Befunden, welche die relative Niereninsuffizienz infolge „forward failure" des Herzens als Ursache vieler Symptome der Kreislaufinsuffizienz ergeben, betonen Landis (8) u. Mitarb. die Rolle der Muskelbewegungen beim Zustandekommen der Druckerhöhung in den Venen: das auf diese Weise erhöhte Angebot kann vom kranken Herzen nicht bewältigt werden und es kommt zur Stauung mit allen Folgen der „backward failure". Zu ähnlichen Schlüssen kommen auch Reichsman und Grant (9): sie haben bei drei Kranken Anstieg des venösen Druckes noch vor der Ödembildung feststellen können.

Die Rolle des venösen Druckes haben die Untersuchungen von McMichael (10) in ein neues Licht gerückt. Während nach der alten Auffassung der „backward pressure" die Erhöhung des Venendruckes passiv, als Folge der Stauung erfolgt, ergaben seine Untersuchungen, daß bei beginnender Herzinsuffizienz der Venendruck bereits vor der Verminderung des Minutenvolums kompensatorisch erhöht wird. Wenn in den Beinen eine künstliche venöse Stauung erzeugt wird, so sinkt der Druck im rechten Vorhof, aber gleichzeitig auch das Minutenvolum.

Den Mechanismus der Kreislaufinsuffizienz versucht Dock (11) auf andere Weise zu erklären. Auf Grund der Beobachtung, daß bei Mitralstenose der Druck in den Lungenvenen und demzufolge in der Pulmonalarterie stark (auf das Vierfache) erhöht ist, ohne daß es jahrelang zu Lungenödem kommt, während akute Insuffizienz der linken Kammer oft zu Lungenödem führt, wird geschlossen, daß venöse Druckerhöhung die physiologische Folge verminderter Blutversorgung ist; nur wenn diese plötzlich erfolgt und ausgiebig ist, kann es zu Lungenödem kommen.

Die wichtigsten Veränderungen des insuffizienten Kreislaufes wollen wir auf Grund der einzelnen Kreislauffaktoren besprechen.

A. Schlagvolumen und Minutenvolumen.

Die Bestimmung des Minutenvolums ist im Laufe des letzten Jahrzehntes durch zwei neue Verfahren vervollkommt worden; das erste Verfahren, die Katheterisierung des rechten Vorhofs, ist zwar genau, doch aus technischen Gründen zur allgemeinen Anwendung ungeeignet; das zweite Verfahren, die Ballistokardiographie, dürfte in der Zukunft als Routineuntersuchung angewandt werden.

Die Berechnung des Minutenvolums beruht auf der Formel von A. Fick:

$$\text{Min.-Vol.} = \frac{O_2\text{-Aufnahme durch die Lunge (ccm/min)}}{\text{Arterio-venöse Differenz des } O_2\text{-Gehaltes des Blutes (in \%)}}.$$

Da zu der Bestimmung die Gewinnung von venösem Blut aus dem rechten Vorhof erforderlich ist, hatte man zu indirekten Methoden Zuflucht genommen; so hatte Grollmann (12) mit Hilfe der Azetylenmethode, welche lediglich die Analyse der Respirationsluft unter bestimmten Versuchsbedingungen erfordert, ein Minutenvolum von durchschnittlich 3,87 l oder 2,21 l/m^2 gefunden. Mit Hilfe der Azetylenmethode wurden wiederholt Untersuchungen bei Kreislaufinsuffizienz vorgenommen. So fanden McGuire (13) u. Mitarb., daß bei 20 dekompensierten Herzkranken das Minutenvolumen durchschnittlich 1,52 l/m^2 betrug, das Schlagvolumen 27 ccm, gegenüber 2,2 l/m^2 bzw. 49 ccm bei Gesunden. Ferner wurde festgestellt, daß bei Herzinsuffizienz infolge Hyperthyreose oder schwerer Anämie das Minutenvolumen nicht unwesentlich vergrößert sein kann, anderseits können bei der reinen „kardialen“ Insuffizienz oft genug normale Werte gefunden werden (Harrison [14]).

Die direkte Anwendung des Fickschen Prinzips beim Menschen ist durch die von Cournand (15) u. Mitarb. ausgearbeitete Technik der Katheterisierung des rechten Vorhofes möglich gemacht worden. Es wird ein leicht beweglicher, für Röntgenstrahlen undurchlässiger Katheter in die V. basilica eingeführt und unter Röntgenkontrolle in den rechten Vorhof weitergeleitet (vgl. Abb. 20). Für besondere Zwecke kann der Katheter in die rechte Kammer und A. pulmonalis einerseits, in die V. cava, hepatica und renalis anderseits weitergeführt werden; durch Einführung eines Katheters mit doppeltem Lumen

(Cournand [16] u. Mitarb.) kann gleichzeitig der Druck in verschiedenen Herz- bzw. Gefäßabschnitten bestimmt werden.

Zum Zwecke der Minutenvolumbestimmung wird gleichzeitig mit der Herzkatheterisierung Blut aus der A. femoralis entnommen sowie die O_2-Aufnahme pro Minute durch die Lunge mittels Analyse der in einem Spirometer gemessenen Ausatmungsluft im Haldane-Apparat bestimmt. Die Bestimmung des Oxygens im Blut erfolgt im manometrischen Gasanalysenapparat von Van Slyke und Neill. Obwohl das Verfahren für die Versuchsperson lästig ist, stellt es die exakteste Bestimmungsmethode des Minutenvolumens dar: als ernste Fehlerquelle kommt, nach Warren und Stead (17), bloß die mangelhafte Mischung des Blutes im Herzen in Frage.

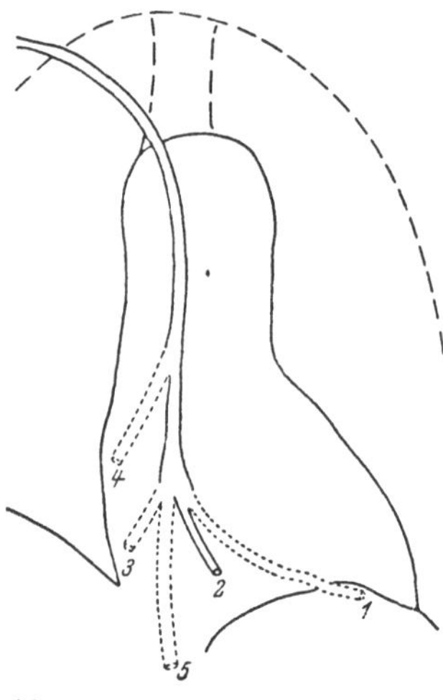

Abb. 20. Schema der Herzkatheterisierung (nach Goldring u. Chasis).
1 Sonde im rechten Ventrikel (Idealposition zur Bestimmung des Minutenvolumens); 2 und 3 Sonde im rechten Vorhof (gute Lage); 4 Sonde in der V. cava sup. (schlechte Lage); 5 Sonde in der V. cava inf. (schlechte Lage).

Das Minutenvolumen normaler Versuchspersonen beträgt nach Cournand zwischen 5—6 l oder 3,12 l pro m². Dieser Wert ist um ca. 27 % höher als der mit der Azetylenmethode erhaltene Wert und schon deshalb wahrscheinlicher, da allein die Leber- und Nierendurchblutung (vgl. S. 34) über 2,5 l, also etwa zwei Drittel des Minutenvolums nach Grollmann, beträgt. Mit Hilfe der direkten Fick-Methode konnten McMichael und Sharpey-Schafer (18) zeigen, daß das Minutenvolum bei aufrechter Körperhaltung um 25—30 % niedriger ist als im Liegen; die Größe des Minutenvolums geht mit dem Druck im rechten Vorhof parallel. Physiologischerweise kommt es zur Erhöhung des Minutenvolums nach größeren Mahlzeiten und Flüssigkeitszufuhr, ferner in der Schwangerschaft, bei Fieber, bei Anämien, Thyreotoxikose, Lungenemphysem und einigen anderen selteneren Zuständen. McMichael (10) fand, daß das Minutenvolumen bei Sinken des Hämoglobinwertes unter 30 % verdoppelt wird; da die Blutmenge in diesen Fällen ebenfalls stark vermindert ist, kommt es zur Kontraktion der Venülen und zum Anstieg des Venendruckes. Anderseits kommt es beim Schock (vor allem nach Blutungen) zur Dilatation der Muskelarteriolen; auch bei Toxämien kann es zum Sinken des Venendruckes und daher zur Verminderung des Minutenvolumens kommen. McMichael betont die Wichtigkeit der Unterscheidung der Herzinsuffizienz mit vermindertem

Minutenvolum von den Formen mit gesteigertem Minutenvolum, da Digitalisbehandlung und Transfusionen bei letzteren kontraindiziert sind. Über die Anwendung der Herzkatheterisierung zur Diagnose kongenitaler Vitien vgl. S. 149.

Ballistokardiographie. Es ist aus der Mechanik bekannt, daß jeder Impuls eines Geschosses einen Rückstoß von gleicher Stärke verursacht. Auch die Herztätigkeit hat plötzliche Impulsänderungen zur Folge, deren Registrierung und Auswertung ein Verdienst von I. Starr (19) bleibt. Die Versuchsperson liegt auf einem besonders konstruierten und gefederten Bett, dessen Eigenschwingung eine Frequenz von 10 — 15 pro Sekunde hat und Ausweichungen nur in der Längsrichtung erlaubt. Das Bett wird durch Belastung empirisch kalibriert: so bewirkt z. B. ein Gewicht von 280 g am Instrument von Goldring und Chasis (21) einen

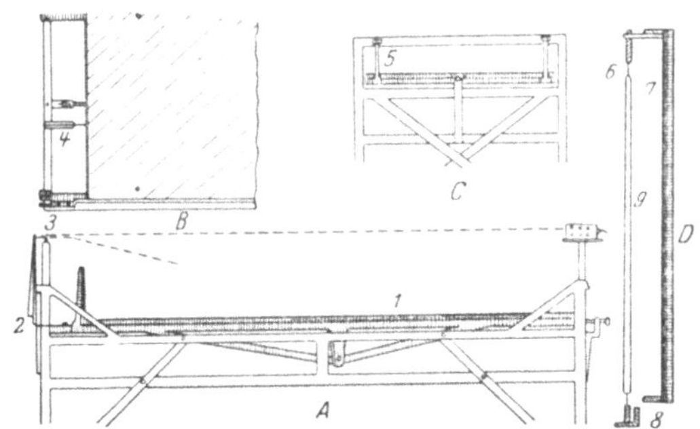

Abb. 21. Schema eines Ballistokardiographen (nach Goldring u. Chasis). A Seitenansicht; B Ansicht von oben; C Schmalansicht; D Querschnitt.

Ausschlag von 1 cm. Die durch die Herztätigkeit verursachten Bewegungen werden optisch vergrößert und photographisch registriert (Abb. 21). Das Ballistokardiogramm zeigt normalerweise sieben Zacken, die mit den Buchstaben H — N bezeichnet werden (Abb. 22). Es wird angenommen, daß die H-Welle dem Impuls des Blutes in der Aorta, die I-Welle dem Rückstoß, die J-Welle dem Rückstoß nach der Fortbewegung des Blutes in der Aorta descendens entspricht. In Anbetracht des Umstandes, daß die Größe des Impulses von der Menge des ausgeworfenen Blutes abhängt, hat Starr eine Formel angegeben, mit deren Hilfe das Schlagvolumen des Herzens berechnet werden kann. Die Formel lautet: $\text{Schlagvolumen} = 33 \sqrt{(2\,\text{I}\,.\,\text{dt} + \text{J}\,\text{dt})\;.\;\text{A}.\sqrt{\text{c}}}$,

wobei $\text{I dt} = \frac{\text{Höhe der I-Welle in mm} \times \text{Basis in Sekunden}}{2}$,

J dt = dieselbe Formel, bezogen auf die J-Welle,
A = Aortenbreite in cm^2 und
C = Dauer der Herzaktion in Sekunden (Pulsfrequenz)

bedeutet.

Zu der Formel ist zu bemerken, daß die Bestimmung der Aortenbreite nach Cournand (20) u. Mitarb. am besten röntgenologisch erfolgt; nach Goldring und Chasis (21) kann sie im Durchschnitt mit 3,4 cm^2 in Rechnung gesetzt werden. Vergleiche der mit Hilfe des Ballistokardiographen erhaltenen Werte mit den Ergebnissen des indirekten Fick-Verfahrens ergaben gute Übereinstimmung, während das direkte Fick-Verfahren nach Cournand (20) um 18 % höhere Werte ergibt, falls der Wert für die Aortenbreite nicht korrigiert wird. Nach Tanner (71) besteht gute Übereinstimmung mit den mittels Herzkatheterisierung erhaltenen Werten, falls an Stelle der Konstante 33 der Formel von Starr 100 gesetzt wird und der Wert für A wegfällt. Die Berechnung des Schlagvolums ist freilich nur bei normaler Form des Ballistokardiogramms möglich; in vielen Fällen, so bei Myokarderkrankungen, werden abnorme Formen beobachtet, deren prognostische Bedeutung von Starr (22) auf Grund längerer klinischer Beobachtung sichergestellt werden konnte.

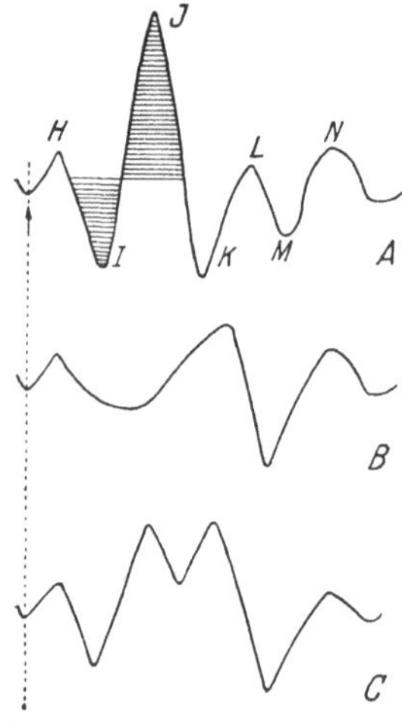

Abb. 22. Ballistokardiogramme (nach Starr u. Wood).
A Normalkurve; die schraffierten Flächen dienen zur Berechnung des Minutenvolums; B und C pathologische Kurven. Der Pfeil zeigt Beginn der Kammersystole im EKG.

Nickerson (23) u. Mitarb. haben einen Ballistokardiographen mit einer Frequenz von nur 1,5 pro Sekunde und „kritischer Dämpfung" konstruiert, welche auf die individuellen Gewichte der Versuchspersonen eingestellt werden kann. Mit Hilfe einer Formel, welche auch den Blutdruck und die Körperlänge berücksichtigt, kann das Schlagvolumen berechnet werden: die Ergebnisse zeigten sowohl bei Gesunden wie bei Kranken gute Übereinstimmung mit den Werten, die gleichzeitig mit Hilfe des direkten Fick-Verfahrens gewonnen worden sind.

Erhöhte Werte des Schlagvolumens fand Starr (24) bei Hyperthyreosen, oft bei Anämien und im Fieber. Erniedrigte Werte sind ballistokardiographisch bei Myokardveränderungen, Myxödem und bei einem Drittel der Fälle von essentieller Hypertonie erhoben worden. (Goldring und Chasis [21] fanden bei der Hypertonie im allgemeinen normale Werte.) Bei der „neuro-zirkulatorischen Asthenie" ist das Schlagvolumen bei aufrechtem Stehen höher als im Liegen, was als Zeichen der Inkoordination des Kreislaufes aufgefaßt werden kann.

Der große Vorteil der Ballistokardiographie liegt im Umstand, daß das Verfahren die Kranken in keiner Weise belästigt und daher beliebig oft wiederholt werden kann. Mit ihrer Hilfe war es möglich, die Wirkung verschiedener Medikamente zu prüfen und den Verlauf der Erkrankungen regelmäßig zu verfolgen.

Wiederholt wurde der Versuch gemacht, das Minutenvolum aus leicht meßbaren Kreislaufgrößen rechnerisch zu bestimmen. So gab Recklinghausen (26) die einfache Formel an:

$$\text{Minutenvolumen} = \frac{\text{Amplitude} \times \text{Pulszahl}}{\text{mittlerer Blutdruck}} \cdot \text{konst.}$$

Zur Bestimmung der Blutdruckamplitude soll der diastolische Druck formoszillatorisch bestimmt werden, mit Hilfe des Oszillotonometers mit Wechselskala. Der „mittlere" Blutdruck ist etwas niedriger als das arithmetische Mittel zwischen systolischem und diastolischem Blutdruck; seine direkte Bestimmung kann mit Hilfe des „oszillometrischen Index" (Pachon [27]) erfolgen. Dieser letztere entspricht dem niedrigsten Blutdruckwert, bei welchem im Oszillometer nach Pachon die maximalen Oszillationen beobachtet werden. Von anderen Autoren (Wezler und Böger [28], Broemser und Ranke [29], Bazett [25]) wurden kompliziertere Formeln angegeben, welche auch den Aortenquerschnitt, die Pulswellengeschwindigkeit u. a. m. berücksichtigen. Vielfach wurde eine leidliche Übereinstimmung mit den älteren, gasanalytisch gewonnenen Werten des Minutenvolumens gefunden, welche, wie bereits betont, um etwa 27 % zu niedrig sind. In Anbetracht des Umstandes, daß die auf indirektem Wege erhaltenen Kreislaufwerte beim Menschen notwendigerweise ungenau sind, in den angegebenen Formeln jedoch bereits kleine Differenzen große Ausschläge ergeben, können diese Formeln nur Annäherungswerte geben, welche jedoch zur Kontrolle des Krankheitsverlaufes gute Dienste zu leisten vermögen.

B. Periphere Resistenz.

Aus der Versuchsanordnung von Starling (vgl. S. 123) ging bereits die gegenseitige Abhängigkeit von Strömungswiderstand und Blutdruck hervor. Sie läßt sich auf die einfache Formel bringen:

$$\text{periphere Resistenz} = \frac{\text{mittlerer arterieller Blutdruck}}{\text{Minutenvolumen (pro Sekunde)}}.$$

Falls der Bruch mit 1332 multipliziert wird, erhalten wir das Ergebnis in dyn/cm^{-5} sec. Sie beträgt normalerweise etwa 1500. Zur Bestimmung der peripheren Resistenz ist die genaue Messung des mittleren arteriellen Blutdruckes erforderlich: sie erfolgt am exaktesten mit Hilfe der genauen Ausmessung der durch Arterienpunktion am Manometer von Hamilton (30) u. Mitarb. aufgenommenen Kurve. Bei der essentiellen Hypertonie fanden Goldring und Chasis (25) erhöhte Werte (2100 — 3000 dyn/cm^{-5} sec), welche als Folge der Vasokonstriktion der Arteriolen aufgefaßt werden. Die Arteriolen setzen dem Blutkreislauf bereits normalerweise den größten Widerstand gegenüber; in ihnen sinkt normalerweise der arterielle Blutdruck am stärksten. Die Bestimmung des peripheren Widerstandes gibt somit ein ungefähres Bild vom Zustand dieses wichtigen Gefäßabschnittes.

C. Venendruck.

Die Bestimmung des Venendruckes erfolgt zweckmäßigerweise auf direktem Wege, nach Einführung einer Hohlnadel in die V. basilica; die Nadel wurde von Moritz und Tabora mit einem Flüssigkeitsmanometer verbunden und die Höhe der Flüssigkeitssäule konnte direkt abgelesen werden. Villaret (31) und Mitarbeiter verbinden die Nadel mit einem Aneroidmanometer: im Phlebomanometer von Burch und Winsor (32) kann der Druck im Zuleitungsschlauch mit Hilfe einer zwischen-

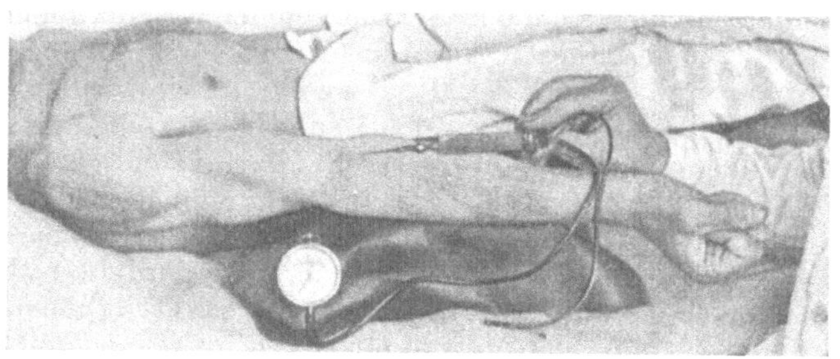

Abb. 23. Manometrische Venendruckmessung.

geschalteten Druckkammer genau eingestellt werden. Die Versuchsperson soll vor der Messung fünfzehn Minuten lang flach, ohne Kopfkissen, am Rücken liegen; bei der Messung soll der Ellbogen auf einem flachen Kissen in Herzhöhe liegen (Abb. 23). Die Normalwerte schwanken nach Moritz und Tabora zwischen 1—9 cm Wasser; mit moderneren Methoden werden gleichmäßigere Werte erhalten; nach Villaret (31) etwa 12—13 cm. Bei kompensierten Herzleiden und bei alleiniger Insuffizienz der linken Herzhälfte sind die Werte des Venendruckes meist normal: bei Insuffizienz des rechten Ventrikels kommt es regelmäßig zu erheblichen Drucksteigerungen bis zu 20—35 cm. Das Verhalten des Venendruckes kann prognostisch wertvolle Hinweise geben; nach Aderlassen, Digitalis und Strophantin sinkt der Venendruck, falls das Herz auf die Behandlung anspricht.

D. Umlaufszeit des Blutes.

Eine „absolute“ Umlaufszeit des Blutes gibt es nicht, da, wie bekannt, das Blut je nach den peripheren Ansprüchen verschiedene Wege gehen kann. Dessenungeachtet wurden eine Reihe klinischer Methoden angegeben, welche die Umlaufszeit in bestimmten Kreislaufabschnitten messen. So kann man einen Farbstoff (z. B. Fluoreszein) in eine Armvene injizieren und durch wiederholte Blutentnahmen aus der Vene des anderen Armes den Zeitpunkt bestimmen, zu welchem der grünlich fluoreszierende Farbstoff in ultraviolettem Licht erscheint. Diese Umlaufszeit von Armvene zu Armvene beträgt normalerweise 12—26 Sekunden. Falls Radium C. injiziert wird (Blumgart und Yens [33]) kann mit Hilfe eines Geigerschen Zählrohres festgestellt werden, wann diese in der uneröffneten Arterie des anderen Armes erscheint; die Umlaufszeit von Armvene bis zur Armarterie beträgt ca. 18 Sekunden. Es kann auch die Zeit gemessen werden, welche nach der Injektion von Saccharin oder von 5 ccm 20%igem Decholin (Winternitz [43] und Mitarbeiter) verstreicht, bis der charakteristische Geschmack an der Zunge gefühlt wird. Diese Umlaufszeit (Vene zur Zunge) beträgt 10—16 Sekunden, während die Zeit der Gesichtsrötung nach intravenöser Injektion von 0,001 mg/kg Histamin durchschnittlich 24 Sekunden beträgt. Eine objektive und unblutige Meßmethode der Umlaufszeit von der Lunge zu den Kapillaren wurde von Wezler und Whittenberger (35) angegeben: die Versuchsperson macht eine tiefe Inspiration aus einem mit 100%igem Nitrogen gefülltem Spirometer; unmittelbar danach wird mit Hilfe des Oximeters von Millikan (vgl. S. 150) die O_2-Sättigung des Blutes des Ohrläppchens gemessen. Der plötzliche Ausschlag des Galvanometers zeigt die Zirkulationszeit an, die normalerweise 5,2 Sekunden beträgt.

Vergleichswerte sind nur bei Anwendung derselben Methode verwertbar; es wurde wiederholt festgestellt, daß die Umlaufszeit bei hohem Minutenvolumen, nach Anstrengungen, bei Basedow verkürzt, bei niedrigem Minutenvolumen, bei Herzinsuffizienz und beim Myxödem, verlängert ist. Die Ursache der verlängerten Umlaufszeit ist nach Nylin (34) nicht so sehr die venöse Stauung, als vielmehr die Vermehrung des Residualblutes im dilatierten Herzen. Verkürzte Umlaufszeit findet man ferner bei intrakardialem Shunt, wo das Blut unter Umgehung der Lunge von der rechten Herzhälfte direkt in den großen Kreislauf gelangen kann.

E. Vitalkapazität, Anoxämie, zirkulierende Blutmenge.

Es ist seit langem bekannt, daß die Vitalkapazität der Lunge im Liegen um 300—500 ccm geringer ist als bei aufrechter Haltung (Christie); der Grund liegt in der Kompression der Lunge durch das hochrückende Zwerchfell und in der erhöhten Blutfülle der Lunge (Hamilton und Morgan [36]). Falls die Vitalkapazität an sich schon herabgesetzt ist, entsteht das wohlbekannte Symptom der Orthopnoe. Verminderte Vitalkapazität ist ein empfindliches Zeichen der Insuffizienz des linken Ventrikels; die Normalwerte betragen für Männer 2,6 L, für Frauen 2 L pro m^2 Körperfläche. Sinken der Vitalkapazität auf unter 70 % der Normalwerte hat bereits Arbeitsunfähigkeit zur Folge, da die Kranken den erhöhten Anforderungen an die Atmung nicht mehr entsprechen können; sinkt die Vitalkapazität auf 40 % und darunter, so ist Dyspnoe bereits in der Ruhe die Folge (Peabody und Wentworth [37]). In Anbetracht des Umstandes, daß die Vitalkapazität bei aufrechter Haltung größer wird, empfehlen Levine (38) und Harrison (39), dekompensierte Herzkranke nicht im Bett zu halten und ihnen selbst etwas Bewegung zu gestatten (vgl. S. 147).

Bei dekompensiertem Kreislauf entsteht meist eine Anoxämie von „stagnierendem" Typus: die O_2-Sättigung des arteriellen Blutes ist normal, während die O_2-Sättigung des venösen Blutes stark abnimmt: infolge der verlangsamten Blutströmung entziehen die Gewebe dem Blut mehr Sauerstoff als unter normalen Umständen. Falls die Konzentration des Kapillarblutes an reduziertem Hämoglobin 5 % (also $^1/_3$ des Gesamthämoglobins) übersteigt, kann es zur Zyanose kommen (vgl. S. 150). Die Bestimmung des O_2-Gehaltes des venösen Blutes erfolgt am einfachsten volumetrisch im bekannten, auch zur Bestimmung der Alkalireserve dienenden Apparat von Van Slyke.

Man bringt 6 ccm des Oxygenreagens (0,3 g Kaliumferricyanid, 0,3 g Saponin und 0,3 ccm Kaprylalkohol ad 100 ccm H_2O) in das Trichterrohr des Apparates und mißt 2 ccm Oxalatblut (unter Paraffinöl aufgefangen) mit einer Pipette direkt in den Extraktionsteil. Der größte Teil des Reagens wird ebenfalls hineingelassen und nach 5—10 Minuten die entstandene Gasmenge ($O_2 + CO_2 + N_2$) gemessen. Nun werden 0,5 ccm einer 2%igen NaOH zugelassen und nach 1 Minute die CO_2-freie Gasmenge V abgelesen.

Berechnung:

$$\text{Vol.\% } O_2 \text{ (bei } 20^0) = \frac{17{,}9 \text{ (Barometerstand mm Hg} - 17{,}4) \times V}{293}.$$

Von obiger Formel ist noch 1,36 zu subtrahieren. Zur Bestimmung der O_2-Kapazität muß das Blut vor der Bestimmung in einem Scheidetrichter mit Luft gesättigt werden, bei der Berechnung sind von obiger Formel 2,1 zu subtrahieren. Falls der an Hgb gebundene O_2 berechnet werden soll, muß von der Formel 1,5 subtrahiert werden. Die Menge des reduzierten Hämoglobins entspricht der Menge des nicht mit Sauerstoff gesättigten Hämoglobins, welche man durch Subtraktion des an Hgb gebundenen Sauerstoffes vom Wert der O_2-Kapazität erhält. Normalerweise beträgt der O_2-Gehalt des venösen Blutes 10—18 Vol.%, im Durchschnitt 15 Vol.%; die O_2-Kapazität des Blutes beträgt etwa 20 %, die O_2-Sättigung des venösen Blutes 66—78 %, im Durchschnitt 73 % der O_2-Kapazität. Die Menge des nicht mit O_2 gesättigten Hämoglobins („oxygen unsaturation") beträgt im venösen Blut normalerweise 5—6 %; sie ist bei der Anoxämie infolge Stauung meist erhöht.

Die zirkulierende Blutmenge (vgl. S. 84) ist bei Kreislaufdekompensation meist deutlich erhöht (Wollheim [70], Mencely und Kaltreider [40]); dieser Befund wurde auch mit Hilfe von mit radioaktivem Phosphor markierten

Erythrozyten bestätigt (Nylin [41]). Die Vermehrung der Blutmenge geht mit der Lebervergrößerung parallel (Perera [42]), was auf Erweiterung der Lebergefäße zurückgeführt werden dürfte. Folgen der Vermehrung der zirkulierenden Blutmenge sind Erhöhung des Venendruckes und Verlangsamung der Umlaufszeit (Gibson und Evans [54]). Die Erklärung der Erhöhung der Blutmenge durch die Annahme einer „forward failure" der Nierenleistung haben wir bereits erwähnt (vgl. S. 125). Über die Zunahme der extrazellulären Flüssigkeit bei Dekompensation vgl. S. 83; über den Nachweis von Ödembereitschaft durch die Quaddelprobe vgl. S. 83; Bestimmungsmethode vgl. S. 87.

F. Periphere Durchblutung, Kapillarfragilität.

1. Die am häufigsten angewandte Methode zur Untersuchung der Gliedmaßarterien ist die Oszillometrie; sie wird meist mit Hilfe des Oszillometers nach Pachon durchgeführt, doch leistet der Apparat mit der „Scala alternans" nach Recklinghausen die selben Dienste. Es werden an verschiedenen Stellen der Gliedmaßen die maximalen Ausschläge des Oszillometerzeigers bei verschieden starkem Manschettendruck abgelesen: der höchste Ausschlag ist der „oszillometrische Index". Er beträgt normalerweise am Oberarm 5 cm, am Unterarm 2 cm, am Oberschenkel 5—6 cm, am Unterschenkel 2,5 cm. Es sollen stets symmetrische Stellen untersucht werden, wobei nur Unterschiede von über 1 cm verwertbar sind. Bei Verlegung der Arterien erhält man nur geringe Ausschläge, falls kein ausreichender Kollateralkreislauf stattfindet. Die Methode eignet sich zur Lokalisierung von Embolien und bei Gangrän, doch ist sie auch zur Diagnose peripherer Arteriosklerose verwertbar, falls gewisse Kautelen eingehalten werden. Atlas (44) legt besonderen Wert auf den Quotienten von $\frac{\text{Unterschenkelindex}}{\text{Unterarmindex}}$; falls dieser weniger als 1 beträgt, soll die Durchblutung des Fußes gestört sein.

2. Es ist eine alte Erfahrung, daß bei gewissen Infektionskrankheiten die Wand der Hautkapillaren weniger widerstandsfähig ist: darauf beruht das Rumpel-Leede-Phänomen bei Scharlach und gelegentlich auch bei Masern. Bei Mangel an C-Vitamin werden ebenfalls oft Petechien und Blutungen beobachtet, welche auf erhöhter Fragilität der Kapillaren beruhen. Göthlin (45) hat ein Verfahren zur Bestimmung der Kapillarfragilität ausgearbeitet: Es wird am Oberarm ein Manschettendruck von 35 mm Hg fünfzehn Minuten lang appliziert und die Zahl der Petechien auf einer Hautfläche von 6 cm Durchmesser in der Ellenbeuge mit Hilfe einer Lupe von fünf Dioptrien bei gutem Tageslicht ausgezählt. Nach einer Stunde wird das Verfahren bei einem Druck

von 50 mm Hg wiederholt und die Zahl der Petechien zu der doppelten Zahl der ersten Bestimmung addiert. Bis insgesamt 8 Petechien gelten als normal, 8—12 Petechien als Grenzwert, über 12 Petechien sollen ein Zeichen von Mangel an C-Vitamin sein. Nach Verabreichung von Askorbinsäure soll der Test normale Werte geben; Bell (46) und Mitarbeiter betonen jedoch, daß letzteres nicht immer eintritt. Nach Verabreichung des synthetisch dargestellten Präparates „Rutin“ (Flavonglykosid) sollen auch auf Askorbinsäure refraktäre Fälle normale Werte ergeben.

G. Physikalische und pharmakologische Prüfungsverfahren.

1. Hines und Brown (47) haben gefunden, daß bei Eintauchen der Hand in Eiswasser auf eine Minute ein starker pressorischer Reflex erregt wird (cold pressor test); der am anderen Arm gemessene Blutdruck steigt nach 30 Sekunden um durchschnittlich 20 mm Hg und kehrt nach 2—3 Minuten auf den Ausgangswert zurück. Bei Hypertonikern fanden sie häufig einen Anstieg von 30 mm Hg; ein ähnlich starker Anstieg bei normalem Ausgangsblutdruck wurde als Frühzeichen drohender Hypertoniekrankheit aufgefaßt. Alam und Smirk (48) halten das Verfahren nicht für genügend spezifisch und Pickering und Kissin (49) üben an der Methode ebenfalls scharfe Kritik. Erös, Benedict und Mitarbeiter (50) fanden, daß leichte Fälle von Hypertonie zwar normale Werte zeigen können, bei schwereren Fällen fanden sie meist stärkeren Blutdruckanstieg. Fälle mit ausgesprochener Niereninsuffizienz zeigten einen lange anhaltenden Anstieg, der Ausgangswert wurde erst in sechs Minuten oder später erreicht. Benedict und Erös (51) fanden, daß der cold pressor test bei Hyperthyreosen stets deutlich positiv ist; der Blutdruck steigt um 30—60 mm Hg, der Ausgangswert wird erst in 3—5 Minuten wieder erreicht. Was den Mechanismus der Reaktion betrifft, so erfolgt der Reflex auf nervösem Wege durch den Kälteschmerz (Wolf und Hardy [52]); nach Lähmung des Sympathicus durch Tetraäthylammoniumchlorid wird der vorher positive Test negativ (Reiser und Ferris [53]).

2. Histamin. Intrakutane Injektion von Histamin hat die bekannte dreifache Reaktion (Lewis) zur Folge. Es wird 0,1 ccm einer 1 : 1000- oder 1 : 2000-Lösung injiziert und die Injektionsstelle nach fünf Minuten untersucht. Normalerweise sieht man Rötung und Quaddelbildung; falls die lokale Zirkulation versagt, bleibt die Reaktion aus (Starr [55]). Auch bei der Raynaudschen Krankheit und bei der Sklerodermie soll die Reaktion ausbleiben (Caldwell und Mayo [56]). Nach Takáts (57) setzt man zur Untersuchung mehrere Quaddeln in verschiedenen Höhen des Beines. Perlow (58) verdünnt das Histamin in 0,5 % Prokain und mißt die Temperatur über der Quaddel fünfzehn Minuten nach der Injektion.

3. Adrenalin. Seit den bekannten Untersuchungen von Eppinger und Hess im Jahre 1909 wurde die Blutdruckwirkung des Adrenalins oft als diagnostisches Verfahren empfohlen insbesondere bei der Hyperthyreose und bei der Hypertonie. Während Goetsch (59) die Reaktion auf 0,5 ccm 1 : 1000-Adrenalinlösung, subkutan verabreicht, als für Hyperthyreosen charakteristisch bezeichnete, kamen Sandiford (60) und Peabodg (61) zu entgegengesetzten Ergebnissen. Clough (62) fand, daß 10—20 Minuten nach subkutaner Injektion von 1 ccm der Adrenalinlösung der Blutdruck normalerweise um 15—30 mm ansteigt, bei Hypertonikern beträgt der Anstieg 30—100 mm Hg. Zu ähnlichen Ergebnissen kamen Jensen (63), Hetényi und Sümegi (64) sowie Lian (65) und Mitarbeiter. In Anbetracht der unsicheren Resorption des subkutan injizierten Adrenalins empfahl Csépai (66) die intravenöse Injektion von 0,01 mg; der Blutdruck wird alle fünfzehn Sekunden palpatorisch gemessen. Normalerweise erfolgt der maximale Anstieg (10—30 cm) nach 45 Sekunden, nach zwei Minuten ist der Ausgangswert wieder erreicht. Bei erhöhter Adrenalinempfindlichkeit beträgt der Anstieg 30—80 cm und mehr, die Dauer bis drei Minuten. Eine solche „Sympathikohypertonie" fand er bei Thyreotoxikosen und bei der Hypertonie. Andere Autoren, so Kylin (67), Gordon (68) und Mitarbeiter und Fatherree (69) und Mitarbeiter fanden keinen Unterschied in der Adrenalinempfindlichkeit Normaler und Hypertoniker.

Die Reaktion des Blutdruckes auf den Kältereiz (cold pressor test) und auf Adrenalin hat offenbar gewisse Ähnlichkeiten: beide hängen weniger von einer bestimmten Erkrankung als vielmehr von der Ansprechbarkeit des vegetativen Nervensystems ab. Bei Krankheiten, die überwiegend „sympathikotone" Züge aufweisen, sind die Reaktionen häufig positiv, es können aber auch bei Kontrollpersonen mit sympathikotonen Zügen positive Reaktionen beobachtet werden.

H. Klinische Anwendung der Funktionsprüfungen.

Die Funktionsproben des Kreislaufes werden bei den folgenden Fragestellungen angewandt:

1. Besteht eine (klinisch noch nicht manifeste) Insuffizienz des Kreislaufes? Gewiß kann die einfache Prüfung des Pulses, der Atmung, der Füllung der Halsvenen usw. nach Belastungen verschiedenen Grades wichtige Hinweise geben, doch handelt es sich dabei meist um kurzfristige Versuche, bei welchen die Anpassungsfähigkeit des Herzens eine unkontrollierbare Rolle spielt. Zeichen manifester Stauung (Lebervergrößerung, Urobilinogenurie, Albuminurie, Ödeme) sind in diesem Stadium noch nicht nachweisbar.

Zur frühzeitigen Erkennung beginnender Insuffizienz kann vor allem die Untersuchung des Wasserstoffwechsels gute Dienste leisten. Bereits vor der Entstehung sichtbarer Ödeme ist eine beginnende Ödembereitschaft an der Zunahme der Menge der extrazellulären Flüssigkeit (vgl. S. 83) sowie durch den Ausfall der Quaddelprobe (vgl. S. 83) zu erkennen; gelegentlich wird auch der Kauffmannsche Versuch (Vergleich der vierstündigen Diuresen vor und nach Hochlagerung der Beine) zum Ziel führen. Da die beginnende Ödembereitschaft auch auf Beeinträchtigung der Nierenfunktion beruhen kann, sind die erwähnten Proben nur bei Abwesenheit nephritischer Prozesse verwertbar.

2. Es besteht das Bedürfnis, die Schwere und den Verlauf einer manifesten Kreislaufinsuffizienz durch meßbare Werte zu bestimmen und zu kontrollieren. Hier kann bereits das Verhalten der Albuminurie und der Urobilinogenausscheidung gewisse Anhaltspunkte geben, doch handelt es sich dabei vorwiegend um Insuffizienzerscheinung des rechten Herzens und die Albuminurie geht bei der Stauungsniere erfahrungsgemäß keineswegs immer mit der Schwere der Kreislaufinsuffizienz parallel. Als empfindlichste Proben können wir die Bestimmung des Venendrukkes und der Vitalkapazität ansehen, wobei die erste mehr vom Zustand der rechten, die zweite vom Zustand der linken Herzhälfte abhängt.

3. Die Prüfung der Pathogenese gewisser Dekompensationszeichen ist, wie wir eingangs gesehen haben, von großer praktischer Bedeutung. Bei vermehrter Blutmenge ist Infusion und Transfusion kontraindiziert, während Aderlässe oft von guter Wirkung sind; bei verminderter Blutmenge gilt das Umgekehrte. Die Bestimmung der zirkulierenden Blutmenge gehört daher zu den wichtigsten Untersuchungsmethoden bei der Kreislaufinsuffizienz. Auch die Bestimmung des Minutenvolumens ist für die Indikationsstellung der Therapie von Bedeutung: bei erhöhtem Minutenvolumen ist Digitalisierung nicht immer angezeigt (vgl. S. 129).

Die Anoxämie bei Dekompensation ist in erster Reihe Folge der verlangsamten Umlaufszeit; die Bestimmung der letzteren ist daher im allgemeinen vorzuziehen. Die meisten der bisher angegebenen Methoden sind bedauerlicherweise mit großen Fehlerquellen behaftet; bei Einübung auf ein bestimmtes Verfahren können dennoch leidlich vergleichbare Werte erhalten werden. Die Umlaufszeit hängt in erster Reihe vom Minutenvolum, in zweiter Reihe von der zirkulierenden Blutmenge ab; findet man bei normaler Blutmenge eine verzögerte Umlaufszeit, so ist der Schluß auf vermindertes Minutenvolumen nicht unberechtigt.

In Anbetracht der großen Bedeutung der Nierenfunktion bei der Entstehung von Dekompensationsfolgen kann die Bestimmung der Nierendurchblutung (vgl. S. 48) sowie des Glomerulusfiltrates (vgl. S. 42) für die Beurteilung therapeutischer Maßnahmen von Interesse sein; in Anbetracht des Umstandes, daß zur Bestimmung der Nierendurchblutung die Infusion einer relativ großen Flüssigkeitsmenge erforderlich ist, wird man dieses Verfahren bei Kreislaufdekompensation nur ausnahmsweise anwenden können. Die Bestimmung des Glomerulusfiltrates mit Hilfe der Kreatininclearance ist auch bei Herzkranken leicht durchführbar, bei der Beurteilung der Ergebnisse darf nicht vergessen werden, daß die Niere durch Erhöhung der Filtrationsfraktion (vergleiche S. 49) trotz verminderter Durchblutung relativ hohe Filtratmengen zu produzieren vermag.

Zusammenfassend kann festgestellt werden, daß die funktionelle Untersuchung mit Hilfe quantitativer Methoden in der Kreislaufdiagnostik bei weitem keine so große Rolle spielt als bei den Erkrankungen der Leber, Niere und der endokrinen Organe. Der Löwenanteil der Diagnostik beruht auf der klinischen Beobachtung von Symptomen, welche zwar ebenfalls funktioneller Natur sind, ihrer Einfachheit halber jedoch schon seit Jahrhunderten zum Rüstzeug ärztlicher Diagnostik gehören. Die Elektrokardiographie hat sich zu einer selbständigen Untersuchungsrichtung entwickelt, die nicht in den Rahmen dieser Darstellung gehört. Dennoch besteht ein Bedürfnis nach verläßlichen funktionellen Untersuchungsmethoden, und die lebhafte Diskussion, welche in den letzten Jahren über die Pathogenese der Kreislaufdekompensation einsetzte, wird in der Zukunft die funktionellen Gesichtspunkte verstärkt zur Geltung bringen.

Literatur.

1. Taylor, C., Amer. J. Physiol. **135**, 27, 1941.
2. Koch, E., Die Selbststeuerung des Kreislaufes, 1933.
3. Warren u. Stead, Arch. int. Med. **73**, 138, 1944.
4. Merrill, A. J., J. clin. Invest. **25**, 389, 1946.
5. Mokotoff u. Mitarb., J. clin. Invest. **27**, 1, 1948.
6. Lyons u. Mitarb., Univ. Hosp. Bull. Ann. Arbor **11**, 10, 1945.
7. Fischer, Sellei u. Weisz, Acta med. scand. **133**, 394, 1949.
8. Landis u. Mitarb., J. clin. Invest. **25**, 237, 1946.
9. Reichsman u. Grant, Amer. Heart J. **32**, 438, 1946.
10. McMichael, J., Schweiz. med. Wschr. **1946**, 851.
11. Dock, W., Ann. int. Med. **29**, 11, 1948.
12. Grollmann, A., The cardiac output of man, 1932.
13. McGuire u. Mitarb., Arch. int. Med. **63**, 290, 1939.
14. Harrison, T. R., Failure of the Circulation, 2 ed. 1939.
15. Cournand u. Mitarb., Proc. Soc. exper. Biol. a. Med. **46**, 462, 1941 und J. clin. Invest. **24**, 106, 1945.
16. Cournand u. Mitarb., Proc. Soc. exper. Biol. a. Med. **60**, 73, 1945.
17. Warren u. Stead, Amer. J. Physiol. **145**, 458, 1946.
18. McMichael u. Sharpey-Schafer, Brit. Heart J. **6**, 33, 1944.
19. Starr, I. u. Mitarb., Amer. J. Physiol. **127**, 1, 1939.
20. Cournand u. Mitarb., J. clin. Invest. **21**, 287, 1942.
21. Goldring u. Chasis, Hypertension, New York, 1944.

22. Starr, I., Amer. J. med. Sci. **214**, 233, 1947.
23. Nickerson u. Mitarb., Amer. J. Physiol. **142**, 1, 1944 und J. clin. Invest. **26**, 1, 1947.
24. Starr, I., Harvey Lect. Series **42**, 194, 1946—47.
25. Bazett u. Mitarb., Amer. J. Physiol. **113**, 312, 1935.
26. Recklinghausen, H. v., Blutdruckmessung und Kreislauf, 1940.
27. Pachon, V., C. r. Soc. Biol. **84**, 868, 1921.
28. Wezler u. Böger, Arch. exper. Path. **184**, 482, 1937.
29. Broemser u. Ranke, Z. Biol. **90**, 467, 1930.
30. Hamilton u. Mitarb., Amer. J. Physiol. **107**, 427, 1934.
31. Villaret, Saint Girons, u. Justin, Besançon, La pression veineuse périphérique, Paris, 1930.
32. Burch u. Winser, J. amer. med. Assoc. **123**, 91, 1943.
33. Blumgart u. Yens, J. clin. Invest. **4**, 1, 1927.
34. Nylin, G., Amer. Heart J. **30**, 1, 1945.
35. Wezler u. Whittenberger, J. clin. Invest. **25**, 447, 1946.
36. Hamilton u. Morgan, Amer. J. Physiol. **99**, 526, 1932.
37. Peabody u. Wentworth, Arch. int. Med. **20**, 443, 1917.
38. Levine, S. A., J. amer. med. Assoc. **126**, 80, 1944.
39. Harrison, T. R., J. amer. med. Assoc. **125**, 1075, 1944.
40. Meneely u. Kaltreider, J. clin. Invest. **22**, 521, 1943.
41. Nylin, G., Brit. Heart J. **7**, 81, 1945.
42. Perera, G. A., J. clin. Invest. **24**, 708, 1945.
43. Winternitz u. Mitarb., Med. Klin. **1931**, 982.
44. Atlas, L. N., Arch. int. Med. **63**, 1158, 1939.
45. Göthlin, G. F., Klin. Wschr. **1932**, 1469 und Lancet **1937**, II, 703.
46. Bell u. Mitarb., Lancet **1940**, II, 155.
47. Hines u. Brown, Proc. Staff Meet Mayo Clin. **7**, 332, 1932 und Ann. int. Med. **7**, 209, 1933.
48. Alam u. Smirk, Clin. Sci. **8**, 259, 1937—38.
49. Pickering u. Kissin, Clin. Sci. **2**, 201, 1936.
50. Erös, Benedict u. Mitarb., Orv. Hetil. (Ung.) **89**, 193, 1948.
51. Benedict u. Erös, Belorvosi Arch. (Ung.) **1**, 34, 1948.
52. Wolf u. Hardy, J. clin. Invest. **20**, 521, 1941.
53. Reiser u. Ferris, J. clin. Invest. **27**, 156, 1948.
54. Gibson u. Evans, J. clin. Invest. **16**, 851, 1937.
55. Starr, I., J. amer. med. Assoc. **90**, 2092, 1928.
56. Caldwell u. Mayo, Arch. int. Med. **47**, 403, 1935.
57. Takáts, G. de, Arch. int. Med. **48**, 769, 1931.
58. Perlow, S., Amer. Heart J. **11**, 605, 1936.
59. Goetsch, E., N. Y. J. Med. **18**, 259, 1918.
60. Sandiford, J., Amer. J. Physiol. **51**, 407, 1920.
61. Peabody u. Mitarb., Amer. J. med. Sci. **161**, 508, 1921.
62. Clough, P. W., Bull. Hopkins Hosp. **31**, 266, 1920.
63. Jensen, J., Amer. Heart J. **5**, 763, 1930.
64. Hetényi u. Sümegi, Klin. Wschr. **4**, 2298, 1925.
65. Lian u. Mitarb., Presse méd. **37**, 1309, 1929.
66. Csépai, K., Adrenalinempfindlichkeit, 1924.
67. Kylin, E., Klin. Wschr. **3**, 1175, 1924.
68. Gordon u. Levitt, J. clin. Invest. **14**, 367, 1935.
69. Fatherree u. Hines, Amer. Heart J. **16**, 66, 1938.
70. Wollheim, E., Z. Klin. Med. **116**, 269, 1931.

VII. Prüfung der Atmung.

1. Physio-Pathologie der Lungenatmung.

Im Vergleich zu den Fortschritten, welche auf anderen Gebieten der funktionellen Diagnostik erzielt worden sind, weist die Pathologie der Atmungstätigkeit im letzten Jahrzehnt verhältnismäßig wenig neue Gesichtspunkte auf. Wenn wir dieses Gebiet trotzdem einer kurzen Besprechung unterziehen, so liegt der Grund nicht allein im Streben nach Vollständigkeit, sondern vor allem darin, daß in der klinischen Praxis selbst die bereits bekannten Möglichkeiten der funktionellen Atmungsdiagnostik selten ausgenützt werden. Perkussion und Auskultation, Röntgenuntersuchung sowie Prüfung der Atemfrequenz gestatten zwar gewisse grobe Rückschlüsse auf die Lungenfunktion, doch kann man bereits mit Hilfe verhältnismäßig einfacher Verfahren quantitative Daten gewinnen, welche zur Beurteilung und Kontrolle der Atmungsfunktion gute Dienste leisten können.

Über die nervöse Regulation der Atmung liegen einige neue Untersuchungen vor. Es gelang Pitts und Mitarbeitern (1), im Hirnstamm der Katze dorsal zum inspiratorischen Zentrum ein getrenntes exspiratorisches Zentrum nachzuweisen; die Neurone der beiden Zentren sind jedoch mehrfach verbunden, so daß eine völlige, isolierte Reizung des einen Zentrums nicht möglich ist. Die Schwierigkeit der isolierten Reizung hat Bernthal (2) zur Annahme veranlaßt, daß die primären Neurone der Ein- und Ausatmung nicht getrennt, sondern in einem Zentrum vereint sein müssen. Die auffallendste Eigenschaft der respiratorisch wirksamen Neurone ist ihre Rhythmizität: nach der Theorie von Gesell (3) hemmt die Kohlensäure die Cholinesterase und erhöht dadurch die Potentialdifferenz zwischen Nervenstamm und Dendriten.

Die Periodizität der Atmung wird mit Hilfe von zwei nervösen Regulationsmechanismen aufrechterhalten: 1. durch den Reflex von Hering-Breuer, der in der Inspirationshemmung durch Lungenerweiterung und Inspirationsreiz durch Lungenkollaps besteht; dieser Reflex wird, wie seit langem bekannt, durch den Vagus vermittelt. Nach Larrabbee und Mitarbeiter (4) ist jedoch der Reiz einer normalen Exspiration nicht ausreichend, um reflektorisch die Inspiration zu erregen. Unter pathologischen Bedingungen werden jedoch nach Christie (5) die Rezeptoren des Hering-Breuer-Reflexes übererregbar; die Amplitude der Atmung wird infolgedessen verringert, die Atemfrequenz erhöht. — Durchschneidung der Vagusnerven hat Verlangsamung und Vertiefung der Atmung zur Folge: die Rhythmizität der Atmung bleibt jedoch erhalten. Es muß daher außer dem Hering-Breuer-Reflex noch ein anderer Regulationsmechanismus wirksam sein: dieser besteht im sog. 2. pneumotaxischen Zentrum von Lumsden, dessen Lokalisation von Stella (6) in der Brücke versucht worden ist. Durchtrennung des Hirns unterhalb der Brücke unterbricht die Verbindung dieses Zentrums mit den medullären Zentren und, falls auch die Vagi durchtrennt werden, tritt inspiratorische Asphyxie („Apneusis") auf. Die normale Atmungstätigkeit wird durch das Zusammenwirken der medullären Zentren mit dem pneumotaxischen Zentrum und den durch den Vagus vermittelten Reflexen aufrechterhalten.

Es ist jedoch allgemein bekannt, daß die Atembewegungen bis zu einem gewissen Grad willkürlich beherrscht werden können. W. K. Smith (7) hat bei elektrischer Reizung gewisser Rindengebiete Beschleunigung, bzw. Hemmung der Atmung beobachtet: diese kortikalen Gebiete weisen eine besondere Zytoarchitektonik auf. Inwiefern die Atmungsstörungen bei Hirngeschwülsten, bei der Enzephalitis und bei Meningitiden auf kortikale bzw. subkortikale Störungen zurückzuführen sind, ist nicht leicht zu entscheiden.

Die chemische Regulierung der Atmung erfolgt einerseits durch direkte Wirkung des CO_2-Partialdruckes auf die Atemzentren, anderseits durch Vermittlung von Chemorezeptoren des Karotissinus. Der Partialdruck der Kohlensäure im arteriellen Blut beträgt annähernd 40 mm Hg; eine Erhöhung um 1,5 mm Hg hat, wie Haldane gezeigt hat, bereits Verdoppelung der Lungenventilation zur Folge. Die Wirkung von CO_2 beruht, wie Nielsen (8) zeigen konnte, nicht auf der Säurenatur, sondern ist die Folge spezifischer Einwirkung des Kohlensäuremoleküls. Azidose bewirkt eine Erhöhung der CO_2-Empfindlichkeit des Atemzentrums, wodurch die Lungenventilation erhöht wird: dieser Mechanismus ist ein wichtiger Bestandteil der Regelung des Säure-Basen-Gleichgewichtes.

Auch der Karotissinus spielt, wie wir seit den Untersuchungen von Heymans wissen, eine Rolle in der Atmungsregelung. Vor allem sorgt er für reflektorische Atmungserregung bei vermindertem O_2-Druck im arteriellen Blut. Seine Rolle unter normalen Verhältnissen wird zwar von Schmidt und Comroe (9) gering geschätzt, doch betont Bernthal (2), daß Reflexe vom Karotissinus auch in der Eupnoe wirksam sind. Die Atmungsreflexe der Pressorezeptoren des Karotissinus bewirken bei Sinken des Blutdruckes verstärkte Atmung, doch spielen sie normalerweise in der Atemregulation keine Rolle.

Bei körperlicher Anstrengung kann es zur Erhöhung der normalerweise 7—8 l betragenden Lungenventilation bis auf 100 l/min kommen, wobei es nicht restlos gelungen ist, die verstärkte Atmung auf bestimmte, durch die Arbeitsleistung verursachte Reize (O_2-Mangel, CO_2-Anhäufung, Milchsäurezunahme) zurückzuführen. Auf Grund der Untersuchungen von Harrison (10) u. Mitarb. wissen wir, daß Muskelbewegungen auch bei unterbrochenem Kreislauf die Atmung beschleunigen; dieser Effekt wird nach Comroe und Schmidt (11) durch besondere, in den Gelenken vorhandene Rezeptoren vermittelt.

Unter pathologischen Bedingungen kommt es zu quantitativen und qualitativen Änderungen in der Funktion der Atemzentren. Unter dem Einfluß narkotischer Mittel verlieren die Zentren die normale Ansprechbarkeit auf CO_2-Zunahme im Blut. Die Erregung des Karotissinus durch die Anoxämie vermag die Atmung noch anzuregen; auch das Lobelin ist auf diesem Wege wirksam, während die Einatmung von CO_2 meist wirkungslos ist.

Reizung der Atemzentren durch Gehirntumoren und bei Enzephalitis kann anderseits zu Überventilation führen, welche selbst Alkalose mit tetanischen Symptomen zur Folge haben kann. Das bei Hypertonikern anfallweise auftretende „Asthma cerebrale" wird von Straub auf Gefäßspasmen im Atemzentrum zurückgeführt.

Dyspnoe ist das Gefühl von unbefriedigtem Lufthunger: sein Auftreten hängt ceteris paribus von der Vitalkapazität der Lunge und der Reservekraft des Kreislaufes ab: bei extremen körperlichen Anstrengungen tritt auch bei Gesunden Dyspnoe auf, doch erst bei Zunahme der Lungenventilation auf das Vier- bis Fünffache. Dyspnoe in der Ruhe kann die folgenden Ursachen haben:

a) Störung der Lungenventilation infolge 1. Hindernissen in den Luftwegen, 2. Lungenerkrankungen, wobei der verstärkte Hering-Breuer-Reflex frequente, aber oberflächliche Atmung verursacht, 3. Emphysem, welches die Lungenexkursionen mechanisch einengt;

b) geringer Sauerstoffdruck in der Einatmungsluft, z. B. in Höhenlagen usw. Bei a) und b) wird „anoxische Anoxie" (vgl. S. 148) gefunden;

c) Insuffizienz des Kreislaufes, vor allem bei Versagen des linken Ventrikels. Die Lungenstauung hat nach Christie und Meakins (12) Herabsetzung der Erweiterungsfähigkeit und Elastizität der Lunge und infolgedessen Abnahme der Vitalkapazität zur Folge, gleichzeitig besteht meist Stauungsanoxie (vgl. S. 149).

Bei Anämien kommt es selbst in extremen Fällen nicht zu Dyspnoe in der Ruhe; erst bei geringen Anstrengungen tritt Dyspnoe, gleichzeitig mit anämischer Anoxie (vgl. S. 149) auf. Dasselbe gilt für die erhöhten Anforderungen an die Atmung bei der Hyperthyreose. Auch die kompensatorische Hyperpnoe bei der Azidose führt erst bei leichteren Anstrengungen zu Dyspnoe.

Alle aufgezählten Faktoren müssen bei der Beurteilung der klinisch oft angewandten Atmungsteste in Erwägung gezogen werden: sie sind keinesfalls allein als Kreislaufproben anzusehen. Die meist angewandte Probe ist die Messung der Zeit, während welcher nach tiefer Inspiration der Atem angehalten werden kann: sie beträgt normalerweise 30—120, im Durchschnitt 68 Sekunden (Schneider [13]). Infolge des Atemstillstandes kommt es zur Anhäufung von CO_2 in der Alveolarluft; falls deren Konzentration etwa 7 % beträgt, wird der Reiz auf das Atemzentrum so stark, daß die Atempause abgebrochen werden muß. Verringerung der Zeit des willkürlichen Atemstillstandes wird bei Lungenkrankheiten aller Art sowie bei dekompensierten Herzleiden beobachtet: Binet und Bourgeois (21) fanden bei letzteren eine Durchschnittszeit von 19 Sekunden.

Viel angewandt wird, auch zur Eignungsprüfung für Piloten, der Atempreßversuch: die Versuchsperson wird aufgefordert, bei verschlossener Nase einmal tief aus- und einzuatmen: sodann wird der Mund mit einem Manometer verbunden, in welchem das Quecksilber so lange wie möglich auf 40 mm Höhe gehalten werden soll. Normalerweise gelingt das für ca. 50 Sekunden, wobei keine nennenswerte Pulsbeschleunigung noch Blutdruckerhöhung auftritt. Bei „latenter Dyspnoe“ ist die Zeitdauer des Testes verkürzt, auch tritt bald Tachykardie und Blutdruckerhöhung auf.

2. Prüfung der Lungenventilation.

Die am häufigsten angewandten Untersuchungsmethoden haben die quantitative Erfassung der von Hutchinson definierten Lungenvolumina (Abb. 24) zum Ziel; besondere Verdienste auf diesem Gebiet hat die Schule von L. Breuer erworben, deren Ergebnisse von Anthony (14) zusammengefaßt worden sind.

Die Bestimmung der Vitalkapazität, der Komplementär- und Reserveluft kann mit Hilfe einfacher Spirometer erfolgen; diese gestatten allerdings die Messung bzw. Registrierung nur weniger Atemzüge, da die Ansammlung von CO_2 in geschlossenen Systemen die Atmung bald störend beeinflußt. Die Versuchsperson wird aufgefordert, nach erfolgter tiefer Einatmung bei verschlossener Nase in das Spirometer so tief wie möglich auszuatmen; der Durchschnitt von etwa drei Bestimmungen ergibt die Vitalkapazität. Sodann wird die Versuchsperson aufgefordert, nach einer einfachen Inspiration in das Spirometer tief auszuatmen; die Differenz der beiden Werte ergibt die Komplementärluft. Endlich soll die Versuchsperson am Ende einer einfachen Exspiration so tief wie möglich in das Spirometer weiter ausatmen: der erhaltene Wert ergibt die Menge der Reserveluft. — Soll die Bestimmung am Krankenbett erfolgen, so können auch Gasuhren verwendet werden, an welchen die Atemvolumina direkt abgelesen werden können.

Eine genauere Analyse der Atmung ist mit Hilfe der Spirographen möglich, bei welchen im geschlossenen System die Ausatmungsluft wiedergeatmet wird. Es sind dieselben Apparate, welche zur Grundumsatzbestimmung Verwendung finden: die ausgeatmete CO_2 wird durch Natronkalk gebunden (Krogh, Roth-Benedict). Während bei den Letztgenannten der Luftkreislauf durch Ventile geregelt wird, erfolgt dieser im Apparat von Knipping, welcher auch die ausgeschiedene CO_2 zu messen gestattet, mit Hilfe einer Luftpumpe. Eine besonders zu Zwekken der Atemvolumbestimmung konstruierte Vorrichtung wurde von Herald und McMichael (15) angegeben. Es empfiehlt sich, die tiefe Einatmung (Komplementärluft) sowie Ausatmung (Vitalkapazität) von der Ruheatmung (Lungenventilation) getrennt zu untersuchen. Auf der erhaltenen Kurve wird die Ruhe- und Inspirationslage eingezeichnet, wodurch sowohl das Atemvolum wie die Komplementär- und Reserveluft bzw. als Summe dieser Werte die Vitalkapazität berechnet werden kann. Durch Ausmessung aller Atemzüge einer Minute erhält man das Minutenvolumen der Atmung. Zur genaueren Analyse der Atemkurven sind Aufnahmen mit schnellem Trommelgang erforderlich; dabei kann man bei nahezu allen Formen von Dyspnoe eine Verlängerung der Exspirationszeit beobachten. Auffallend ist bei Abnahme der Lungenelastizität, z. B. beim Emphysem, die verzögerte Rückkehr zur Ruhelage nach tiefer Inspiration (Christie [16]).

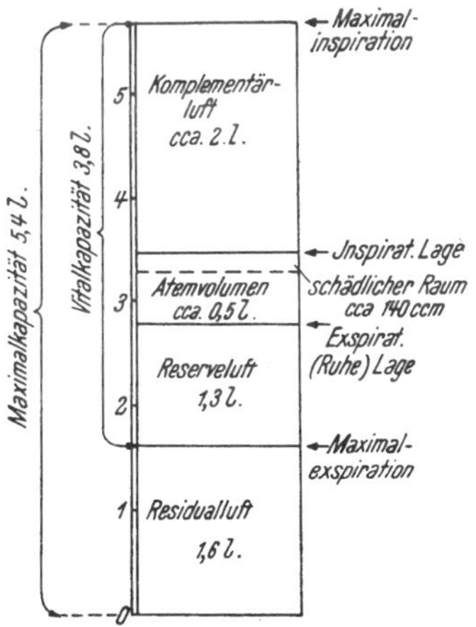

Abb. 24. Lungenvolumina (nach Starling-Aslett).

Mit Hilfe eines Doppelbronchoskopen ist es möglich, die Lungenvolumina beider Lungen getrennt zu untersuchen (Bronchospirometrie nach Jacobäus u. Mitarb. [17]).

Die Messung des Luftvolums, welches nach tiefster Exspiration in der Lunge zurückbleibt (Residualluft) erfolgt ebenfalls mit Hilfe von Spirographen: der Spirometer wird mit einem Gemisch von O_2 und H gefüllt und die Zusammensetzung einer Gasprobe bestimmt. Nun wird eine Atemkurve von ca. drei Minuten aufgenommen und die Gasanalyse wiederholt. In der Annahme, daß am Ende des Versuches die Wasserstoffkonzentration in der

Lunge die gleiche ist wie im Spirometer, kann aus der Abnahme derselben die Residualluft rechnerisch bestimmt werden.

Die Exspirationsluft stammt nur zum Teil aus den Lungenalveolen; von einem Atemvolumen von ca. 500 ccm entfallen etwa 140 ccm auf den „schädlichen Raum" der Luftröhre und Bronchien. Die Alveolarluft kann mit Hilfe der Schlauchvorrichtung von Haldane und Priestley gewonnen und im angeschlossenen Apparat von Haldane oder im einfachen Apparat von Fridericia analysiert werden.

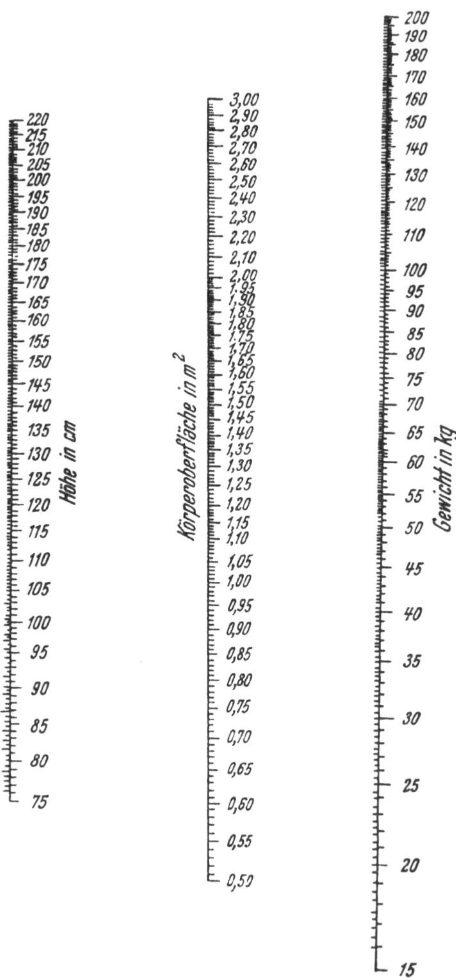

Abb. 25. Nomogramm zur Berechnung der Körperoberfläche. Die Werte für Gewicht und Höhe werden verbunden, der Schnittpunkt auf der Mittellinie ergibt die Körperoberfläche.

Die klinische Auswertung der Untersuchungsergebnisse hat die Kenntnis der Normalwerte zur Voraussetzung. Nach Untersuchungen von Aslett (18) u. Mitarb. beträgt die Reserveluft 25 %, die Vitalkapazität 71 % und die Residualluft 29 % der Maximalkapazität der Lunge. Die absoluten Größenwerte hängen von vielen Faktoren ab: am meisten hat sich die Beziehung von Körperoberfläche eingebürgert, welche mit Hilfe eines Nomogramms (Abb. 25) leicht berechnet werden kann. So soll die Vitalkapazität der Männer = Körperoberfläche × 2,5, der Frauen = Körperoberfläche × 2,0 betragen (West). Nach Anthony (14) sollen die Normalwerte der Vitalkapazität mit einer Streuung von ± 15 % aus den Sollgrundumsatzwerten berechnet werden können, welch letztere aus der Tabelle von Benedict und Harris abgelesen werden.

Vitalkapazität = Sollumsatz × 2,3.

Es ist bekannt (Christie), daß die Vitalkapazität im Stehen um 300—500 ccm höher ist als im Liegen. Unter pathologischen Verhältnissen kommt es zur Abnahme der Vitalkapazität bei allen Prozessen, welche die In- und Exspiration behindern, also bei Veränderungen des knöchernen Thorax, bei Zwerchfellähmung, bei Schwangerschaft, bei reflektorischen Atembehinderungen infolge Pleuritis und Peritonitis, bei Bronchialasthma und Emphysem, bei Pneumonien und Lungentuberkulose sowie bei Stauung im kleinen Kreislauf. Die Abnahme der Vitalkapazität bei Herzkranken geht, wie Peabody u. Mitarb. (19) gezeigt haben, mit der Schwere der Dekompensationserscheinungen ziemlich parallel; bei Werten unter 40 % des Normalen ist bereits Ruhedyspnoe vorhanden.

Was die übrigen Lungenvolumina betrifft, so ist bemerkenswert, daß die Reserveluft im Stehen 34 %, im Liegen bloß 20,5 % der Vitalkapazität beträgt (Anthony [14]). Bei Verminderung der Vitalkapazität findet man in erster Linie Abnahme der Komplementärluft.

Vergrößerung der Residualluft ist eine regelmäßige Begleiterscheinung des Emphysems; es werden Werte bis 45 % gefunden (Hurtado u. Mitarb. [20]).

Erhöhung der Lungenventilation, die sich im Minutenvolumen der Atmung (normal ca. 8 l) äußert, kann die Folge erhöhten Grundumsatzes sowie azidotischer Stoffwechselstörung sein.

Völlige Unregelmäßigkeit der spirographisch gewonnenen Atemkurven ist ein häufiger Befund bei Asthma und Emphysem. Veränderungen der Atemform, die bis zum Cheyne-Stokeschen Atmen gehen können, wurden bei zentralen Atemstörungen infolge Apoplexien, Chorea, Gehirntumoren usw. beobachtet.

3. Prüfung der Blutgase.

Die Aufgabe der Atmung besteht darin, das Blut mit O_2 zu sättigen und, im Rahmen der Regulierung des Säure-Basen-Gleichgewichtes, von überschüssiger CO_2 zu befreien. Über den Umfang des Gasaustausches gibt Tab. 9 ein annäherndes Bild, wobei die Durchschnittswerte im Ruhezustand angegeben werden:

Tabelle 9.

	Alveolarluft	Venenblut	Art.-Blut
ccm% O_2	14,0	13	19
ccm% CO_2	5,6	55	49

Die Bestimmung der Blutgase erfolgt mit Hilfe des volumetrischen Apparates von Van Slyke (vgl. S. 134) oder, mit größerer Präzision, im manometrischen Apparat von Van Slyke und Neill (22). Die CO_2-Bestimmung im Blut wird nur selten angewandt. Anhäufung von CO_2 im Blut spielt klinisch eine untergeordnete Rolle, eher kann die CO_2-Verarmung des Blutes (Akapnie) infolge Hyperpnoe zu Störungen Veranlassung geben, welche sich einerseits in alkalotischen Symptomen (Tetanie) äußert, anderseits auf spezifischem Mangel an CO_2 bei Oxydationsprozessen beruhen kann (Evans [23]).

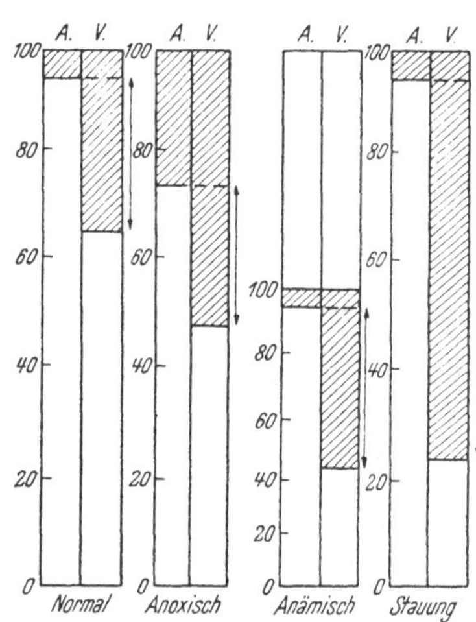

Abb. 26. Sauerstoffsättigung des arteriellen (A) und des venösen (V) Blutes bei den drei Typen der Anoxämie. Weiße Säulen: Oxyhämoglobin, schwarze Säulen: reduziertes Hämoglobin (nach Starling-Evans).

Erheblich größer ist die Bedeutung der O_2-Bestimmung, welche sowohl im luftdicht entnommenen Blut (O_2-Gehalt) wie nach vorheriger O_2-Sättigung des Blutes durch Schütteln in atmosphärischer Luft (O_2-Kapazität) vorgenommen werden kann. Da 1 g reduziertes Hämoglobin 1,34 ccm O_2 binden kann und der normale Hämoglobingehalt 16 % beträgt, ergibt sich eine maximale O_2-Kapazität von 20—21 Vol.%; aus dem letzteren Wert läßt sich der Hämoglobingehalt des Blutes hinreichend genau berechnen, da 1 ccm der O_2-Kapazität 0,736 g Hämoglobin entspricht. Bei Vorliegen einer respiratorischen Insuffizienz kommt es zu O_2-Mangel in den Geweben (Anoxie), deren verschiedene Formen wir aus der O_2-Bestimmung im arteriellen und venösen Blut unterscheiden können. Nach dem Vorgange von Barcroft (24) unterscheiden wir drei klinisch wichtige Typen: die anoxische, anämische und Stauungsanoxämie (vgl. Abb. 26).

1. Bei der anoxischen Anoxämie ist die O_2-Sättigung des arteriellen Blutes, welche normalerweise 95 % beträgt (Cullen und Cook [25]), herabgesetzt; da der O_2-Verbrauch der Gewebe unverändert ist, muß auch im venösen Blut eine niedrige O_2-Sättigung resultieren. Die Ursache kann in folgenden Momenten liegen:

a) niedriger O_2-Partialdruck der Luft (Bergsteiger, Flieger);

b) Behinderung des Gasaustausches infolge Lungenerkrankungen.

Bei Pneumonien wurden Werte zwischen 70—85 % gefunden, wobei Bronchopneumonien niedrigere Werte aufweisen als lobäre Pneumonien. Bei Emphysem werden meist Werte zwischen 85—90 % gefunden;

c) mangelhafte Arterialisierung des Blutes infolge k o n g e n i t a l e r V i t i e n. Bei offenem Foramen ovale strömt das Blut meist in der Richtung des rechten Vorhofes, daher gelangt mehr Blut in den Lungenkreislauf und die O_2-Sättigung bleibt normal. Falls ein offener Ductus Botalli mit Pulmonalstenose kombiniert ist, wird ein Teil des Blutes von der A. pulmonalis in die Aorta abgelenkt und entgeht daher der Arterialisierung in der Lunge. Falls ein Drittel der Blutmenge den falschen Weg nimmt, ist Dyspnoe, Zyanose und erhebliche Anoxämie die Folge.

Die Diagnostik der kongenitalen Vitien durch Analyse der Blutgase ist seit der Ausarbeitung der Herzkatheterisierung durch C o u r n a n d und R a n g e s (31), welche auf einer früheren Mitteilung von F o r s s m a n (32) beruht, wesentlich erleichtert worden (vgl. S. 127). E p p i n g e r, B u r w e l l und G r o s s (33) fanden, daß bei offenem Ductus Botalli Blut aus der A. pulmonalis mehr O_2 enthält als Blut aus dem rechten Ventrikel. D e x t e r u. Mitarb. (34) fanden, daß nach erfolgter Ligatur die vorher bestandenen Unterschiede im O_2-Gehalt verschwunden sind. Es ist auch möglich, Ventrikelseptumdefekte zu erkennen, da bei diesen das Blut des rechten Ventrikels mehr O_2 enthält als Blut aus dem Vorhof. Bei Vorhofseptumdefekten ist der O_2-Gehalt des Vorhofblutes gegenüber dem Blut aus der V. cava erhöht. Bei der F a l l o t - T e t r a l o g i e ist der mit Hilfe des Katheters gemessene Druck in der A. pulmonalis wesentlich niedriger als im rechten Ventrikel. Die mit Hilfe der Herzkatheterisierung gewonnenen Ergebnisse, zusammen mit der röntgenologischen Darstellung der Herzabschnitte mit Diodrast (Perabrodyl — R o b b und S t e i n b e r g [35]), sind für die Indikationsstellung der chirurgischen Behandlung kongenitaler Vitien unentbehrlich; die Durchführung dieser Untersuchungen setzt allerdings besondere Übung voraus.

2. Die a n ä m i s c h e Anoxämie ist durch verringerte O_2-Kapazität sowohl des arteriellen wie des venösen Blutes gekennzeichnet; die Ursache liegt n i c h t in der mangelhaften O_2-Sättigung, sondern in der Verringerung des zur Verfügung stehenden Hämoglobins, sei es infolge Anämien der verschiedensten Art, sei es infolge Methämoglobinbildung oder CO-Vergiftung.

3. Die S t a u u n g s a n o x ä m i e ist durch normale O_2-Sättigung des arteriellen Blutes gekennzeichnet; da jedoch der kapillare Kreislauf verlangsamt ist, verbrauchen die Gewebe mehr Sauerstoff und die O_2-Sättigung den venösen Blutes sinkt auf recht niedrige Werte. Man begegnet diesem Typus bei Kreislaufdekompensation, aber auch bei lokalen Kreislaufhindernissen, Embolien etc.

Falls der Gehalt des Kapillarblutes an reduziertem Hämoglobin 5 % erreicht, sei es infolge anoxischer, sei es infolge von Stauungsanoxämie, kommt es meist zur Entwicklung von Zyanose (Lundsgaard und Van Slyke [26]); die O_2-Sättigung des Kapillarblutes muß in diesen Fällen unter 66 % sinken. Normalerweise enthält Kapillarblut bloß 2,5 % reduziertes Hämoglobin; bei Anämien wird trotz bestehender Anoxämie die Zyanose erst in späteren Stadien auftreten, da die Hämoglobinkonzentration niedrig ist; bei der Polyzythämie wird dagegen bereits eine relativ leichte Anoxämie mit Zyanose einhergehen. Daraus erklärt sich die starke Zyanose vieler, mit Polyzythämie einhergehender Fälle von kongenitalen Vitien (Morbus coeruleus). Auch die Dicke der Epidermis und der Zustand der Hautkapillaren beeinflussen die Stärke der Zyanose, die nach all dem kein verläßliches Maß der Anoxämie sein kann.

Die bisher geschilderten Verfahren sind zwar technisch nicht allzu schwierig, ihre Durchführung hat jedoch eine gewisse Übung in der Gasanalyse zur Voraussetzung; auch ist die Arterienpunktion kein beliebter Eingriff. Es war daher ein Fortschritt, als Kramer (27) ein Verfahren ausgearbeitet hat, um den Sauerstoffgehalt im strömenden Blut mit Hilfe eines lichtelektrischen Photometers direkt zu messen. Nach demselben Prinzip hat Matthes (28) die Sauerstoffsättigung in den Kapillaren der Ohrmuschel bestimmt. Millikan (29) hat zur photoelektrischen Messung der Sauerstoffsättigung in den Ohrkapillaren einen „Oximeter" konstruiert, welcher mit einer Fehlerquelle von bloß 3—7 % arbeitet. Die Messung kann nach erfolgter Sauerstoffatmung wiederholt werden; während die Sauerstoffsättigung bei Gesunden bloß um 5 % zunimmt, findet man bei Stauungsanoxämie Erhöhungen um 10—15 % (Godfrey [30]). Es bleibt zu hoffen, daß die direkte photoelektrische Analyse der Sauerstoffsättigung weitere Verbreitung finden wird und die klinische Kontrolle der Anoxämien mit ihrer Hilfe öfter durchgeführt werden kann, als dies bisher möglich gewesen ist.

Wenn wir die besprochenen Untersuchungsmethoden überblicken, so ergeben sich daraus für die klinische Diagnostik folgende Schlußfolgerungen: differentialdiagnostisch sind die Verfahren nur in Ausnahmefällen verwertbar, so im Nachweis erhöhter Residualluft beim Emphysem und der Anoxämie gewisser Blutbezirke bei kongenitalen Vitien. Dagegen gestattet die technisch sehr einfache Spirometrie und Spirographie eine fortlaufende Kontrolle des Verlaufs vieler Lungen- und Kreislauferkrankungen; vor allem leistet die wiederholte Bestimmung der Vitalkapazität (bzw. der Komplementärluft) gute Dienste. Grobe Anhaltspunkte lassen sich schon mit der Prüfung der Atemanhaltungszeit und des Atempreßversuchs gewinnen.

Die Prüfung der Anoxämie dürfte, wie bereits erwähnt, durch die Anwendung des technisch einfachen „Oximeters" in der Zukunft breitere klinische Anwendung finden.

Die Anwendung der besprochenen Methoden auf das Problem der Dyspnoe und der Atemökonomie kann unsere Kenntnisse der funktionellen Pathologie der Atmung vertiefen und einer rationellen Therapie die Wege ebnen.

Literatur.

1. Pitts, Magoun u. Ranson, Amer. J. Physiol. **126**, 673, 1939.
2. Bernthal, Ann. Rev. Physiol. **6**, 155, 1944.
3. Gesell u. Mitarb., Amer. J. Physiol. **136**, 604, 1942.
4. Larrabbee u. Mitarb., Amer. J. Physiol. **133**, 360, 1941.
5. Christie, R. V., Quart. J. Med. **31**, 421, 1938.
6. Stella, G., J. Physiol. **93**, 10, 1938.
7. Smith, W. K., J. Neurophysiol. **1**, 55, 1938.
8. Nielsen, M., Scand. Arch. Physiol. **74**, 87, 1936.
9. Schmidt u. Comroe, Physiol. Rev. **20**, 115, 1940.
10. Harrison u. Mitarb., Amer. J. Physiol. **100**, 68, 1932.
11. Comroe u. Schmidt, Amer. J. Physiol. **138**, 536, 1943.
12. Christie u. Merkins, J. clin. Invest. **13**, 323, 1934.
13. Schneider, Amer. J. Physiol. **94**, 464, 1930.
14. Anthony, A. J., Funktionsprüfung der Atmung, Leipzig, 1937.
15. Harrald u. McMichael, Proc. roy. Soc. **126 B**, 491, 1939.
16. Christie, R. V., J. clin. Invest. **13**, 295, 1934.
17. Jacobäus u. Mitarb., Acta med. scand. **79**, 175, 1932.
18. Aslett u. Mitarb., Proc. roy. Soc. **126 B**, 502, 1939.
19. Peabody u. Mitarb., Arch. int. Med. **20**, 443, 1917.
20. Hurtado u. Mitarb., J. clin. Invest. **12** u. **13**, 1933—34.
21. Binet u. Bourgeois, Presse méd. **1920**, 381.
22. Van Slyke u. Neill, J. biol. Chem. **61**, 523, 1924.
23. Evans, E. A., Science **96**, 25, 1942.
24. Barcroft, J., Lancet **99**, 485, 1920.
25. Cullen u. Cook, Amer. J. Physiol **137**, 238, 1942.
26. Lundsgaard u. Van Slyke, Medicine **2**, 1, 1923.
27. Kramer, K., Z. Biol. **95**, 126, 1934.
28. Matthes, K., Arch. exper. Path. **181**, 630, 1936.
29. Millikan, G. A., Rev. Sci. Instrum. **13**, 434, 1942.
30. Godfrey u. Mitarb., Amer. J. med. Sci. **216**, 605, 1948.
31. Cournand u. Ranges, Proc. Soc. exper. Biol. a. Med. **46**, 462, 1941.
32. Forssman, W., Klin. Wschr. **8**, 2085, 1929.
33. Eppinger, Burwell u. Gross, J. clin. Invest. **20**, 127, 1941.
34. Dexter u. Mitarb., J. clin. Invest. **26**, 561, 1947.
35. Robb u. Steinberg, J. clin. Invest. **17**, 507, 1938.

Sachverzeichnis.

Druck Josef Hießberger, Pottenstein N.-Oe.

Diagnostik durch Sehen und Tasten. Eine Semiotik der Inspektion und Palpation. Von Dr. **H. Kahler,** Wien. Mit 18 Abbildungen. IX, 253 Seiten. 1949.
S 27,—, sfr. 11,70, $ 2,70, DM 9,—

Diagnostik der Kinderkrankheiten mit besonderer Berücksichtigung des Säuglings. Eine Wegleitung für praktische Ärzte und Studierende. Von Prof. Dr. **E. Feer,** Zürich. Fünfte, vollständig umgearbeitete und erweiterte Auflage. Mit 285 zum Teil farbigen Abbildungen. IX, 428 Seiten. 1947.
S 85,50, sfr. 33,60, $ 8,—, DM 27,—
Geb. S 90,—, sfr. 36,—, $ 8,40, DM 28,—

Die Röntgendiagnostik der Wirbelsäule und ihre Grundlagen. Von Prof. Dr. **A. Liechti** †, Bern. Zweite, neubearbeitete und ergänzte Auflage, durchgesehen von Dr. **A. Eggli,** Bern. Mit 234 Textabbildungen. XI, 364 Seiten. 1948.
S 124,—, sfr. 56,—, $ 13,—, DM 42,—
Geb. S 132,—, sfr. 60,—, $ 14,—, DM 45,—

Röntgendiagnostik des Herzens und der großen Gefäße. Von Prof. Dr. **E. Zdansky,** Wien. Zweite, erweiterte Auflage. Mit 397 Abbildungen im Text. VIII, 434 Seiten. 1949.
S 186,—, sfr. 80,—, $ 18,60, DM 58,50
Geb. S 195,—, sfr. 85,—, $ 19,50, DM 60,—

Die Entwicklung der Lungentuberkulose im Röntgenbild. Von Prof. Dr. **E. Zdansky,** Wien. Mit 70 Abbildungen im Text. V, 67 Seiten. 1949.
S 38,—, sfr. 12,80, $ 3,—, DM 12,—

Die Tuberkulose vom Standpunkt des Internisten. Von Prof. Dr. **H. Kutschera-Aichbergen,** Graz. Mit 43 Textabbildungen. XII, 308 Seiten. 1949.
S 57,—, sfr. 24,80, $ 5,70, DM 22,—
Geb. S 66,—, sfr. 28,70, $ 6,60, DM 24,—

Probleme der Darmtuberkulose. Von Dr. **F. Böhm,** Lungenheilstätte Überruh bei Isny (Allgäu). Mit 69 Textabbildungen. III, 132 Seiten. 1949.
S 54,—, sfr. 17,50, $ 4,—, DM 16,80

Tuberkulose im Kindesalter. Von Prof. Dr. **O. Görgényi-Göttche,** Budapest. Mit etwa 150 Abbildungen. Etwa 350 Seiten.
Erscheint im Sommer 1950.

Lehrbuch der inneren Medizin für Schwestern. Von Doz. Doktor **A. Schneiderbaur,** Wien. VIII, 220 Seiten. 1947.
S 28,—, sfr. 15,—, $ 3,50, DM 12,—